BIBLIOTHÈQUE
INSTRUCTIVE

O. DE RAWTON

LEES PLANTES QUI GUÉRISSENT
ET LES PLANTES QUI TUENT

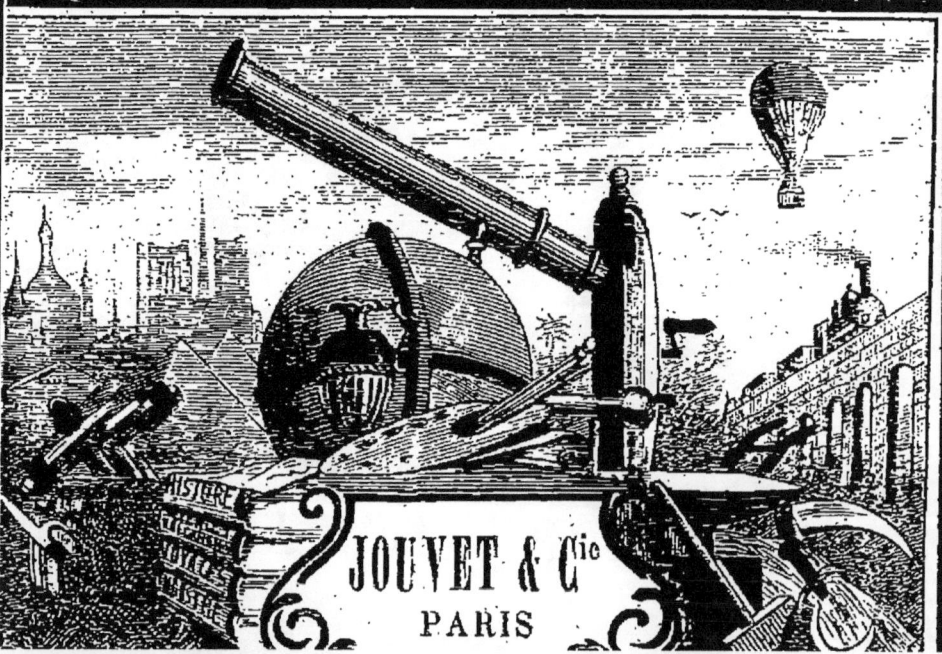

JOUVET & Cie
PARIS

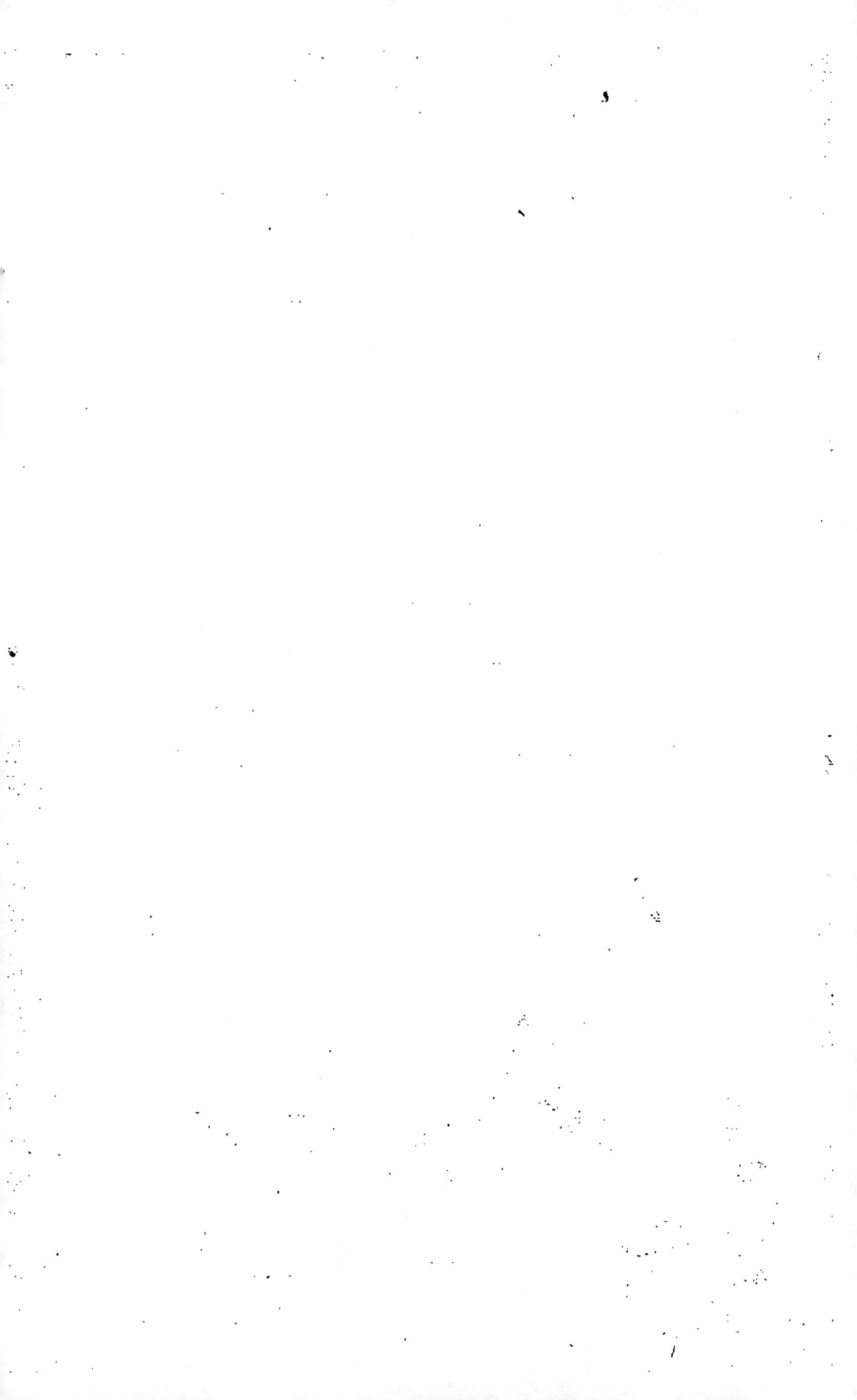

LES

PLANTES QUI GUÉRISSENT

ET LES

PLANTES QUI TUENT

CORBEIL. — TYP. ET STÉR. CRÉTÉ.

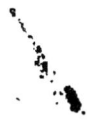

BIBLIOTHÈQUE INSTRUCTIVE

LES
PLANTES QUI GUÉRISSENT

ET LES

PLANTES QUI TUENT

PAR

OLIVIER DE RAWTON ✗

————

Ouvrage illustré de 130 gravures sur bois.

————

PARIS

LIBRAIRIE FURNE

JOUVET ET Cⁱᵉ, ÉDITEURS

5, RUE PALATINE

—

1884

BIBLIOTHÈQUE INSTRUCTIVE

LES
PLANTES QUI GUÉRISSENT

ET LES

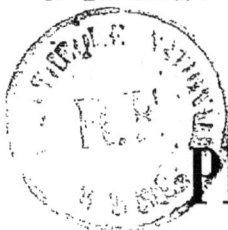

PLANTES QUI TUENT

PAR

OLIVIER DE RAWTON ✝

Ouvrage illustré de 130 gravures sur bois.

PARIS

LIBRAIRIE FURNE

JOUVET ET Cie, ÉDITEURS

5, RUE PALATINE

1884

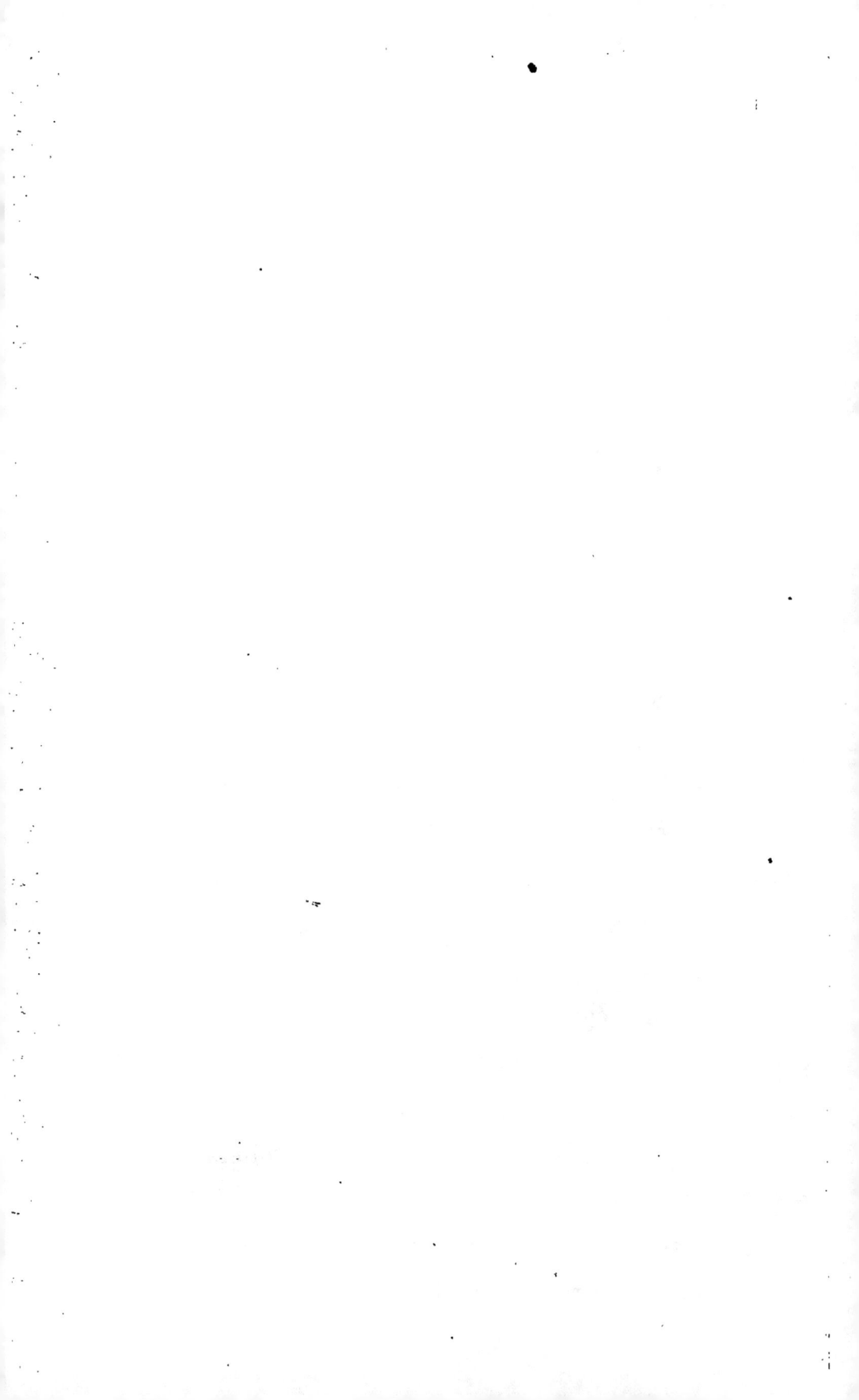

INTRODUCTION

Sous le couvert des bois, au bord du ruisseau, sur les talus du chemin, au milieu de nos légumes et de nos fleurs, vivent et se multiplient, à la grâce de Dieu, des centaines de végétaux utiles, ou nuisibles, qui nous sont inconnus, et que nous foulons aux pieds avec indifférence. Apprenons à connaître nos amis et nos ennemis.

Beaucoup de végétaux vénéneux sont la cause d'accidents graves qui se renouvellent autour de nous. Mais semblables aux armes de précision et à longue portée, les plantes les plus meurtrières, adroitement maniées, peuvent nous rendre de grands services. La plupart possèdent des vertus curatives bien autrement énergiques que ces racines quelquefois altérées, et ces bois vermoulus que nous échangeons contre notre argent, et souvent contre notre santé.

*
* *

L'homme ne peut vivre uniquement de viandes et de substances animalisées. Sa nature exige qu'il absorbe une quantité suffisante de nourriture végétale. Nos organes puisent dans cette alimentation plus simple, plus primitive, les éléments réparateurs indispensables à l'équilibre de notre santé.

Quelques herbes crues sont d'un grand secours; l'estomac les accueille bien et les digère sans fatigue. Chacun les choisit à son goût, sans s'en inquiéter autrement. Il n'est cependant pas indifférent de manger telles feuilles ou telles racines généralement acceptées dans la consommation, parce que ces feuilles et ces racines peuvent développer des actions spéciales et posséder des vertus opposées. De sorte que ce qui est sain pour une personne peut être nuisible pour une autre. Concluons qu'il est indispensable de porter une attention éclairée sur tant de végétaux alibiles ou condimentaires que nous absorbons à l'état cuit, ou que nous assaisonnons au sucre, au vinaigre ou à l'huile.

*
* *

« La botanique, a dit Fontenelle, ne serait qu'une simple curiosité, si elle ne se rapportait à l'art de guérir, et, quand on veut qu'elle soit utile, c'est la botanique de son pays qu'il faut étudier. »

Essayons donc la description des simples de nos champs. Déterminons leurs propriétés en termes précis.

Nous espérons que cette étude sera bien accueillie. Elle répandra la connaissance des plantes empoisonneuses et de leurs antidotes; elle popularisera l'usage des espèces utiles pour la santé de l'homme, et des animaux ses serviteurs, espèces qui, au moment opportun, se retrouveront toujours à la portée de la main.

*
* *

Sauf indication contraire, les formules médicales que nous indiquons sont dosées pour les adultes, c'est-à-dire les sujets ayant de 20 à 60 ans. Si l'on représente par 1 la quantité qu'on leur administre, on donne ordinairement :

à 14 ans, la moitié;
à 7 ans, le tiers;

à 4 ans, le quart;
à 3 ans, le sixième;
à 2 ans, le huitième;
au-dessous d'un an, le quinzième.

Cependant ces quantités ne sont pas fixes; on les modifie selon le degré de tolérance et la force du sujet.

*
* *

Sous les titres « Contre-poisons », nous avons pris à tâche d'indiquer, d'après les meilleurs auteurs, les traitements les plus simples et les plus urgents en cas d'empoisonnement. Cependant, nous ne saurions trop vivement insister sur la nécessité d'appeler le médecin. Le praticien, avec sa haute expérience, peut seul diriger un traitement rationnel et parer aux accidents secondaires, très fréquents dans les empoisonnements par les végétaux.

*
* *

Ce livre est le complément indispensable de la Flore française et de tout ouvrage élémentaire de botanique, c'est le bréviaire de la ferme et du château.

LES
PLANTES QUI GUÉRISSENT

ET LES

PLANTES QUI TUENT

RENONCULACÉES.

Voilà toute une famille qu'il faut mettre à l'index : environ cent cinquante espèces qui pullulent sous notre climat.

La plupart ont de belles fleurs qui attirent et séduisent. On les cultive dans les jardins : éclat trompeur, étiquettes mensongères. Au fond, sous l'habit enluminé, les instincts pervers et l'abomination.

Aucune de ces plantes ne peut servir d'aliment à l'homme et aux animaux.

A part deux ou trois exceptions, la médecine n'a pas de services à leur demander, parce que les effets dynamiques, recherchés par le praticien, ont un côté pernicieux. Au lieu de guérir, elles tuent.

En résumé, des propres à rien, des empoisonneuses, que l'on trouve disséminées partout ; aux bords des ruisseaux, sous le couvert des bois, dans nos jardins et nos guérets.

Émergeant des eaux limpides, ou mêlées aux bonnes

herbes des pâturages, quelques variétés restent la cause fréquente et ignorée d'inflammations internes, d'hématurie, de mort violente et presque subite parmi nos ruminants.

D'autres recèlent, à l'état vert, des sucs âcres et vénéneux qui perdent leur action nocive ou sont éli-

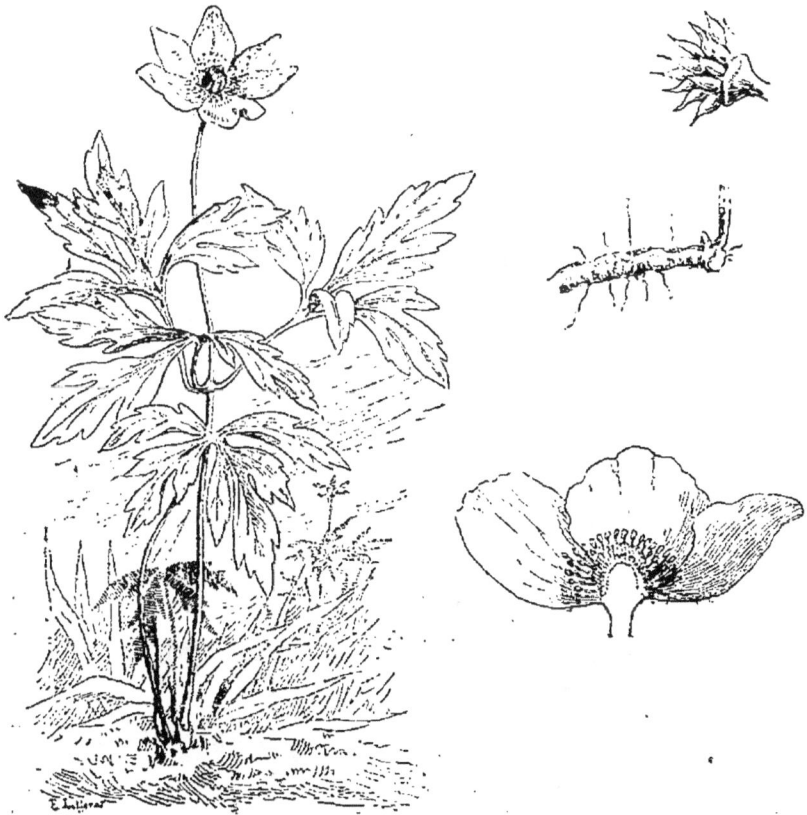

Famille des Renonculacées. — Anémone sylvie.

minés par la dessiccation. C'est fort heureux, car elles vivent de préférence et prospèrent parmi les graminées de nos prairies, où leur présence rendrait l'usage du foin mortel pour les animaux domestiques.

Les Renonculacées ont fait naître le dicton populaire : « Méfiez-vous des fleurs jaunes. » C'est, en effet, la livrée de l'ellébore, de la ficaire, des renoncules, de la chélidoine, leur cousine (papavéracées), de la jusquiame (solanées), des molènes (verbascées), et de tant d'autres végétaux redoutables.

Mais le proverbe aurait pu s'occuper aussi des fleurs bleues, car l'aconit, la dauphinelle, la nigelle, la staphysaigre, toutes Renonculacées, sont de violents poisons.

Maintenant que nous en avons fini avec les généralités, examinons le dossier de chacun de ces végétaux. Nous intervertirons légèrement l'ordre classique pour nous occuper d'abord de l'Aconit qui domine la famille par l'énergie de son action. A tout seigneur, tout honneur.

Aconit.

L'Aconit napel (*Aconitum napellus*) appartient à la flore européenne. C'est une plante vivace, qui croît dans les lieux ombragés des montagnes de la France, et dans ses forêts, du nord au midi.

L'Aconit est cultivé dans les jardins, pour l'ornement, sous les noms vulgaires de *casque, char de Vénus, capuchon, fève de loup*. On le reconnaît facilement à ses belles fleurs bleues ou panachées, formant d'élégants épis qui terminent un faisceau de tiges droites, hautes d'environ 1 mètre, ornées de feuilles alternes, d'un vert foncé, profondément incisées. Sa racine, en forme de navet, lui a valu la qualification de *napel*.

Hâtons-nous d'appeler l'attention sur ce végétal dangereux. Le poison qu'il recèle, un des plus violents, est concentré dans les feuilles, les fleurs, mais surtout dans les racines.

Si vous commettez l'imprudence de conserver l'A-

conit pour l'agrément de vos plates-bandes, surtout
placez-le hors de la portée de la main des enfants. Une
feuille, une fleur qui séduit le regard, màchonnée par
un bébé, et c'en est fait. Toujours le remède est arrivé trop tard. En effet, la plante fraîche, mise sur la
langue, détermine rapidement un sentiment de douleur, de brûlure, qui s'étend jusqu'au gosier, engourdit et paralyse les organes touchés. La substance
absorbée produit les mêmes désordres à son passage
dans le pharynx, l'œsophage et l'estomac.

Les anciens avaient déjà classé l'Aconit parmi les
agents les plus délétères. Les poètes l'ont fait naître
de la bave de Cerbère et ont affirmé que Médée en
fabriquait ses poisons.

> Hujus in exitum miscet Medea quod olim
> Attulerat secum scythis aconitum ab oris.
>
> (Ovide.)

Nos ancêtres utilisaient aussi l'Aconit pour empoisonner leurs flèches; c'est par ce moyen qu'ils ont
conquis les forêts de la vieille Gaule sur les ours et
les loups. Des sauvages se servent encore de l'*Aconi-*
tum ferox, le *bisck* des Indiens, dont le principe toxique
est très concentré dans la sève.

L'Aconit était aussi l'un des poisons familiers des
Borgia, celui qu'ils tenaient en haute faveur, pour
les ennemis intimes, condamnés à tous les raffine-
ments d'une atroce agonie.

Peut-on concevoir, en effet, supplice plus horrible
que celui d'assister, vivant, à sa propre destruction?

L'Aconit tue le corps en détail, méthodiquement.
L'intelligence, qui survit la dernière, reste d'une
effrayante lucidité pour mesurer, minute par minute,
les ravages du poison. Le froid de la mort commence

par saisir les extrémités, les mains et les pieds, puis
les membres, puis le tronc, et la victime constate
cet envahissement avec horreur. Bientôt, les sens
refusent toute perception. La vie bat en retraite vers
le cœur ; mais les contractions de l'organe, désormais sans énergie, sont à leur dernière poussée sanguine ; la respiration va
cesser ; et le moribond
a compris que son esprit
ne hante plus qu'un ca-
davre. Enfin la pensée
s'éteint dans une suprême
protestation, un effort
désespéré pour ressaisir
la vie.

L'Aconit de France est
plus redoutable à l'état
sauvage, plus énergique
dans le Midi, ou récolté
sur les flancs arides des
montagnes, presque
inerte dans les contrées
humides, basses et froi-
des. Le principe actif disparaît par la chaleur et
même par la dessicca-
tion. D'où il résulte que

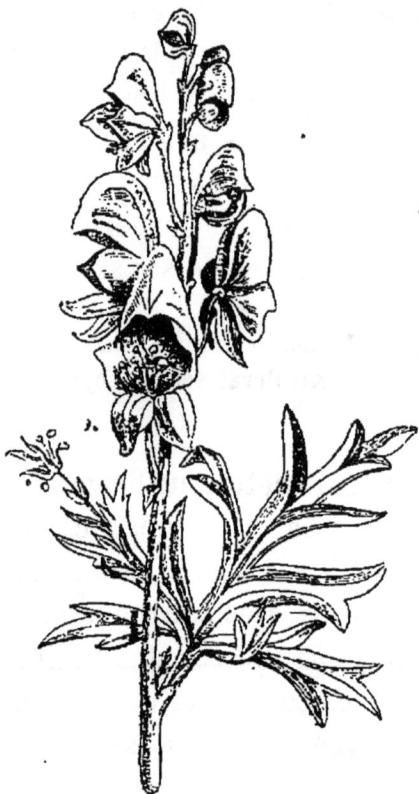

Aconit napel.

les anciennes préparations pharmaceutiques de l'Aconit, extraits, poudres, teintures, étaient très variables
dans leur composition et dans leurs effets. Les praticiens n'osaient s'y fier ; quelques-uns lui ont même
dénié toute vertu. On considérait, en outre, l'action de
l'extrait alcoolique de la racine, comparé à celui de
la feuille, comme 25 est à 1.

Aujourd'hui, ces préparations, dont le degré d'activité était inconnu, sont remplacées par l'un des alcaloïdes de la plante, l'*aconitine*, qui possède toute la vertu thérapeutique recherchée.

L'action toxique de l'aconitine est d'une telle violence, que la faible quantité de *un milligramme* suffit pour tuer un chien de moyenne taille ; ses effets sont plus rapides que ceux de la strychnine et du curare si redoutés.

Prise à dose convenable, l'aconitine agit comme un sédatif puissant, un défervescent, pour *juguler* certains états fébriles, avant-coureurs symptomatiques des affections putrides, pour combattre une série d'affections nerveuses, le rhumatisme articulaire aigu. Elle agit par soustraction de la chaleur animale. C'est pour arriver au même résultat que l'on traite aujourd'hui les typhoïdiques par les bains froids. L'élimination du calorique, développé anormalement par la présence de certains microbes, suffit pour arrêter net la prospérité de leurs colonies, tuer les parasites, et guérir le malade.

L'aconitine est ordinairement prescrite sous forme de granules qui contiennent deux dixièmes de milligramme du toxique. Quelquefois, la dose est élevée jusqu'à trois milligrammes, au maximum, à prendre par fractions, dans les vingt-quatre heures.

Les homœopathes, heureux de trouver un médicament actif sous un petit volume, pouvant être *globulisé*, ont fait de l'aconitine une panacée universelle. C'est, en fin de compte, un remède héroïque dont la médecine rationnelle a précisé l'emploi pour le plus grand bien de l'humanité.

L'aconitine, comme tous les poisons, a des effets gradués, selon les quantités absorbées.

A dose modérée : intolérance et révolte de l'estomac, au début. Au bout d'une demi-heure, sensation de picotement, de fourmillement, d'abord aux lèvres, à la langue, puis au cou, à la face, enfin à toutes les parties du corps. Sensibilité cutanée obtuse ; action musculaire difficile ; respiration laborieuse. Au bout d'une heure, le pouls, d'abord accéléré, diminue et tombe à 50 pulsations en moyenne, par minute ; les sens perdent leur activité et la netteté de leurs impressions ; lourdeur et propension au sommeil, sans cependant perdre connaissance. Les extrémités refroidies deviennent le siège d'un frissonnement très désagréable. Après trois ou quatre heures, le terme d'action de la plupart des poisons végétaux, tous ces symptômes s'en vont ; l'état normal revient : mais le picotement persiste assez longtemps.

A dose toxique, les phénomènes que nous venons d'esquisser s'exagèrent et prennent de la gravité, selon la quantité de poison absorbée. Les symptômes nouveaux peuvent se classer dans l'ordre suivant : pâleur, vertiges, nausées, vomissements ; prostration extrême ; pouls filiforme et lent ; respiration difficile, inégale ; voix éteinte. Dans ces cas, la vie peut encore être conservée.

Les accidents plus graves se résument ainsi : perte des sens, forte dilatation des pupilles ; paralysie des extrémités ; puis immobilité complète, troublée seulement par de légères convulsions ; pouls imperceptible ; respiration rare et entrecoupée. La mort vient par syncope et par asphyxie.

Contre-poisons. — Commencer le traitement par favoriser les vomissements à l'aide de boissons mucilagineuses ou huileuses prises en grande quantité, ou l'introduction des doigts, et le chatouillement de la luette. — Pratiquer des frictions excitantes pour ramener la chaleur à la peau, employer les couvertures chaudes, les boules d'eau tiède, les sinapismes promenés sur divers points.

Si le médecin est éloigné et qu'on n'ait pas d'agent plus énergique sous la main, faire absorber en boissons les stimulants diffusibles, le thé, le café.

Parmi les moyens énergiques, on a préconisé les suivants : injections hypodermiques d'ammoniaque. Tanin. Iodure ioduré de potassium en solution très étendue.

Mais il faut donner la préférence à la strychnine, un incitant vital d'une grande énergie, le contre-poison vrai, l'antagoniste de l'aconitine, dans ses effets physiologiques. On fait prendre par doses de 1 à 5 milligrammes, et plus, selon l'âge et la résistance du sujet, à intervalles d'un quart d'heure, ou plus fréquemment, si le cas est d'une extrême gravité, et jusqu'à effet obtenu.

Empoisonnement par les Renonculacées.

Règles générales. — La première indication consiste à évacuer le poison.

Si le temps écoulé depuis l'absorption fait supposer qu'il est encore dans l'estomac, on emploie les vomitifs.

Mais quand il s'agit d'expulser des substances âcres et irritantes, telles que celles contenues dans les Renonculacées, ou dans d'autres végétaux que nous examinerons plus tard : la bryone, la coloquinte, le garou ou bois gentil, les euphorbes, la sabine, le narcisse des prés, il faut proscrire du traitement les agents qui sont eux-mêmes des irritants, comme l'émétique ou tartre stibié, le sulfate de cuivre, même l'ipécacuanha et la racine de violette. On utilise les moyens que nous avons indiqués précédemment.

Une méthode que les médecins emploient avec beaucoup de succès, consiste dans le lavage de l'estomac par la sonde œsophagienne. La poche stomacale est promptement vidée, nettoyée, et l'introduction des émollients et adoucissants s'opère avec la même facilité.

Après l'expulsion, vient la neutralisation du toxique introduit dans la circulation. C'est l'affaire des contre-poisons. Nous aurons soin de les indiquer pour chaque plante, tout autant qu'il y en a de connus.

Enfin, on a recours aux adoucissants pour effacer les traces vésicantes ou corrosives laissées par le passage du poison, c'est-à-dire à l'eau albumineuse, à la guimauve, à la graine de lin.

Staphysaigre.

Plante annuelle, qui croît dans les terrains sablonneux ou maritimes de la France; très commune aux environs de Montpellier.

On la reconnaît à ses grandes fleurs bleues, disposées en grappes terminales et lâches, à ses feuilles alternes, grandes, pétiolées, incisées en lobes divergents, lancéolées, aiguës.

L'usage le plus ordinaire des semences de Staphysaigre, vulgairement *graine de capucin*, consiste dans l'emploi de la poudre contre la phthyriase.

Pommade. — Poudre................. 1 partie.
                    Axonge................. 24   —

M. — En friction et avec prudence.

La *delphine*, principe actif de la semence de Staphy-saigre, est une substance, d'abord amère, puis d'une âcreté insupportable ; c'est un poison violent, dont les effets peuvent être rapprochés de ceux de la *vératrine*, que nous examinerons plus tard.

Contre-poisons. — Les accidents toxiques sont combattus par les boissons sucrées, émollientes, administrées en grande quantité. On provoque les vomissements par l'introduction des doigts et le chatouillement de la luette. L'émétique doit être proscrit. Lorsque les coliques ont diminué et qu'il y a de l'abattement, de l'insensibilité, il faut administrer plusieurs tasses de café, et, de temps à autre, 15 à 20 centigrammes de camphre dans un jaune d'œuf.

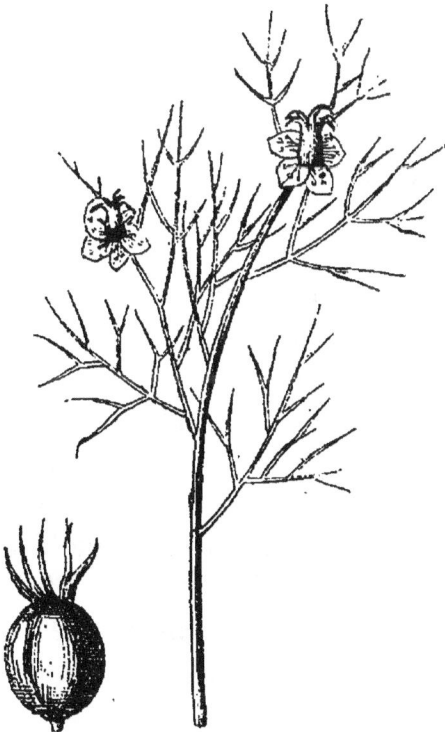

Nigelle.

Nigelle.

La Nigelle des champs (*Nigella arvensis*), ou *poivrette commune, cheveux de Vénus*, est très commune parmi les blés. Sa tige ne dépasse pas 25 centimètres. Les fleurs sont blanches ou bleuâtres. La graine est âcre, chaude, poivrée, huileuse.

La semence de la Nigelle cultivée (*Nigella sativa*) est

en usage, comme assaisonnement, en Orient, depuis un temps immémorial. Les anciens la considéraient comme apéritive, diurétique, incisive. Elle faisait partie de la matière médicale d'Hippocrate.

La Nigelle des champs participe aux qualités de la Nigelle cultivée. Prise à l'intérieur, à fortes doses, l'une et l'autre peuvent, selon Dioscoride, donner la mort. La semence, réduite en poudre, est un sternutatoire violent, avec lequel il est dangereux de plaisanter. Les gens de la campagne s'en servent contre le mal de dents. Une graine introduite dans la cavité dentaire détermine assez rapidement un petit ulcère qui détruit la sensibilité.

Contre-poisons. — Voyez, ci-dessus, *Staphysaigre.*

Actée.

Plante vivace (*Actea spicata*), vulgairement: *herbe de Saint-Christophe.* Croît dans les bois ombragés et montueux de presque toute la France. Se rencontre fréquemment dans les environs de Paris; très abondante dans le Languedoc. Tiges hautes de un mètre, à peine rameuses, herbacées. Fleurs blanches, en épis ramassés.

Saveur âcre et amère, odeur désagréable quand on la froisse entre les doigts. Très vénéneuse à l'état frais. Linné a vu l'absorption de ses graines provoquer un délire furieux, suivi de mort. La racine est un violent purgatif, ayant une action analogue à celle de l'ellébore noir.

Malgré l'incertitude de ses effets, l'analyse n'ayant d'ailleurs pas été faite, quelques vieux praticiens et des empiriques ont administré la racine d'Actée en infusion théiforme, à la dose de deux grammes par jour contre l'asthme, les scrofules, et la poudre contre la gale et autres parasites de la peau. En Auvergne, les paysans l'utilisent comme révulsif dans certaines maladies des bœufs. Ils introduisent sous la peau des filets de ses racines qui provoquent un écoulement abondant de sérosité.

L'*Actea racemosa*, originaire de l'Amérique du Nord, acclimatée en France, est encore plus dangereuse.

Contre-poisons. — Voyez *Ellébore noir*.

Dauphinelle des blés.

Plante annuelle commune dans les moissons (*Delphinium consolida*). Très remarquée, pendant les mois de juin-juillet, à cause de son panicule de belles fleurs bleues. Ses prétendues propriétés vulnéraires, au dire d'Ambroise Paré, mais ignorées aujourd'hui, lui ont valu le nom spécifique de « *consolida* ».

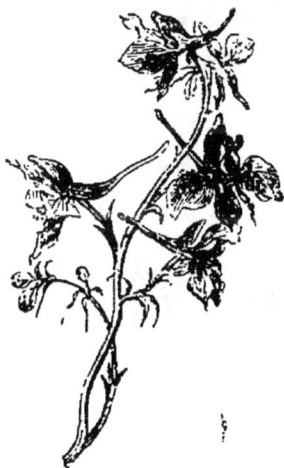

Des variétés d'ornement sont cultivées dans les jardins, sous le nom de *Pied-d'Alouette;* les couleurs varient du blanc au bleu foncé, en passant par le rouge vif et le violet. On le sème d'ordinaire en bordure.

Pied-d'Alouette.

La Dauphinelle, par son analogie avec les aconits, réclame de la circonspection dans son emploi. On l'a utilisée comme anthelmintique. Mais ses propriétés mal définies auraient besoin d'être constatées par de rigoureuses observations.

En Angleterre, la teinture de ses semences s'emploie

beaucoup contre la dyspnée nerveuse de l'asthme, dans la proportion de 30 grammes de graines pour un kilogramme d'alcool à 60 degrés : à donner par gouttes dans une tisane appropriée.

La décoction de ces mêmes semences est quelquefois employée à la campagne contre les parasites de la peau et la phthyriase.

Contre-poisons. — Même traitement que pour l'aconit.

Ancolie.

Enfin voici une exception qui repose au milieu du sinistre défilé de tant de végétaux malfaisants.

L'Ancolie est une gracieuse plante indigène, qui se rencontre un peu partout sur notre sol. Ses jolies têtes encapuchonnées, d'un bleu foncé, légèrement inclinées au sommet de tiges hautes et flexibles, se détachent de leurs congénères, et semblent protester par l'isolement contre les vices de la famille. Images de ces vierges austères, revêtues d'une sombre livrée, qui consolent les infirmes, et pratiquent le devoir et la vertu au milieu de la corruption des cités.

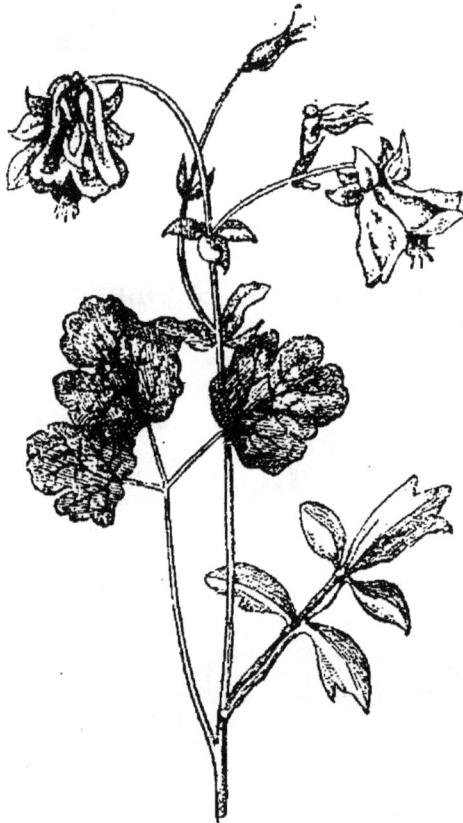

Ancolie.

Les animaux de toutes classes respectent l'Ancolie ; le bouc seul l'attaque et la broute.

Des médecins modernes, imbus de préjugés, et des sectaires ont rejeté l'Ancolie. Les vieux praticiens, et ils ont souvent eu de bonnes idées, avaient recours à ses services. Ils ont administré les graines en poudre, en infusions, en émulsions, pour favoriser la sortie des pustules de la variole, de la rougeole, de la scarlatine.

L'infusion des fleurs est un sédatif puissant de la bronchite et de la phthisie.

Dans les cas incurables, l'Ancolie ne peut sans doute ramener à la santé ; mais elle apporte un soulagement quelquefois, et l'espérance toujours.

Renoncules.

Les Renoncules — de *Rana*, grenouille, parce qu'elles préfèrent les marais — comptent un grand nombre de variétés. Les espèces à fleurs blanches sont aquatiques : leurs tiges sont couchées à fleur d'eau, ou semi-dressées.

Les variétés à fleurs jaunes choisissent de préférence les terrains humides. Mais s'il y a divergence dans les formes, des caprices dans l'habitat, et des nuances dans la couleur, les Renoncules et leurs sœurs les anémones, les ficaires, les calthas, sont bien de la même famille quand il s'agit de mal faire. Toutes les parties de ces plantes, depuis la racine jusqu'à la graine, distillent des poisons âcres, mortels, plus violents dans la fleur et chez quelques individus. En résumé, c'est la monotonie du mal.

Heureusement que le venin s'exhale avec la vie. Vivantes, elles tuent ; mortes, elles se laissent impunément brouter. Les plus dangereuses sont les suivantes :

R. scélérate (Ranunculus sceleratus), vulgairement

mort-aux-vaches. Habitat: les fossés fangeux, les mares et les flaques d'eau.

R. âcre (R. acris), vulgairement *bouton d'or, herbe à la tache.* Ses fleurs jaunes émaillent les gras pâturages, où tout le monde les connaît.

R. bulbeuse (R. bulbosus), vulg. *bassinet, pied de poule.* Pullule dans les prés humides et les jardins.

R. flammule (R. flammulus), vulg. *petite douve, herbe de feu.* Habite les lieux humides. Aussi mortelle pour les bestiaux que la Renoncule scélérate.

R. ficaire (R. ficaria), vulg. *petite chélidoine.* Epanouit le long des haies, dans le commencement du printemps, ses fleurs jaunes, luisantes, solitaires à l'extrémité de courts pédoncules.

Le principe toxique des Renoncules, des anémones, des ficaires, du caltha, paraît être contenu dans une huile volatile, jaune, qui se solidifie au contact de l'air et devient l'*anémonine,* matière cristallisable, blanche quand elle est purifiée. On l'obtient en distillant avec de l'eau les différentes variétés de plantes indiquées ci-dessus. Cette eau laisse déposer, au bout de quelques semaines, une matière blanche, l'anémonine, que l'on purifie par des cristallisations répétées dans l'alcool.

Les types toxiques du groupe, la *Renoncule scélérate,* la *R. thora* plus rare, et assurément les autres espèces, produisent une inflammation gastro-intestinale, de l'irritation rénale, le ralentissement du pouls et de la circulation.

Les gueux, du temps de Linné, utilisaient le pouvoir vésicant des Renoncules, concurremment avec l'écorce de la *viorne,* ou *herbe aux gueux* (Clematis vitalba), pour produire des plaies factices, fort bien réussies, au bout

d'une demi-heure d'application. Un cataplasme de
feuilles broyées de cynoglosses, ou de bouillon blanc,
faisait disparaître ces ulcères assez promptement.
Il était d'ailleurs dangereux d'entretenir longtemps

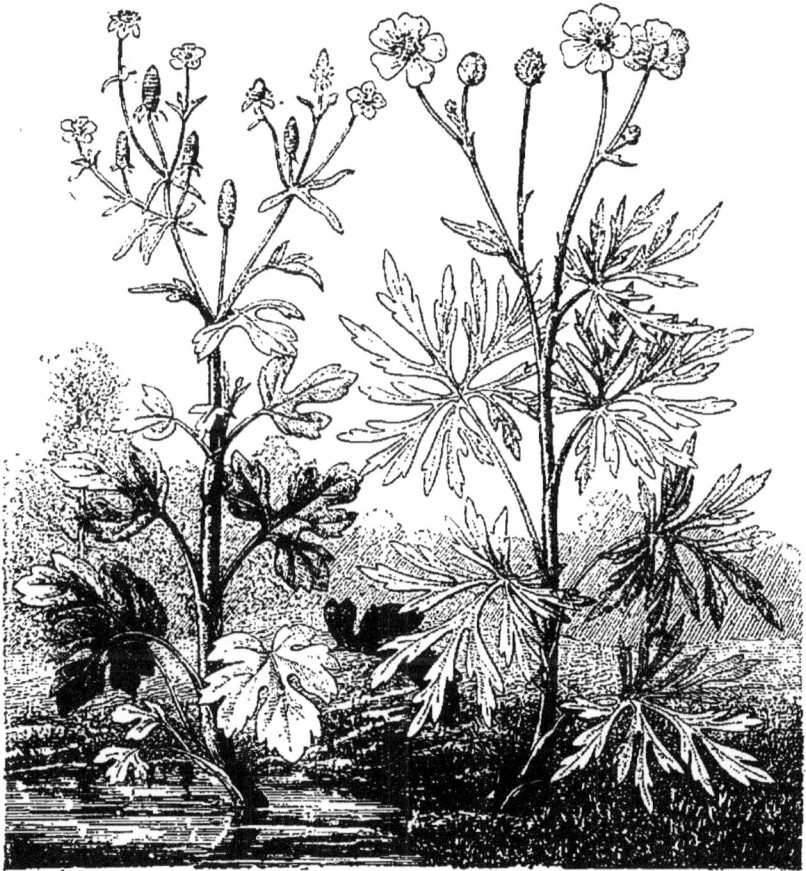

Renoncule scélérate.   Renoncule âcre.

ces plaies à la même place, parce que la gangrène se
mettait quelquefois de la partie.

Les anciens se servaient fréquemment de la *R. ficaire* pour combattre les congestions hémorroïdales.
La racine de la plante, administrée en infusion,
ne tardait pas à manifester ses bons effets. Dose :

60 grammes dans un demi-litre, matin et soir.

Contre-poisons. — On a opposé le moyen banal des boissons mucilagineuses et adoucissantes, le lait pris en grande quantité. Si les symptômes s'aggravent au point d'attaquer le système nerveux, on peut appeler à son secours les opiacées (Voy. *Opium, préparations et doses*), et les antispasmodiques, infusions d'oranger, de valériane, de douce-amère.

Anémones.

Parmi les Anémones qui croissent à l'état sauvage dans nos prés et nos taillis, trois sont très vénéneuses ; il faut tenir les autres en suspicion.

Les plus redoutables sont :

L'*Anémone des bois* (Anemone nemorosa), vulgairement, *sylvie, bassinet blanc* ou *purpurin*, qui croît en abondance dans les bois, le long des haies, dans les pâturages humides et ombragés. Fleurs blanches, légèrement ro-

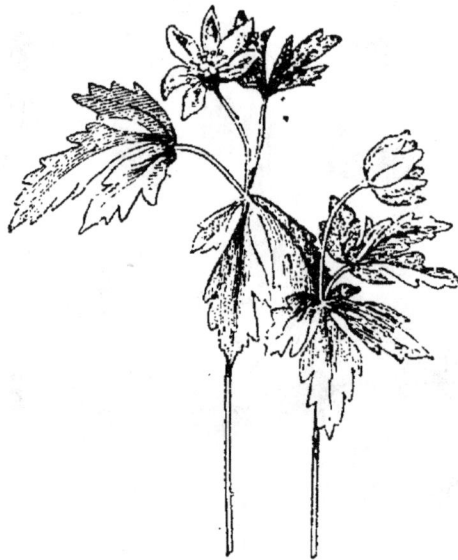

Anémone sylvie.

sées, portées sur des tiges hautes de 20 centimètres.

L'*Anémone pulsatile* (A. pulsatilla), vulgairement *herbe au vent, teinture, coquelourde*. Fleurs violettes, pétales peu ouvertes. Graines surmontées d'une airelle soyeuse. Habitat : les bois.

L'*Anémone des prés*, à fleurs jaunes (*Ananonculoides*).

Ce que nous allons dire de l'Anémone sylvie peut s'appliquer aux deux autres espèces, sauf quelques variations de détail.

La Sylvie prise à l'intérieur, à petite dose, agit vigoureusement, à la façon des poisons âcres et irritants.

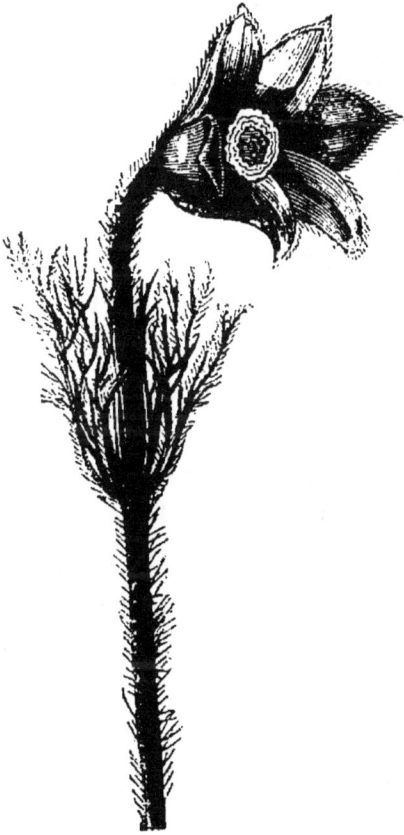

Nous dénonçons cette plante aux habitants des campagnes. Elle leur fait perdre, chaque année, plusieurs millions.

Il n'est pas rare de voir des ruminants s'empoisonner avec la Sylvie qui pousse ses feuilles dès les premiers jours du printemps. Les bestiaux n'ayant pas le choix de la nourriture, toujours rare à cette époque de l'année, peuvent brouter, malgré leur instinct, quelques tiges parmi d'autres herbes qui poussent hâtivement sous l'abri des haies. C'en est assez.

Anémone pulsatile.

Les symptômes toxiques sont les suivants : hoquet, tremblement, œil abattu, oreilles chaudes, jambes froides ; puis viennent la diarrhée et l'hématurie, ou pissement de sang, qui amènent la mort en peu de jours.

Ces accidents sont fréquents dans certaines contrées, et la cause en est généralement inconnue.

Les feuilles et les racines de l'Anémone sylvie, appliquées sur la peau, sont vésicantes et produisent l'effet d'un cautère.

Le vinaigre d'Anémone (une poignée de feuilles dans un litre de fort vinaigre) conserve les propriétés rubéfiantes de la plante. Il reçoit de nombreuses applications dans la médecine rurale. On en fait des sinapismes pour remplacer la moutarde. Employé en lotions, tous les soirs, il guérit les galeux en cinq ou six jours. Mais il faut surveiller son emploi.

En Angleterre, l'*olfaction* (vinaigre) d'*Anémone* est d'un usage très répandu contre le coryza, ou rhume de cerveau. On en répand un peu dans le creux de la main, qu'on tient sous le nez jusqu'à évaporation complète du liquide.

Enfin les empiriques utilisent les feuilles d'Anémone comme un moyen puissant de se débarrasser des cors aux pieds, durillons, œils de perdrix. Hâtons-nous d'ajouter qu'il faut apliquer le cataplasme avec précaution, et garantir les parties environnantes par un emplâtre fenêtré qui limite l'action du médicament.

Tout peuple sauvage a son poison national. Les habitants du Kamtschatka empoisonnent leurs flèches avec l'Anémone.

Contre-poisons. — Les bestiaux empoisonnés doivent être traités par les tisanes, les lavements émollients et tous moyens propres à combattre l'irritation intérieure et à prévenir les accidents inflammatoires. Guimauve, graine de lin, farine d'orge. Tiges de douce-amère en infusion à la dose de 50 à 100 grammes.

Purger les pâturages de la Sylvie par extirpation. Surveiller les haies de clôture.

Clématite des haies.

On l'appelle encore *viorne*, *herbe aux gueux*, *aubervigne* (Clematis vitalba). Elle croît dans toutes les haies de France et d'Europe, où ses lianes flexibles courent à travers les rameaux des arbres et grimpent jusqu'à leurs sommets.

C'est une plante à effets énergiques, mais que la médecine a négligée.

On peut l'employer à la campagne, dans un cas pressé, pour produire la vésication; son effet est prompt et énergique. Nous avons dit que les mendiants s'en servaient pour se faire des plaies factices.

Toutes les parties de la Clématite sont âcres et irritantes, elles renferment un purgatif violent. Cependant, 1 à 3 grammes de jeunes bourgeons fraîchement cueillis, en infusion dans 200 grammes d'eau bouillante, purgent sans coliques.

Pigamon.

Plante vivace. Tige droite, herbacée, haute de 1 mètre à 1^m,50 centimètres. Fleurs jaunâtres, dispersées en bouquets terminaux (*Thalictrum flavum*).

Habitat: les prés humides et marécageux. Très nuisible aux foins. Commune en Picardie, aux environs de Paris, au bord des ruisseaux, dans les clairières des bois marécageux.

La racine de Pigamon, donnée en décoction (25 à 40 grammes dans 300 grammes d'eau), est un purgatif très doux, qui peut remplacer la rhubarbe.

Ellébores.

Trois espèces d'Ellébores croissent naturellement sur le sol de la France.

La *Rose de Noël* (Helleborus niger), cultivée dans les jardins pour ses grandes fleurs, qui se montrent en hiver.

La *Pommelière* ou *herbe à séton* (Helleborus viridis).

Le *Pied-de-Griffon* (H. fœtidus).

Toutes appartiennent à la famille des Renonculacées, et possèdent à peu près les mêmes propriétés.

Une autre plante, désignée vulgairement sous le nom de *Ellébore blanc*, *Vératre blanc* (Veratrum album), de la famille des Colchicacées, renferme un principe toxique d'une violence extrême, la *vératrine*. Nous l'étudierons plus tard.

Ellébore noir.

Ellébore noir. — Se rencontre fréquemment dans le midi de la France, dans les Pyrénées et les montagnes de la Suisse; devient rare, à l'état sauvage, en remontant vers le nord; tire son nom de sa souche noi-

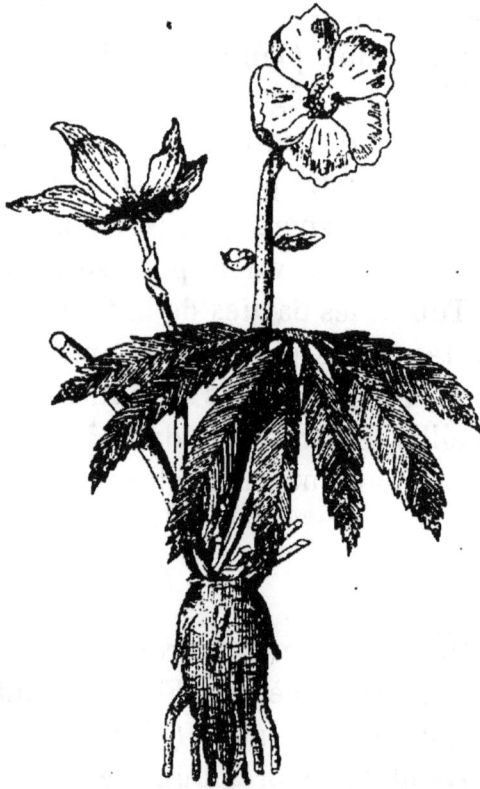

râtre d'où partent des fibres épaisses, charnues; fleurs
d'un blanc rosé, très ouvertes, terminales, d'environ
4 centimètres de diamètre, portées sur des tiges droites, nues, cylindriques, épaisses, longues de dix à vingt
centimètres. Feuilles radicales, longuement pétiolées,
digitées.

On sait que l'antiquité faisait grand cas de la racine d'Ellébore. Hippocrate la considérait comme le
remède par excellence pour guérir de la folie. Les historiens et les poètes de la Grèce et de Rome ont célé-
bré les cures merveilleuses opérées par le traitement
à l'Ellébore dans l'île d'Anticyre. Il est probable que
la plante utilisée par les anciens était l'*Helleborus orien-
talis*, qui peut bien avoir des propriétés autres que celles
de nos espèces indigènes. D'ailleurs le climat influe
singulièrement sur la production des substances actives dans les végétaux. C'est un fait physiologique
acquis, et nous aurons souvent à le constater. Nous
avons déjà signalé l'aconit devenant presque inoffen-
sif, même à l'état sauvage, si l'on remonte vers le nord,
tandis que l'anémone concentre des poisons d'une
violence extrême dans le Kamtschatka. Le chanvre
et la digitale nous donneront l'occasion de traiter plus
en détail cet intéressant sujet de là présence et des
migrations des alcaloïdes et des glucosides dans les
organes de la plante.

L'Ellébore noir est un drastique violent; la puissante
dérivation qu'il exerce sur les organes digestifs peut en
expliquer le succès dans certains cas d'aliénation accompagnés d'inertie du tube digestif, ou d'un état du
cerveau et du système nerveux indiquant la nécessité
d'une forte dérivation (Musa, Lorry, Vogel, Roques).

Le principe actif est contenu dans la racine. A l'état
frais, cette racine appliquée, pendant quelques instants,

sur une plaie vive, détermine le vomissement. D'après Orfila, aucune substance vénéneuse ne produit aussi promptement cet effet.

Pris à forte dose, l'Ellébore noir peut occasionner une superpurgation, des vomissements opiniâtres, l'inflammation du tube digestif, des selles sanguinolentes, un froid excessif et la mort.

Pris à petites doses, mais continues, Scroff, qui paraît avoir fait des expériences approfondies sur les Ellébores, n'a constaté chez l'homme aucun effet dans les premiers jours. Mais l'action ne tarde pas à se prononcer et à prendre de l'intensité. Les effets obtenus peuvent se diviser en deux catégories, indiquant deux actions distinctes, l'une dénonçant la présence d'un narcotique, l'autre d'une substance âcre, si commune dans la famille.

L'extrait aqueux de la racine contiendrait surtout le principe narcotique; l'extrait alcoolique les renferme tous deux.

Dans le cas où l'Ellébore noir entraîne la mort, celle-ci paraît due à la paralysie du cœur. Chez des lapins soumis à des doses progressives, on a remarqué un amaigrissement graduel, sans perte d'appétit, jusqu'à cessation de la vie.

La médecine moderne demande peu de services à l'Ellébore, on l'a négligé; sa composition chimique est mal connue, et son analyse sérieuse est à faire.

Les anciens médecins l'employaient dans les maladies mentales, avons-nous dit, dans les hydropisies passives, lorsqu'il y avait absence de lésion organique et d'irritation franchement accusée, et à l'extérieur sous forme de pommade, contre les dartres invétérées.

Les pilules toniques et antihydropiques de Backer étaient ainsi composées :

Poudre de racine d'Ellébore noir..... 30 grammes.
Extrait de myrrhe à l'eau............ 30   —
Poudre de chardon bénit............. 12   —

Divisez en pilules de deux centigrammes et demi :
une matin et soir.

A très petite dose, et comme altérant (30 centigrammes en poudre), l'Ellébore paraît exercer une action spéciale sur le système nerveux. On l'associe souvent, en cette qualité, à la valériane et à la jusquiame.

Mais la plus grande consommation d'Ellébore est faite aujourd'hui par le vétérinaire. Il confectionne, avec la racine, des trochistes irritants qu'il introduit sous la peau, dans les ouvertures d'un séton, par exemple. Son but est de déterminer une inflammation dérivative, dans les cas de maladies graves de la poitrine, chez le cheval et les ruminants.

L'*Ellébore fétide* est aussi vénéneux que le précédent. On le rencontre dans presque toute la France, sur les lisières des bois, dans les terrains stériles ombragés et pierreux.

La racine du Pied-de-Griffon est employée, dans la médecine vétérinaire, comme purgative et pour entretenir la suppuration continue des sétons.

L'*Ellébore vert*, ou pommelière, croît aux environs de Paris et dans l'ouest de la France. Suivant Alboni, cette espèce est plus active que les deux précédentes, et doit leur être préférée.

Contre-poisons. — Combattre l'irritation intérieure par les boissons et les lavements adoucissants, feuilles de mauve, de guimauve, de bouillon blanc, de pariétaire, et les opiacées.

BERBÉRIDÉES.

L'*Epine-Vinette* (Berberis vulgaris) est le type d'un

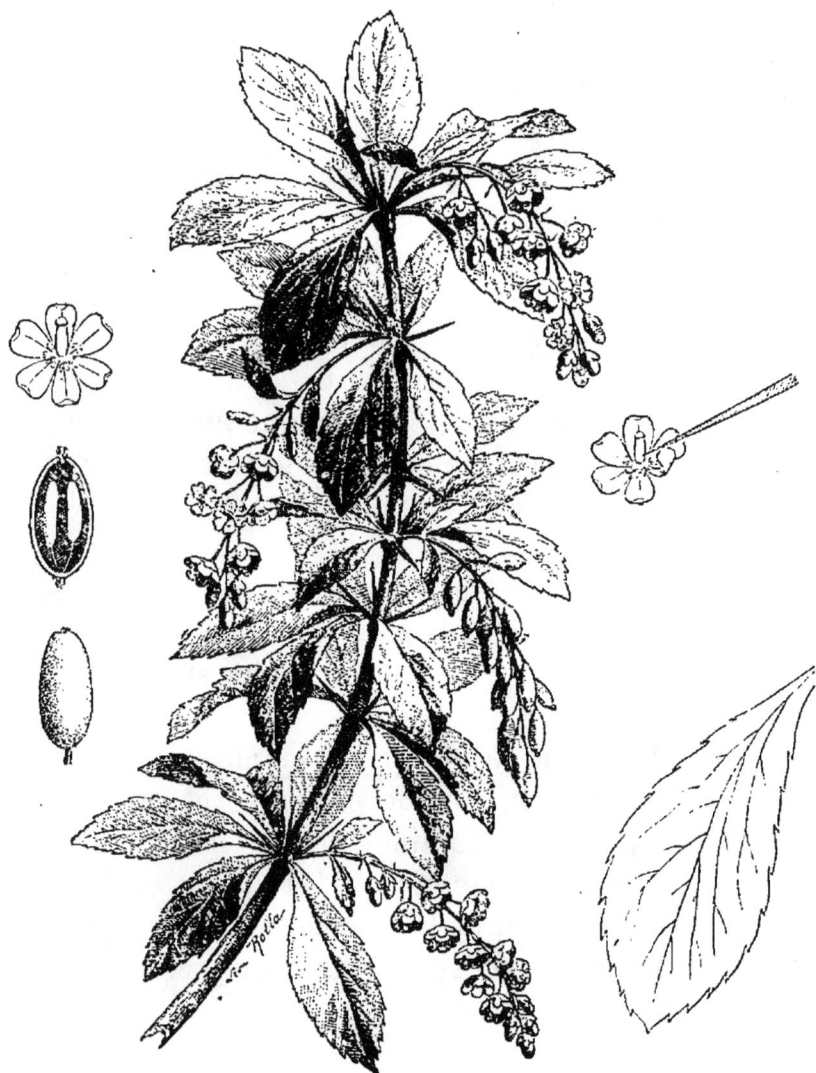

Épine-Vinette.

groupe très peu nombreux, nommé la famille des Berbéridées.

Tout le monde connaît l'Épine-Vinette. C'est un arbuste atteignant jusqu'à trois mètres de hauteur, qui pousse en buisson, dont les rameaux diffus, minces, sont armés d'épines très aiguës. Les fleurs, d'un jaune pâle, disposées à l'aisselle des feuilles, par grappes pendantes, présentent une curieuse particularité : les étamines semblent douées d'une telle irritabilité, qu'au plus léger attouchement elles se contractent et se portent brusquement vers l'organe central de la fleur, le pistil, entraînant dans le même mouvement le pétale de la corolle opposé à chacune d'elles.

Autre singularité. On a regardé longtemps comme un préjugé l'opinion générale que la fleur de l'Épine-Vinette développe la rouille et la carie sur les céréales. Mais Yvart, dans un mémoire lu à l'Académie des sciences en 1815, a prouvé par de nombreuses expériences que cette opinion était fondée. Les recherches postérieures de Vilmorin ont établi que les froments, seigles et avoines, voisins d'un pied d'Épine-Vinette, sont le plus souvent infestés de rouille.

C'est probablement à cause de tels accidents que la culture de l'Épine-Vinette est négligée. A peine si l'on aperçoit quelques rares sujets dans les haies qui entourent les fermes et dans les jardins.

Toutes les parties de la plante peuvent être utilisées en médecine.

L'écorce de la racine est très amère, elle renferme deux principes cristallisables dont on a proposé l'emploi en thérapeutique : la *berbérine* et l'*oxyacanthine*. Les baies contiennent les acides malique et citrique. Elles ont la saveur et les avantages réunis de la groseille et du limon. On en prépare des sirops, des confitures. Les fruits encore verts remplacent les câpres.

Les baies fermentées avec de l'eau miellée fournissent un hydromel aigrelet fort agréable.

La racine et les tiges sont employées pour teindre en jaune la laine, le coton, le lin, pour colorer dans la même nuance certains ouvrages de menuiserie et de marqueterie. En Pologne, on se sert de l'écorce pour lustrer les cuirs qu'elle fait d'un beau jaune. Le suc des baies, mêlé avec l'alun, produit une couleur d'un rouge éclatant.

La seconde écorce de la tige et de la racine, amère, tonique, légèrement purgative, a été employée avec succès par Gilbert dans les embarras du foie et dans l'hydropisie. Voici sa formule :

> Seconde écorce d'Epine-Vinette......   4 grammes.
> Eau froide........................ 800   —

Faites macérer un instant dans l'eau bouillante. Retirez du feu et sucrez. Dose à prendre en trois fois, chaque jour, le matin.

La limonade faite avec le suc des baies peut remplacer avec avantage celle de citron dans les fièvres inflammatoires, typhoïdes, dans l'angine, le flux de ventre.

La berbérine constitue la matière colorante de l'Épine-Vinette.

L'oxyacanthine possède des propriétés amères, organoleptiques ; sa formule chimique, voisine de la quinine, assigne à cette substance une place utile parmi les toniques et les antipériodiques indigènes.

NYMPHACÉES.

Les Nymphacées sont des herbes aquatiques dont les tiges restent rampantes au fond des eaux ; les feuilles et les fleurs seules, portées sur de longs pédoncules, émergent à la surface pendant la belle saison. Dans les climats rigoureux, feuilles et fruits sont un pronostic certain ; les Nymphacées les ramènent au fond de l'eau quand la gelée est imminente ; l'apparition des feuilles est l'annonce des jours tièdes au printemps.

Nous n'avons à nous occuper que d'une seule plante de la famille.

Nénuphar blanc.

Les a-t-on calomniées, ces grandes fleurs de Nénuphar, qui émergent au-dessus des ondes tranquilles,

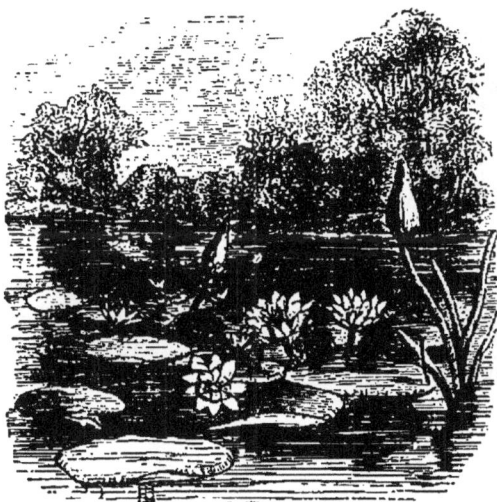

Nénuphar blanc.

pâles comme de la cire blanche ; et ces larges feuilles à disques plats, parasols des poissons ! Que de tristes histoires évoque le Nénuphar ! C'est le fantôme du cloître, le sommeil des passions, la vie éteinte ou ralentie.

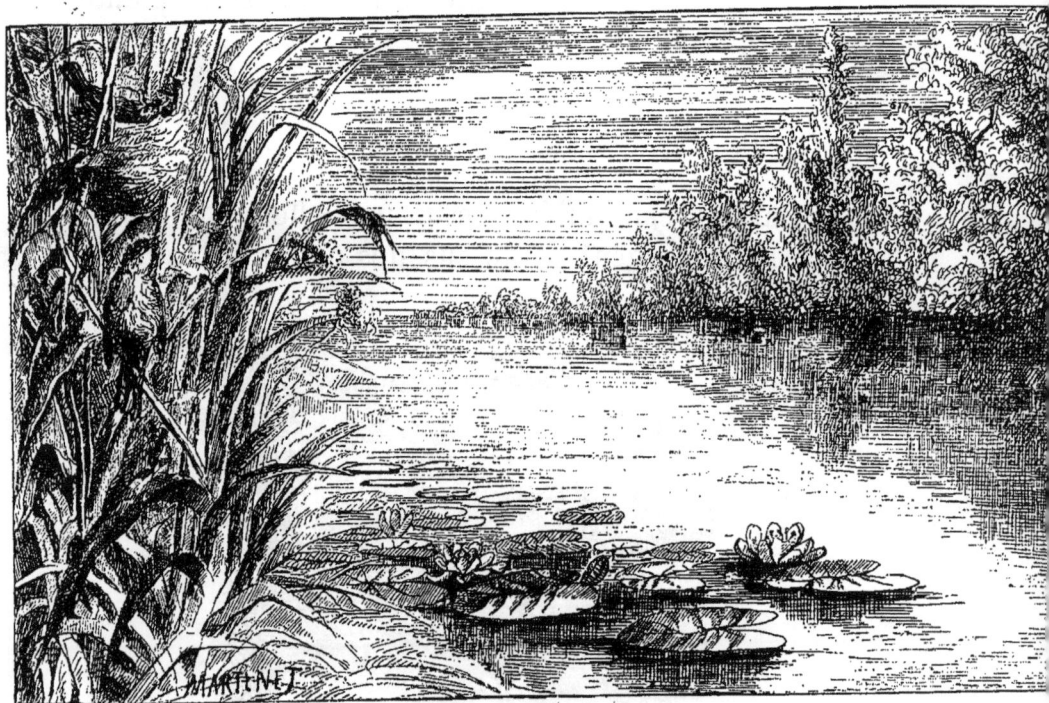

Les Nénuphars.

Crimes et vertus imaginaires ; car l'intervention de la belle Nymphacée se réduit à de plus modestes proportions. Ses fleurs et ses graines sont légèrement narcotiques et tout simplement anodines à la façon des feuilles de laitue et des fleurs de pêcher.

Sombres récits, confiés tout bas à l'oreille, qui nous ont si fort émotionnés, faut-il ne plus vous croire ?

Légendes des siècles naïfs, rêves des peuples enfants qui sont venus tour à tour répandre leur jeune imagination sur le monde, pourquoi vous évanouissez-vous ?

La racine du Nénuphar (*Nymphæa alba*), inodore, d'une saveur amère et styptique, possède une action rubéfiante, à l'état frais.

G. Horst, médecin à Nuremberg, qui vivait il y a deux siècles, lui a découvert une propriété inattendue. Il faisait bouillir cette racine, pendant quelques heures, avec du beurre frais. Le magma passé ensuite dans un linge, constitue, a-t-il affirmé, une pommade excellente pour faire repousser les cheveux, les fortifier et leur assurer un lustre nouveau.

O destinée des choses d'ici-bas ! descendre des austérités du cloître dans l'officine cancannière du perruquier !

Aujourd'hui, nous ne reconnaissons qu'un seul mérite au Nénuphar, celui d'orner fort agréablement nos pièces d'eau.

PAPAVÉRACÉES.

Tout le monde connaît les histoires de l'herbe dédiée à Proserpine. Les poètes de tous les âges et de tous les idiomes ont usé et abusé des légendes où les noirs pavots figurent comme les agents du sommeil et de l'oubli. Nous savons que les Orientaux et les Chinois en particulier, se délectent avec de l'opium et le mangent pour s'abrutir. Mais à l'envers du mal dont les Pavots ne peuvent être responsables, il y a le bien et les services rendus.

Les Papavéracées offrent des médicaments précieux; toutes les espèces distillent dans leurs tissus des sucs laiteux, blancs ou safranés, narcotiques, mais développant des actions toxiques très diverses.

Sous notre climat, la famille est représentée par les pavots, les coqueliquots et les chélidoines. Cependant l'herbe qui fournit l'opium domine les autres, et de fort haut, par son importance.

Pavot.

Le Pavot (*Papaver somniferum*), originaire de l'Asie, croît spontanément sur les bords de la Méditerranée. On le cultive en plein champ, dans le nord de la France, pour extraire de ses semences l'huile d'œillette ou huile blanche ; dans le Midi, pour l'usage pharmaceutique de ses capsules ou têtes ; en Orient, pour le suc qu'on retire de ses têtes, sous le nom d'opium.

Vanté avec exagération ou blâmé sans réserve, l'opium est une épée à deux tranchants, un don précieux dans la main du maître, un poison redoutable dans celle de l'homme sans expérience. Aucun agent ne peut lui être comparé, si ce n'est la belladone, dans les affections douloureuses et les altérations graves du système nerveux qui brisent la vie ou la rendent intolérable. Remède palliatif, si l'on veut, mais qui reste comme une dernière ressource pour calmer et consoler, relever le courage du moribond et le conduire, bercé par l'espérance, jusqu'à son dernier soupir.

La douleur, en effet, n'est que le tocsin de la nature en péril. La suppression de la cloche d'alarme n'arrête pas les progrès du mal.

L'opium sert aussi de véhicule à bon nombre de médicaments que l'organisme ne pourrait tolérer sans sa présence.

Le vétérinaire use peu de l'opium. L'intérêt du maître de l'animal exige que la bête malade guérisse promptement ou crève. Qu'importe à son égoïsme la douleur de son serviteur ! D'ailleurs, l'opium est cher.

Ce médicament, un des plus employés en médecine, varie tellement dans ses effets, qu'il enlève toute sécurité au médecin. Cette incertitude dans son action dépend de sa propre nature et des falsifications dont il est l'objet.

Pavot blanc.

Ainsi des opiums préparés également par incision, avec le suc laiteux, sans mélange, peuvent varier entre les limites effrayantes de 2 à 15 p. 100 des matières actives.

En outre, l'opium est falsifié, même au pays de

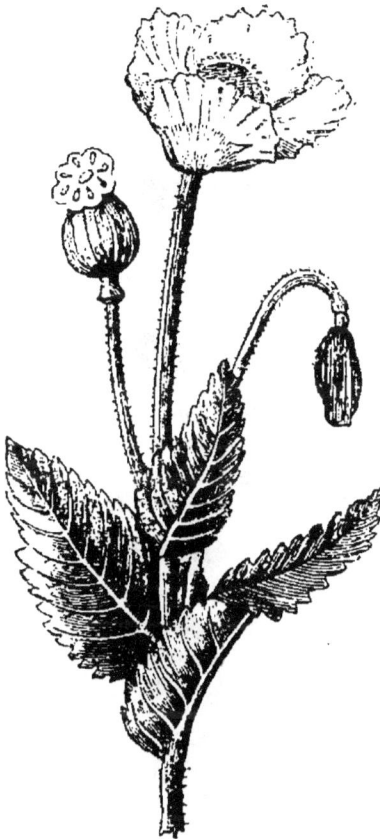

production, par toutes les substances inertes que la fraude a pu imaginer.

Aussi la pratique médicale a-t-elle à peu près abandonné l'opium en nature, pour utiliser ses divers

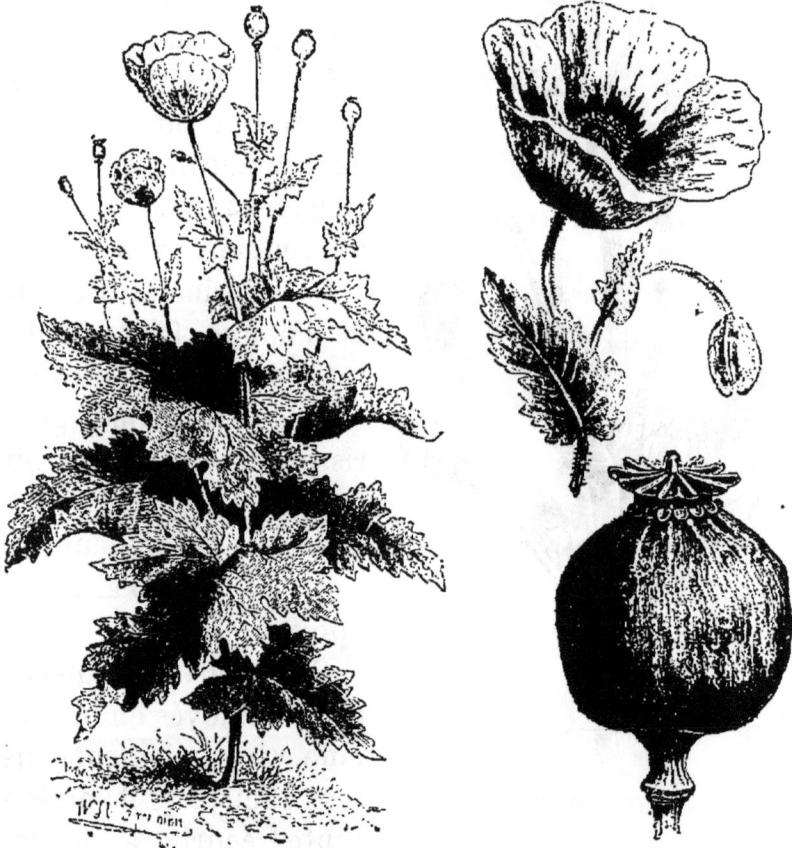

Pavot-OEillette.

principes actifs ou alcaloïdes, dont nous nous occuperons plus loin.

Les capsules de notre pavot indigène contiennent les mêmes principes que ceux du Levant, mais en moindres proportions.

*
* *

Effets de l'opium. — L'opium est un poison narcotique violent, en même temps qu'un médicament précieux, un calmant dont on a usé et abusé. Introduit
à petite dose dans les voies digestives (quelques milligrammes d'extrait), il produit une excitation plus ou
moins énergique, mais presque instantanée. Le pouls
se montre plus fréquent, plus élevé, la face se colore,
l'imagination s'éveille, les fonctions de la peau sont
plus actives, la respiration devient moins libre. Bientôt une réaction s'opère ; elle se traduit par le calme
et le sommeil tranquille, ou plus ou moins troublé.

A dose plus forte, l'opium agit comme stimulant
énergique du système circulatoire ; il y a exaltation
des fonctions intellectuelles, puis affaiblissement général, état d'inquiétude, pesanteur de tête, sommeil
agité, non réparateur.

A haute dose, l'opium produit, peu après son ingestion, des nausées et souvent des vomissements, un
état d'affaissement et de somnolence, l'insensibilité à
toute espèce de stimulation. La face est pâle, la physionomie calme, les pupilles ordinairement contrac-
tées sont insensibles à la lumière. La peau conserve
sa chaleur naturelle ; quelquefois elle est froide ; le
pouls se développe large, fort ; quelquefois il devient
petit, serré et très accéléré. On remarque des mouvements convulsifs, ou encore des tremblements pas-
sagers, des symptômes de congestion au cerveau,
manifestés par le gonflement de la face et du cou ;
alors les yeux sont proéminents, fixes, immobiles.

Plus tard, la peau prend une teinte bleuâtre, l'abdomen est dur et tendu, les muscles du tronc et des

membres sont relâchés : le pouls s'affaiblit ; la respiration interceptée devient pénible, suspireuse ; la bouche et le nez expulsent des matières visqueuses ; la pâleur et le refroidissement précèdent la mort qui arrive
de sept à douze heures après l'absorption du poison.

Lorsque cet empoisonnement n'a pas de terminaison fatale, les symptômes diminuent graduellement,
après un certain nombre d'heures, de douze à quarante-huit, et se terminent par une transpiration générale, puis le réveil de toutes les facultés.

La quantité d'opium nécessaire pour produire les
symptômes de l'empoisonnement varie selon l'âge, le
tempérament et ce que les médecins appellent l'idio-
syncrasie du sujet. Une très petite dose de cette
substance peut produire le narcotisme chez certaines personnes tandis que, chez d'autres, 25 centigrammes ne déterminent aucun accident grave.

Chez les enfants et les vieillards, la plus légère
quantité d'opium est quelquefois funeste. De très
fortes doses peuvent être supportées par les adultes,
quand ils s'y accoutument par degrés. C'est l'histoire
de Mithridate.

Cependant, il vient un moment où l'organisme se
révolte contre ces perturbations. Tel est le cas des
fumeurs et des Chinois mangeurs d'opium, la cause
de leur dégradation physique et morale. Suivant Liber-
mann, un bon fumeur consomme environ 3 grammes
de ce poison par jour ; quelques-uns vont jusqu'à
100 grammes.

La vie de ces malheureux se divise en trois périodes.
La première, toute d'initiation, où l'économie se révolte, avant de s'habituer au narcotique. La seconde,
où l'habitude prise, le fumeur ne ressent que des
sensations agréables. Enfin, une dernière et terrible

phase, où apparaissent les tristes effets de l'intoxication lente, le narcotisme chronique, la désorganisa-
tion graduelle de tout l'être intellectuel et animal, et
pour terme fatal, la dépravation qui conduit la plupart
de ces infortunés au suicide.

L'insensibilité cutanée est un des phénomènes qui
succèdent à l'usage prolongé de l'opium ; elle persiste
même au delà de la durée de l'ivresse opiacée. Des
fumeurs, parfaitement éveillés, peuvent garder sur un
point de leur corps, pendant quelques minutes, un
charbon ardent sans ressentir de douleur.

* *

Contre-poisons de l'opium. — Dans l'empoisonnement
par l'opium, on doit :

1° Provoquer l'expulsion du reste du poison au
moyen de l'eau tiède, des titillations de la luette, de
l'émétique (5 centigrammes) ou de la poudre d'ipécacuanha (6 décigrammes), ou même du sulfate de
cuivre (15 à 20 centigrammes). Cette indication est
d'autant plus importante à remplir que le temps écoulé
depuis l'ingestion du poison est moins considérable.

Le médecin emploiera la sonde œsophagienne et le
lavage de l'estomac.

2° Après l'expulsion du vomitif, faire prendre une
dissolution de tannin (6 grammes dans 250 grammes
d'eau sucrée) ou de la décoction de noix de galle.

3° Combattre les symptômes actuels en raison de
leur nature; le narcotisme par la strychnine (Voy.
Aconit); par le café administré en infusion et en lavements ; par le jus de citron sur toute la surface du
corps ; par tous les genres de stimulation, tels que le
réveil fréquent, la marche forcée.

S'il y a diminution notable de chaleur à la peau
et de sensibilité, on appliquera des sinapismes aux
mollets; on promènera des fers chauds sur les membres, à la plante des pieds.

*
* *

Alcaloïdes de l'opium. — L'opium n'est pas seulement incertain dans ses effets, ainsi que nous l'avons
déjà remarqué, il est complexe dans sa composition.
Les principes extractifs ou alcaloïdes qu'il renferme
sont très nombreux. Les plus énergiques sont au
nombre de six : *morphine, codéine, narcéine, narcotine,
thébaïne, papavérine.*

Indiquons sommairement la part d'action de chacun
de ces six agents qui ne se rencontrent pas toujours,
les uns par rapport aux autres, en quantités propor-
tionnelles et invariables dans les opiums.

D'après Cl. Bernard, il existe dans ces alcaloïdes
trois propriétés principales : une action soporifique,
une action excitante, une action toxique. Cette dernière n'offre aucune relation avec les deux autres.

Les substances soporifiques sont, en les classant par
intensité d'action : narcéine, morphine, codéine.

L'action excitante suit la proportion décroissante
suivante : thébaïne, papavérine, narcotine, codéine,
morphine, narcéine.

Enfin, d'après leur degré d'action toxique, ces alcaloïdes peuvent être distribués ainsi : thébaïne, codéine, papavérine, narcéine, morphine, narcotine.

Préparations pharmaceutiques de Pavot. — A l'intérieur : — décoction ou infusion de capsules : 2 à 30 grammes par 500 grammes d'eau. — *Opium*, à l'intérieur : —
2 à 10 centigrammes et plus, en pilules.

Extrait d'opium. — A l'extérieur : — 10 à 30 centi-grammes par 30 grammes d'eau, pour fomentations, injections, collyres, gargarismes, etc. ; ne pas avaler, surtout. — 1 à 2 centigr. sur 30 d'axonge, pour pommade.

Coquelicot.

Le *Coquelicot* (Papaver rheas) croît spontanément dans les champs et dans nos moissons où il est nui-sible. La belle couleur rouge de ses grandes fleurs, qui le fait remarquer, nous dispense d'une description plus étendue.

Les parties usitées sont les pétales et les capsules. Les fleurs fraîches exhalent une odeur vireuse bien caractérisée ; leur saveur est mucilagineuse et légère-ment amère. Lorsqu'on incise la plante, il en découle un suc laiteux, gommo-résineux, en partie soluble dans l'eau, et dont la saveur et l'odeur indiquent la plus grande analogie avec l'opium. Ce suc est beau-coup plus abondant dans le fruit que dans toute autre partie du végétal.

Calmant, légèrement narcotique et sudorifique, le coquelicot remplace souvent l'opium dans la médica-tion des enfants et des vieillards, et chez les personnes qui, par suite de dispositions particulières, ne peuvent supporter ce dernier médicament.

Le coquelicot convient dans le catarrhe pulmonaire, les fièvres éruptives, les tranchées des enfants, la co-queluche. Doses, à l'intérieur : 3 à 4 pincées des fleurs, pétales et capsules, par litre d'eau, en infu-sion. Suc, 20 centigrammes à 3 grammes.

Chélidoine.

La *grande Chélidoine* (Chelidonium majus), qui atteint quelquefois la hauteur d'un mètre, est connue de tout le monde à la campagne; on l'appelle encore : *herbe aux verrues, grande éclair, felougène.*

Elle pullule autour des habitations, à l'abri des haies, sur la crête des vieux murs. Les fleurs sont jaunes. Les feuilles et les tiges coupées exsudent un suc laiteux qui passe rapidement du blanc au jaune, et, à mesure qu'il devient moins fluide par évaporation, vire du jaune foncé au brun. Ce suc, analysé sommairement par Chevallier et Lassaigne, contiendrait, entre autres substances, de la gomme-gutte; un autre corps résineux, amer, nauséabond ; de la potasse ; un principe immédiat blanc, cristallin, nommé *chélidonine*, que l'on suppose le toxique la plus énergique de la plante.

Enfin on a isolé des feuilles et des fleurs une matière colorante jaune, amère, désignée sous le nom de *chélidoxantine.*

La Chélidoine, qui n'est broutée par aucun animal domestique, renferme un poison violent, heureusement décélé par l'odeur vireuse de la plante et par son suc de couleur suspecte.

Ce suc tue un chien de forte taille à la dose de 80 grammes. Ses effets se font sentir administré à l'intérieur, ou mis en contact avec le tissu cellulaire. L'extrait aqueux, préparé avec la plante fraîche, est tout aussi vénéneux. Il détermine une vive inflammation des organes digestifs, et, secondairement, une irritation du système nerveux.

A dose médicamenteuse, la Chélidoine est excitante,

diurétique, purgative et dépurative. Les anciens médecins l'employaient beaucoup. Ils ordonnaient une cuillerée de son suc, en guise d'émétique, pour faire vomir et purger. Ils prescrivaient son extrait à la dose de 1 gramme 20 centigrammes à 1 gramme 50 centigrammes, dissous dans l'eau sucrée, à prendre chaque jour, pendant plusieurs semaines, pour combattre l'ictère, les fièvres intermittentes, les obstructions lentes des viscères abdominaux, l'hydropisie ascite et les affections chroniques du foie.

En résumé, la Chélidoine est un purgatif drastique prompt et certain. Cette propriété lui vient de la gomme-gutte qu'elle renferme. Moins active que cette dernière substance, elle en a tous les avantages sans en avoir les inconvénients. Ce succédané indigène est le plus efficace de tous ceux qu'on a proposés pour remplacer les agents exotiques. Si la Chélidoine était d'origine indienne, on en ferait certainement une grande consommation. Nul n'est prophète en son pays.

Dans une observation faite par Orfila, à propos de l'empoisonnement de toute une famille par la Chélidoine, il y eut en même temps, superpurgation et symptômes cérébraux tout particuliers, du délire et des visions.

Cette plante doit donc être considérée comme un poison narcotico-âcre, dont l'action première est irritante, et la secondaire éminemment narcotique.

Contre-poisons. — Faire cesser au plus tôt l'irritation locale par l'expulsion du poison, au moyen de l'eau tiède additionnée de blanc d'œuf ou de miel; provoquer le vomissement par l'introduction d'une plume ou des doigts dans la gorge, et non par l'émétique dont l'effet irritant viendrait s'ajouter à celui de la substance toxique.

Après l'expulsion du poison, on peut employer les boissons mucilagineuses, le lait, la guimauve, la graine de lin. Voilà pour le plus pressé. Le reste du traitement appartient au médecin qu'il faut toujours se hâter d'appeler.

Si le poison n'a pas été promptement expulsé, et que son action se manifeste sur les centres nerveux par l'assoupissement, le délire, les hallucinations, alors on doit recourir aux moyens en usage pour combattre les poisons narcotiques indiqués dans l'empoisonnement par l'opium : le café, le vin, l'éther, la strychnine. Le camphre, à la dose de 15 à 25 centigrammes, dissous dans un jaune d'œuf, sera donné en lavement émollient.

On peut compléter le traitement à l'extérieur par des lotions d'eau froide, des frictions stimulantes avec l'eau-de-vie, l'ammoniaque étendu d'eau ; enfin par des sinapismes ambulants.

FUMARIÉES.

Les Fumeterres, parasites de nos jardins, croissent en compagnie de la mercuriale, avec un entrain qui fait le désespoir des sarcleurs. A peine sont-elles levées, qu'elles se hâtent de fructifier, afin d'assurer la perpétuité de leur race. Plus tard, elles allongeront des rameaux pour continuer la floraison, si la négligence du jardinier leur prête vie.

Ces plantes sont annuelles ; on les trouve dans toutes les terres cultivées. Les vaches et les moutons les broutent, malgré leur amertume. Les chevaux n'y touchent pas. Elles exhalent, par le froissement, une odeur particulière, herbacée, pénétrante. Leur saveur amère, désagréable à l'état frais, augmente par la dessiccation.

La Fumeterre officinale (*Fumaria officinalis*), la plus

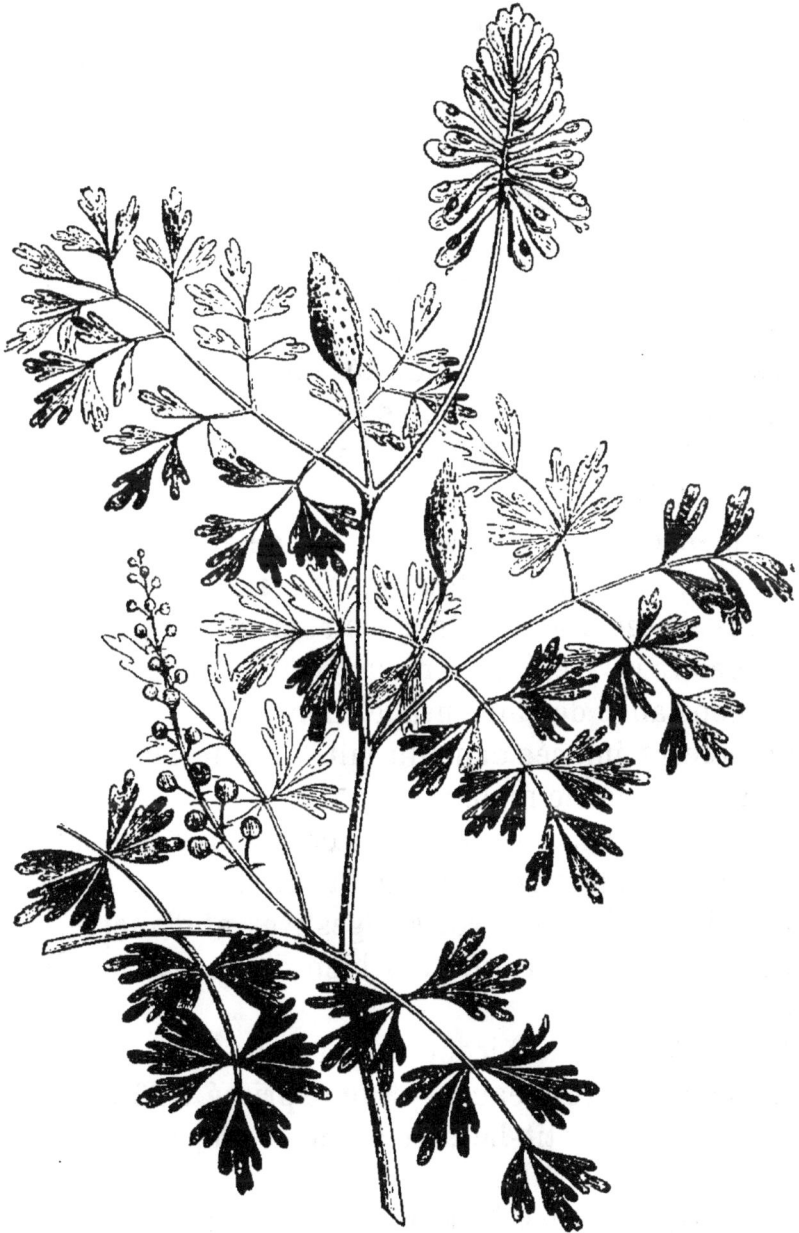

Fumeterre officinale.

robuste du genre, élève ses ramifications jusqu'à la

hauteur de 30 centimètres. Analysée par divers chimistes, elle a donné, parmi d'autres principes immédiats, un alcaloïde amer, la *fumarine*, et un acide cristallisable, volatil, l'*acide paramaléique,* obtenu par Pelouze dans la distillation sèche de l'acide malique.

La Fumeterre est regardée comme tonique, fondante, dépurative. On l'emploie en tisanes ou infusions dans la débilité des voies digestives, et surtout dans les affections cutanées, scorbutiques et scrofuleuses, dans les dartres.

Les médecins de l'antiquité faisaient un grand usage de cette plante contre les maladies que nous venons d'énumérer, dans les affections lentes des viscères et dans l'hypocondrie.

Les médecins modernes n'ont pas délaissé la Fumeterre, et Pinel, dont le témoignage est fort sérieux, cite une observation faite avec soin sur la guérison d'une dartre invétérée. La malade, une vieille femme, eut la constance de faire usage, pendant six mois, de la Fumeterre infusée dans du lait, à l'intérieur, et en lotions sur la partie malade.

A la campagne, on trouve des occasions fréquentes d'utiliser la Fumeterre. Les enfants atteints de croûtes de lait, de débilités des voies digestives et d'affections vermineuses, se trouvent très bien de l'usage de son sirop.

Préparations. — Décoction ou infusion : 30 à 60 grammes par litre d'eau. — Suc exprimé : 20 grammes par litre de petit-lait. Le sirop se prépare avec le suc réduit et moitié sucre.

Les autres espèces de Fumeterres, qui se rencontrent aussi communément (*F. media, F. capreolata, F. spicata*), jouiraient des mêmes propriétés, mais elles provoquent un effet purgatif qui indique une modification de la matière médicale extraite de leurs tissus. Il est donc prudent de n'employer que la Fumeterre officinale, dont le degré d'énergie et les propriétés sont bien connues.

Une autre plante de la famille des Fumariées (*Fumaria bulbosa*) est très vantée en Amérique comme fébrifuge. Sa racine, qui contient de l'amidon, sert de nourriture aux Kalmoucks et autres peuplades du Nord.

CRUCIFÈRES.

La nombreuse famille des Crucifères est caractérisée, au point de vue de la thérapeutique, par des propriétés antiscorbutiques et stimulantes.

Toutes les plantes de ce groupe renferment une assez forte dose de soufre et d'azote dans leurs organes, éléments qui accélèrent la fermentation et développent rapidement la putridité. Certaines espèces renferment de l'iode ; beaucoup dégagent des saveurs âcres et piquantes.

Quelques-unes sont cultivées pour la beauté de leurs fleurs : les juliennes, les giroflées, les ravenelles. D'autres pour leurs graines oléagineuses : le colza, la caméline, l'arabette, le guélot ; un grand nombre est utilisé dans l'alimentation : les radis et les raves, les moutardes, les choux, la roquette, l'alliaire, le raifort, les cressons.

Les crucifères qu'on mange crues, comme le radis, ou en salade, comme le cresson, ou cuites, comme les choux, sont d'une digestion laborieuse, à cause des éléments multiples qu'elles ont emmagasinés dans leurs tissus. Mais toutes doivent être prohibées, à

l'état cru, par les sujets fiévreux et les tempéraments
nerveux, sous l'influence d'inflammations internes et
de l'irritabilité chronique des voies digestives. L'esto-

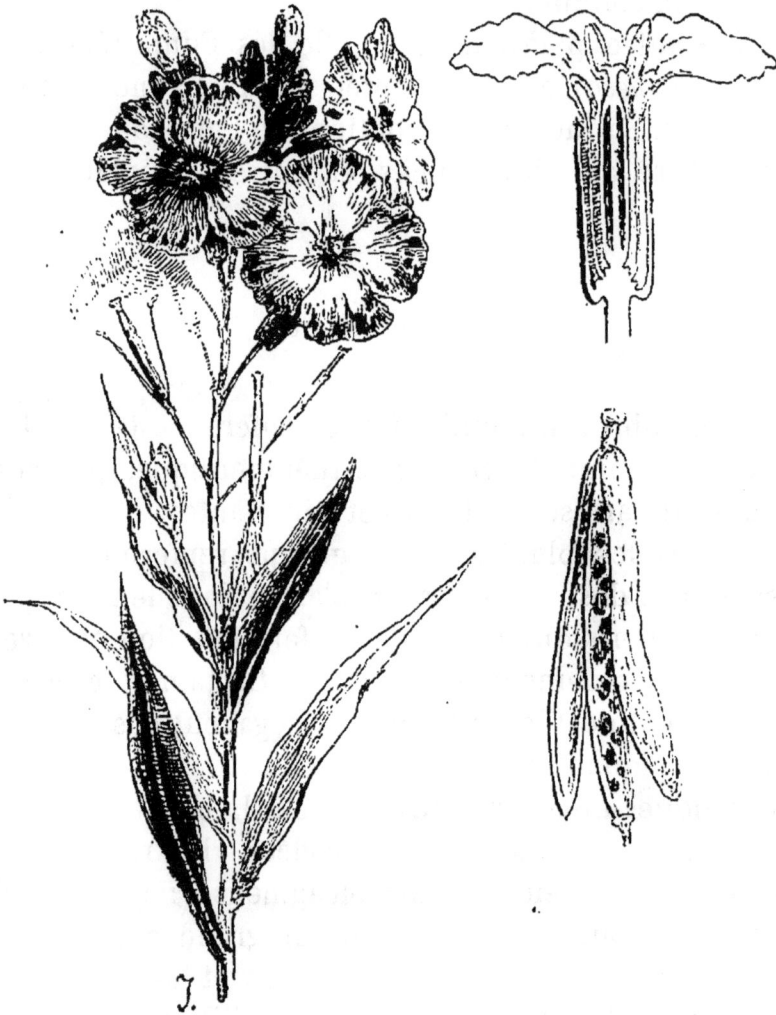

Famille des Crucifères. — Giroflée.

mac de ces malades se débarrasse difficilement de
cette nourriture, et manifeste son état de gêne par le
gonflement, un sentiment de pesanteur à l'épigastre,
de la céphalalgie et des aigreurs.

Radis.

Les Radis ne sont en réalité que des condiments. Le plus en vogue est le *petit Radis rose* au frais bouquet de feuilles, qui charme l'œil et la bouche. Sa saveur légèrement piquante excite à manger et stimule l'appétit. Les estomacs le supportent bien quand il est jeune et tendre, surtout si l'on prend la peine de broyer quelques feuilles avec la racine. Mais lorsque le radis est dur et creux, il fait, dit Monselet, penser à l'île d'Elbe, il revient.

Le Radis noir (*Rhaphanus niger*) n'est jamais tendre, il faut en user rarement. Neuf fois sur dix il fatigue les organes digestifs des friands alléchés par sa saveur pimenteuse.

Cresson.

Le *Cresson de fontaine* ou *santé du corps* (Sisymbrium nasturtium) contient, entre autres principes immédiats :

1° Une huile sulfo-azotée, réunissant les caractères de l'essence sulfurée de l'ail et ceux de l'essence sulfo-azotée des crucifères. L'abondance de ces matières est plus considérable pendant la floraison et dans les plantes exposées au soleil;

2° Un extrait amer contenu dans le suc, à raison de 5 pour 100 ;

3° De l'iode en quantité variable, de 4 à 12 milligrammes par kilogramme de cresson frais;

4° Du fer, depuis 1/2 pour 100 jusqu'à 3 pour 100, lorsque la plante vit dans une eau ferrugineuse;

5° Des phosphates et autres matières salines.

Il est donc préférable, pour l'usage thérapeutique, de choisir le cresson des sources ferrugineuses et iodées, qui présente comme une exagération naturelle de ses deux principes les plus actifs.

Le Cresson est fort riche en suc, 70 pour 100, que l'on extrait par simple contusion et expression. L'huile sulfo-azotée, l'iode, le soufre combiné et l'extrait amer passent avec le suc. Les 30 pour 100 de marc retiennent le fer et les sels terreux. Le cresson cuit ne contient plus que ces dernières substances : sels et fer.

Le suc est la meilleure préparation antiscorbutique. On en mélange de 60 à 120 grammes et plus, seul, ou avec d'autres jus de plantes, dans du petit-lait.

On mâche les feuilles pour raffermir les gencives et déterger les ulcères scorbutiques de la bouche.

Quand l'estomac permet d'en faire usage, le cresson d'eau est, en outre, stimulant, diurétique, expecto-rant. Il convient encore dans certaines débilités de l'estomac, les cachexies, les engorgements atoniques des viscères, l'œdème du poumon, les calculs, et certaines maladies cutanées chroniques.

Ce que nous disons du Cresson s'applique également à d'autres Crucifères essentiellement antiscorbutiques, telles que le *raifort* et la *cochléaria*.

Suivant Chatin, la purée de Cresson est le meilleur légume pour les diabétiques, parce qu'elle contient très peu de sucre et de matières amylacées.

Le Cresson en cataplasme, froid et seulement pilé, auquel on ajoute une pincée de sel, est employé avec succès sur les ulcères scrofuleux et sordides ; il déter-mine assez rapidement la résolution des tumeurs glan-dulaires, des engorgements lymphatiques et œdé-mateux.

On affirme que le mélange de 60 grammes de suc de Cresson, et de 30 grammes de miel, passé à travers un linge, est excellent pour enlever les éphélides et les taches de rousseur. On s'en frotte le visage soir et matin.

Cochléaria.

La *Cochléaria officinale* se plaît dans les lieux humides. On la rencontre fréquemment sur les côtes maritimes du nord de la France. Elle est cultivée pour l'usage médical.

Parties usitées : les feuilles, les sommités fleuries, les semences, qu'on emploie à l'état frais. La dessiccation et l'ébullition font disparaître leurs propriétés.

Doses : infusion de 20 à 50 grammes par litre d'eau, de lait, de petit-lait, de vin, de bière.

Suc exprimé : 30 à 200 grammes, en potion, dans la journée. On compose avec le produit de la distillation des feuilles de cette plante et des racines de raifort sauvage sur l'alcool, un *esprit ardent*, dit de *Cochléaria*, employé pour gargarisme, ou administré en potion, à la dose de 10 à 12 gouttes dans un verre de tisane.

La *Cochléaria de Bretagne* (C. armorica), vulgairement *Raifort sauvage*, est une grande plante vivace qui croît sur les bords des ruisseaux. Très commune, surtout en Bretagne, cultivée en grand dans quelques contrées du Nord.

On utilise surtout les racines de Raifort qui sont grosses, cylindriques, longues, renflées. On doit les employer à l'état frais. Elles sont plus actives lorsqu'elles ont atteint la deuxième année.

Cette racine de Raifort reste inodore tant qu'elle n'a pas été brisée ou divisée. Après cette opération, elle ne tarde pas à répandre une odeur vive, ammoniacale ;

sa saveur devient piquante, chaude, légèrement amère,
qualités qui lui viennent d'une huile essentielle, volatile, aussi âcre que celle de la moutarde, et qui ne

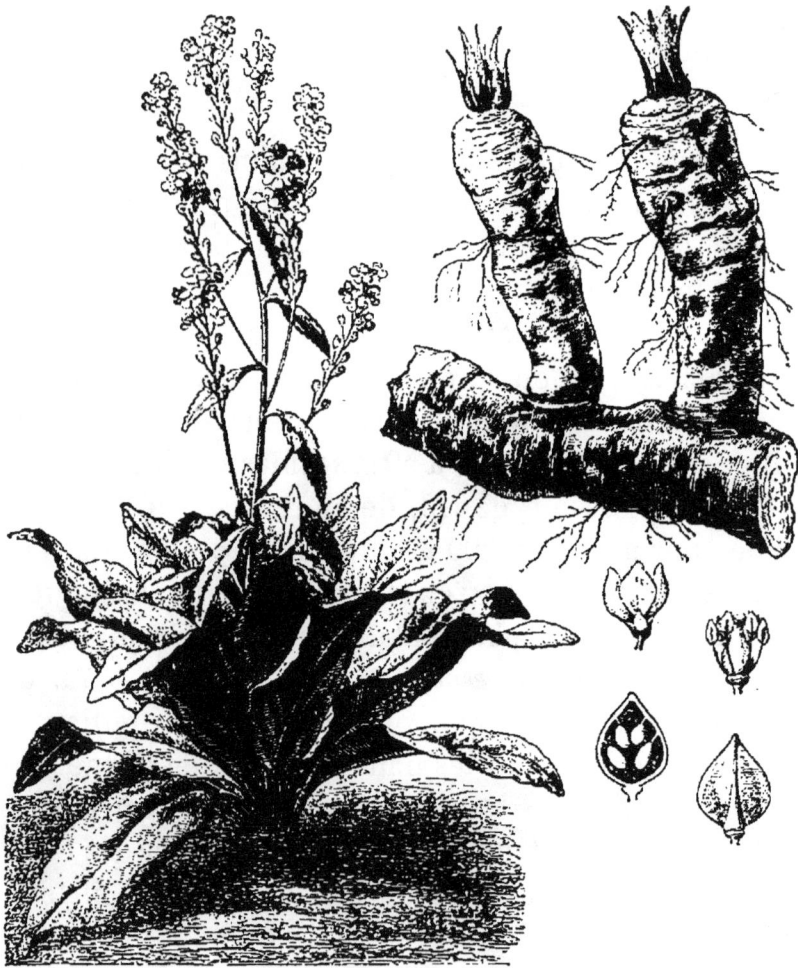

Cochléaria de Bretagne.

préexiste pas dans le tissu, mais qui prend naissance
par fermentation.

La racine de Raifort est peut-être le plus puissant
anti-scorbutique. Son action est éminemment tonique
et excitante. A l'extérieur, elle agit comme rubéfiant et

4

peut remplacer la moutarde dans toutes ses applications.

Sirop simple;

1 de suc, sur 2 de sucre.

Sirop de Raifort iodé :

Sirop de Raifort.................... 300 grammes.
Iode.............................. 50 centig.

Dose : 20 à 100 grammes par jour.

Les Suédois préparent un petit-lait médicamenteux, en jetant du lait bouilli sur la râpure du Raifort humectée avec du vinaigre. Ils l'emploient dans le scorbut et dans certains catarrhes chroniques, dans les cachexies, la chlorose, l'hydropisie, la gravelle.

La *Cochlearia coronopus*, vulgairement *Corne-de-cerf*, très commune dans les lieux incultes, humides, le long des rivières et des chemins, jouit des mêmes propriétés.

Moutarde noire.

La *Moutarde noire* (Sinapis nigra) ou *Sénevé* se rencontre un peu partout, dans les terrains incultes, sur les talus des chemins, le long des rivières, dans les champs. On la cultive en terre douce, légère, un peu fraîche, bien préparée et peu fumée.

Tout le monde connaît l'odeur forte, la saveur âcre et piquante de la graine de moutarde écrasée. Réduite en poudre, cette semence est jaune, grasse; elle possède une odeur volatile, fugace. Sa composition est très complexe. On y trouve : huile fixe douce, légumine, potasse, sucre, soufre, gomme, matière grasse, *sinapine*, *myrosine*, et quelques sels.

Le principe âcre et volatil, qui donne à la Moutarde

son cachet particulier, n'existe pas tout formé dans les graines. La présence de l'eau est indispensable à la formation de l'huile essentielle. La température de cette

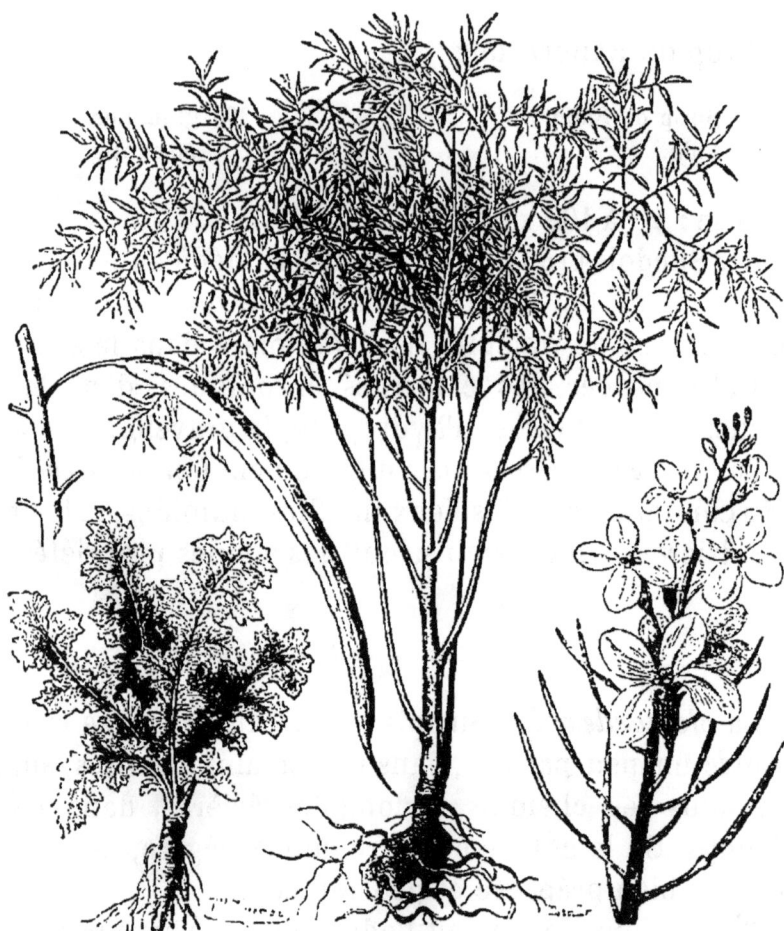

Le Colza.

eau a une influence marquée sur la production du phénomène. Au-dessus de 60 degrés, la quantité d'huile essentielle diminue ; elle cesse d'apparaître vers 75°. L'alcool, les acides et les alcalis affaiblissent son activité. Aussi faut-il éviter de faire des sinapismes avec le vinaigre. On traite par l'eau froide et on ajoute l'eau chaude au dernier moment.

Le ferment soluble qui, en présence de l'eau, dédouble le myronate de potassium, en sucre, bisulfure de potassium et sulfocyanure d'allyle, principe du montant de la moutarde, se retrouve dans les radis, le tabouret des champs (*thlaspi arvense*), et dans le colza.

La farine de moutarde délayée dans une petite quantité d'eau possède, comme la pâte d'amandes amères, la singulière propriété de détruire les odeurs du musc, du camphre et des gommes-résines fétides. On l'utilise avec avantage pour nettoyer les vases ayant contenu des essences de térébenthine, de la créosote, de la teinture d'asa-fœtida et autres drogues. Il suffit d'introduire la graine de moutarde, puis un peu d'eau ; on agite fortement pendant quelques instants ; enfin, on rince à grande eau.

L'huile grasse de moutarde, qui constitue environ 23 pour 100 de la graine, est d'une couleur ambrée et d'une saveur très douce. Les actions de l'air et du froid sont peu sensibles sur cette huile qui s'acidifie, ou s'épaissit difficilement, avantages qui la rendent précieuse pour l'horlogerie et la fabrication des instruments de précision.

La moutarde est employée par le cuisinier et le médecin.

*
* *

On connaît le condiment vulgairement désigné sous le nom de *moutarde*. La meilleure est faite avec la graine de moutarde noire et du vin blanc, tout simplement. Les fabricants l'édulcorent à leur guise, cherchent le goût des consommateurs et ajoutent, pour séduire les

palais blasés, des substances végétales parmi lesquels
nous pouvons citer: fines herbes, cornichons, gingem-
bre, girofle, cannelle, ail, estragon, et autres ingrédients pimentés.

La moutarde est destinée à relever la fadeur de certains mets, comme le bouilli, et à faciliter la digestion
des autres. Sa principale fonction paraît être d'exciter,
à la surface du tube digestif, les sécrétions des sucs
destinés à la dissolution des aliments.

La moutarde doit donc accompagner les mets dont
l'assimilation se montre plus ou moins réfractaire à
l'action des forces digestives, tels que le bœuf, les
charcuteries, les viandes salées, l'anguille, le homard.

Si la moutarde prise à dose modérée a pour elle
l'approbation des savants, le témoignage des siècles
vient fortifier son usage. Elle était en honneur dans la
vieille Egypte. Les Grecs et les Romains s'en servaient
en guise de poivre.

En France, pendant le moyen âge, il y avait la corpo-
ration fort honorable des *crieurs de moutarde*. Une
vieille charte nous apprend qu'en l'an 1336, pendant
les fêtes que le duc de Bourgogne donna à Rouvres, au
roi Philippe de Valois, on consomma, en un seul jour,
trois cents livres de moutarde.

Nous ne possédons aucune donnée pour évaluer la
consommation actuelle ; mais si l'on met en ligne de
compte l'importance des maisons de Dijon, Bordeaux,
Châlons, Moncuq et autres lieux qui se livrent à la fabrication de cet assaisonnement de nos mets, nous
estimons qu'il faut évaluer son débit à plusieurs centaines de tonnes par année.

Tous ces flots de moutarde qui ont illustré les noms
des Louit et des Bornibus font-ils du bien aux consommateurs ?

Evidemment non.

Il y a d'abord l'abus, qui amène des désordres sérieux. L'exagération est-elle momentanée, on dit que la moutarde *monte au nez*. C'est un avertissement qui vient de la pituitaire et de la conjonctive, excités sympathiquement par les organes du palais ou par diffusion de quelques molécules d'huile essentielle transportées sur ces deux muqueuses.

Si l'abus persiste, la bouche et la langue échauffées ne disent plus rien ; mais l'intestin s'irrite, les envies d'uriner se multiplient, les sueurs prennent de la fétidité, et, désordre plus grave, l'estomac, roi des organes, devient un fainéant qu'on a toutes les peines du monde à rendre au travail physiologique.

Enfin, il y a la question de tempérament. La « pierre à aiguiser l'appétit », comme on l'appelait autrefois, est nuisible aux hommes robustes, sanguins, pléthoriques, aux jeunes gens qui ont bon appétit, aux sujets secs et nerveux.

Conclusion : usez de la moutarde et n'en abusez pas. Faites comme Louis XI, si cela vous plaît, qui se se faisait suivre en voyage de son pot de Dijon, mais dont le contenu n'était pas renouvelé souvent.

*
* *

Les médecins emploient la moutarde noire à l'intérieur et à l'extérieur.

A l'intérieur, on l'administre contre le scorbut. A petite dose, elle relève le ton et l'action des viscères.

Mais ses services sont bien autrement considérables dans la médication externe. On l'emploie toutes les fois qu'on a besoin, et les cas sont fréquents, de produire une révulsion rapide, de stimuler vivement une région tégumentaire, d'attirer le sang vers les extrémités.

Dans ces circonstances, la moutarde est employée en poudre, délayée avec de l'eau, ainsi que nous l'avons expliqué plus haut.

De nos jours, l'emploi de la moutarde, sous le nom de sinapisme Rigollot, est devenu fort commode. C'est encore un remède très efficace contre les piqûres de *taons*, *guêpes*, *cousins* et *abeilles*. Aussitôt que la première sensation de sinapisme s'est manifestée, la douleur et le gonflement produits par le venin de l'insecte, disparaissent promptement. L'application peut être faite au moment de l'accident, ou même longtemps après.

Le sinapisme, qu'il soit ou non de Rigollot, exige dans son application quelques précautions que le docteur Jamain résume ainsi :

« La durée du temps pendant lequel le sinapisme doit être appliqué, est importante à déterminer ; enlevé trop tôt, il ne produit presque rien ; laissé trop longtemps, il pourrait amener la vésication. Il faut, en général, laisser le sinapisme de un quart d'heure à une demi-heure, suivant le degré d'irritation qu'on veut produire, suivant le degré de sensibilité des individus. D'ailleurs on est averti, le plus souvent, par les malades, qui se plaignent de douleurs très vives au point où le sinapisme a été appliqué. Chez les individus qui ont perdu connaissance, il faut surveiller ce topique avec soin ; car, non seulement les malades ne sentent pas son action, mais encore le sinapisme paraît ne pas avoir agi sensiblement, et ce n'est que lorsque la sensibilité est revenue, ou quelque temps après l'application du sinapisme, que la rougeur, même la vésication et les eschares se manifestent.

« Lorsqu'on a retiré le sinapisme, il faut laver la plaie avec de l'eau tiède et l'essuyer avec un linge

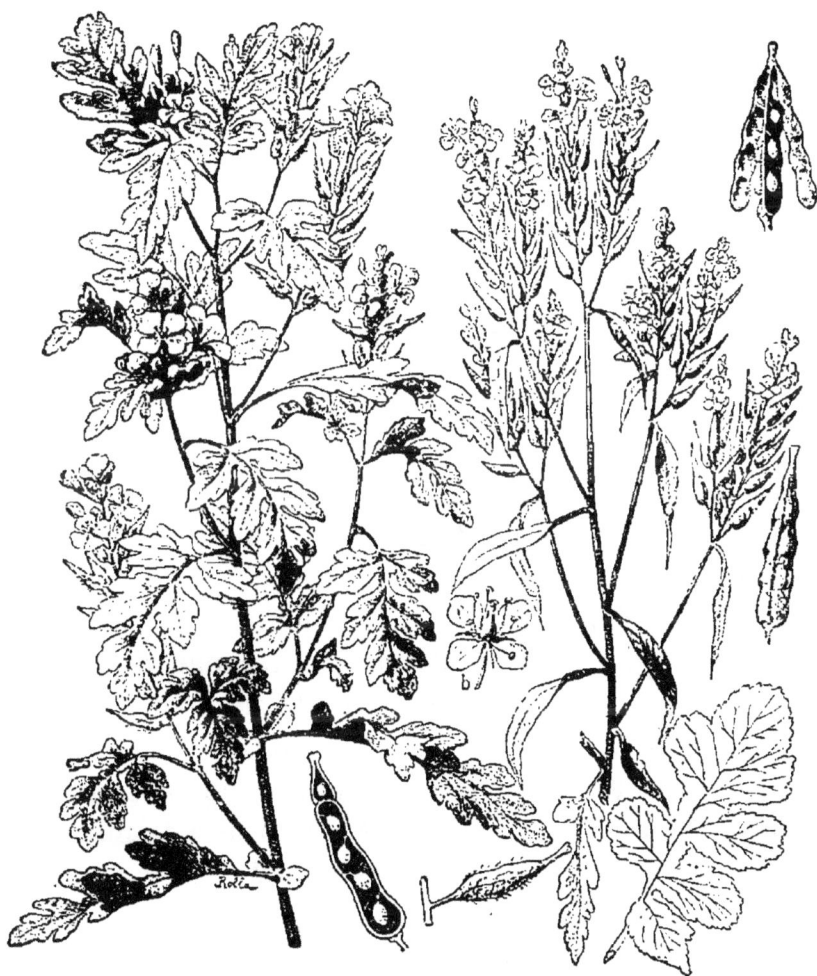

Moutarde blanche.   Moutarde noire.

sec ; si l'irritation était trop vive, on couvrirait la partie avec un linge enduit de cérat.

« Les mêmes précautions doivent être prises après le simple bain de pied à la moutarde. »

Moutarde blanche.

La Moutarde blanche (*Sinapis alba*) est commune dans les champs. On la rencontre fréquemment aux environs de Paris, et dans l'Ouest parmi les chenevières. Les Anglais la cultivent pour l'usage de la table et la préfèrent à la moutarde noire. Les semences sont âcres, d'une odeur nulle quand elles sont entières, mais très piquantes si on les pulvérise avec l'eau, moins avec le vinaigre. Elles diffèrent de la moutarde noire, notamment en ce que l'huile volatile est remplacée par une matière fixe, âcre, non préexistante, qui se forme aussi dans les mêmes circonstances.

La moutarde blanche est un remède populaire employé depuis longtemps. Il y a un siècle et demi, cette graine avait conquis en Écosse la réputation qu'elle possédait chez nous il y a trente ans ; c'est affaire de mode et de réclames à propos de deux ou trois mauvais brouets qui ont attiré l'attention des malades.

La moutarde blanche a eu ses missionnaires. En 1826, John Taylor entreprit une croisade à travers l'Europe, dans le but fort désintéressé de faire connaître ses bienfaits : il avait voué un culte à ce médicament qui l'avait guéri d'une affection des voies digestives ayant résisté à tous les traitements. Parmi tant de maux dont la moutarde blanche délivre l'humanité, au dire de ses enthousiastes, c'est, en effet, des débilités de l'estomac qu'elle triomphe avec le plus de facilité.

Cette graine agit-elle, par sa présence, comme corps étranger dans l'intestin ? Son épisperme corné permet-il le dégagement d'un peu d'huile volatile qui jouerait le rôle d'excitant ?

Ces deux questions doivent être résolues par l'affirmative.

En effet, les graines traversent l'intestin sans perdre de leur aspect ; mais elles sont efficaces surtout à l'état frais, alors qu'elles n'ont pas perdu par le frottement les aspérités microscopiques qui les distinguent; leur intervention peut être comparée à la raclette du ramoneur ou au bouchon d'épine, promenés dans un tuyau de cheminée encombré par les résidus de la combustion. Enfin, macérées pendant une heure dans l'eau tiède, elles donnent au liquide une saveur piquante, caractéristique des principes qu'il a dissous.

« Il est évident, ont écrit Trousseau et Pidoux, que cette graine purge à la dose de 15 à 30 grammes. On la donne non concassée, à jeun le soir, au moment de se mettre au lit. On peut encore, sans inconvénient l'administrer au commencement du repas. La dose, qui varie d'ailleurs suivant chaque individu, doit toujours être telle qu'elle sollicite une ou deux évacuations faibles dans la journée. Cette espèce de purgation, qui ne cause aucune colique, est surtout utile à ceux qui sont habituellement constipés et dont les digestions sont en même temps laborieuses. »

Administrée sans discernement, la moutarde blanche a donné lieu à plus d'un accident grave, surtout lorsque, prenant une gastrite franche pour une débilité de l'estomac, on a, malgré ses mauvais effets, persisté à la mettre en contact avec une membrane irritée.

En Angleterre, on fait un usage assez fréquent de sa poudre, comme émétique, à la dose d'une cuillerée dans une pinte d'eau. C'est un vomitif toujours facile à se procurer et pouvant rendre d'énormes services dans certains cas d'empoisonnements.

Erysimum.

On lit dans une lettre de Racine à Boileau :
« Le sirop d'Erysimum (*E. officinale*) n'est point as-

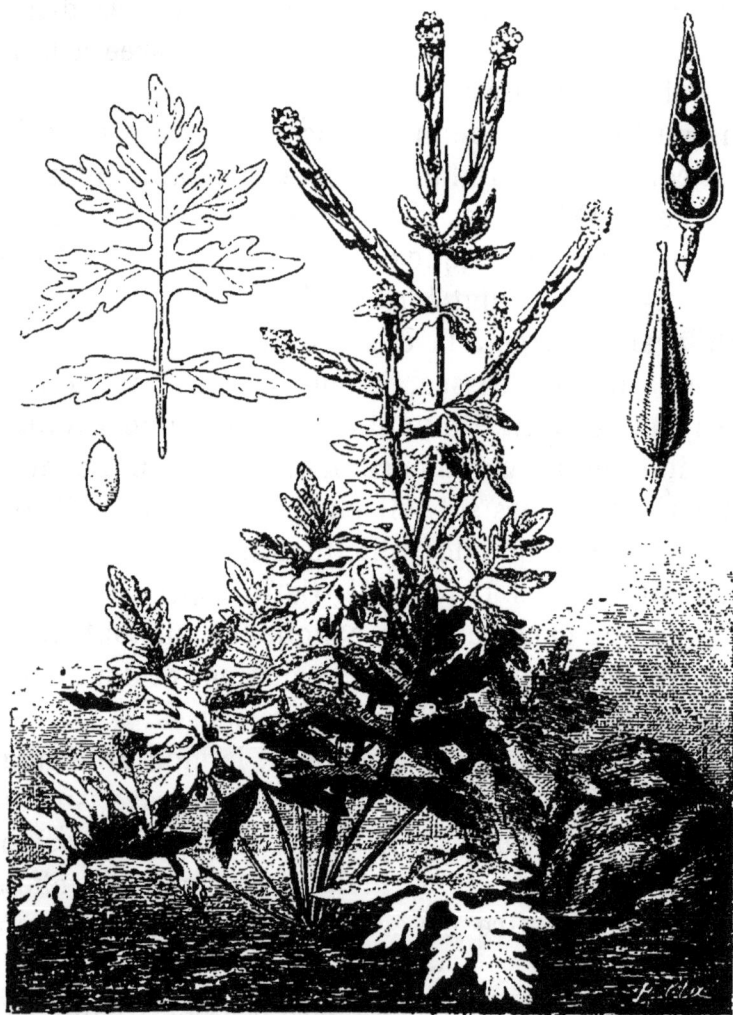

Erysimum ou Herbe au chantre.

surément une vision, M. Dodart, à qui j'en ai parlé il
y a trois jours, me dit et m'assura en conscience que

M. Morin, qui m'a parlé de ce remède, est sans doute le plus habile médecin et le moins charlatan qui soit dans Paris. Ce médecin m'a assuré que si les eaux de Bourbonne ne vous guérissent pas de votre extinction de voix, il vous guérirait infailliblement. Il m'a cité l'exemple d'un chantre de Notre-Dame, à qui un rhume avait fait perdre entièrement la voix, depuis six mois, et il était prêt à se retirer. Ce médecin l'entreprit, et avec une tisane d'une herbe qu'on appelle, je crois, *Erysimum*, il le tira d'affaire, en telle sorte que, non seulement il parle, mais il chante, et a la voix aussi forte qu'il l'ait jamais eue. J'ai conté la chose aux médecins de la cour ; ils avouent que cette plante d'Erysimum est très bonne pour la poitrine. »

Mais la réputation de l'Erysimum, connu à la campagne sous les noms de *vélar, herbe au chantre, tortelle, moutarde des haies,* date de fort loin. Les vieux praticiens ont préconisé cette plante et vanté ses vertus contre le catarrhe, l'enrouement et l'aphonie.

Le sirop d'Erysimum était encore en vogue il y a un siècle. Depuis, la médecine urbaine et les malades, qui se laissent appâter par les annonces industrielles, ont abandonné une série de remèdes simples, utiles, réellement efficaces, pour les remplacer par des préparations mystérieuses, sirop de Lamouroux, de Flon, de Nafé d'Arabie, pâte de tel ou tel monsieur, et tant d'autres productions coûtant fort cher, et toujours bien accueillies par la crédulité universelle.

L'herbe au chantre se rencontre partout sous nos pas, dans les chemins, sur les talus, le long des haies, au pied des murs.

Ne l'oubliez pas, et, à l'occasion, 20 grammes par litre d'eau, en tisane, matin et soir.

VIOLARIÉES.

On a fait une famille tout exprès pour les Violettes et les Pensées.

Nous voulons croire à une attention délicate des botanistes ; distinction bien méritée, d'ailleurs, par ce groupe de plantes sympathiques, hôtes assidus de nos bois et de nos jardins.

Les formes séduisantes et variées des végétaux, en général ; les contrastes des couleurs sombres ou éclatantes de leurs corolles, les émanations de doux parfums ou d'âcres senteurs, impressionnent vivement nos sens. L'imagination surexcitée accorde volontiers des sentiments aux plantes, volontiers nous les confondons dans la nature avec les êtres animés.

La Violette et la Pensée se prêtant merveilleusement à ces douces illusions, nous les avons gratifiées des vertus modestes qui honorent le cœur de la femme.

Les médecins, qu'on n'a jamais accusés de faire du sentiment, ont cependant réservé le sirop des fleurs de violettes odorantes pour les femmes délicates et les enfants. Ils le prescrivent pour guérir les affections légères des bronches et de la poitrine.

D'après le célèbre Bichat, l'émulsion des semences de cette même Violette (12 à 15 grammes pour 150 d'eau édulcorée) serait un purgatif agréable et doux, très convenable pour les enfants.

Si nous demandons à la Violette une intervention plus vigoureuse, ses racines agiront comme purgatif et vomitif énergiques. Mais alors l'action restera toute bienfaisante ; les racines purgeront sans coliques violentes, elles feront vomir sans nausées ; elles n'irriteront ni l'estomac ni l'intestin.

Cazin, dans son *Traité des plantes médicinales*, s'exprime ainsi : « Dans la plupart des maladies qui réclament l'emploi des vomitifs, je mets en usage le tartre antimonié (émétique), que l'on manie avec précision, et dont le prix est tellement bas, qu'il n'y aurait aucun avantage à lui substituer d'autres substances moins certaines dans leurs effets. Cependant, il est des cas où l'ipécacuanha est spécialement indiqué, et dans lesquels la racine de Violette peut être administrée avec avantage, comme succédané de la racine exotique. C'est surtout chez les enfants et les sujets délicats, dont l'estomac est très irritable, dans les fièvres muqueuses et la dysenterie sporadique ou épidémique sévissant sur la classe indigente de nos campagnes, que notre racine indigène trouve sa place pour cette substitution. Je l'ai souvent employée en poudre et en infusions, dans ces circonstances, et je puis affirmer qu'elle m'a toujours aussi bien réussi que la racine du Brésil.

« Lorsqu'un long emploi de l'ipécacuanha est nécessaire, il devient trop coûteux pour la thérapeutique du pauvre. Si la pratique urbaine donne au médecin la faculté de puiser, à l'aide des bureaux de bienfaisance, dans l'officine du pharmacien, il n'en est pas ainsi de la pratique rurale ; ici le médecin emploie le plus souvent ce que la nature lui offre avec cette générosité et cette profusion émanées d'une bonté providentielle qui a voulu mettre à la portée de tout le monde ce qui est vraiment et généralement utile. »

Doses émétiques : racine sèche en poudre : 1 à 4 grammes dans l'eau sucrée ou la décoction légère de feuilles de la même plante. — Ou encore : 8 à 12 grammes de la racine verte broyée, cuite à feu modéré dans 300 grammes d'eau réduites à 100 grammes.

Boullay a retiré, en 1823, de toutes les parties de la violette, mais surtout des racines, où il est plus concentré, un alcaloïde analogue à l'émétine, qu'il a nommé *violine*. C'est la partie la plus active de la plante.

L'observation a démontré que la *Violette de chien* (Viola canina), espèce inodore, qui croît aussi dans les bois, n'est pas dépourvue de principes actifs. Ses racines sont purgatives et vomitives, à dose moins élevée que la violette odorante.

＊
＊ ＊

La *Pensée sauvage* (Viola tricolor) est souvent employée à la campagne pour guérir les croûtes laiteuses, à la dose de 30 à 60 grammes par litre d'eau.

Sa racine est purgative, comme celle de la violette, et renferme le même alcaloïde.

DROSÉRACÉES

Vivre de sucs inoffensifs puisés dans le sein de la terre, boire la rosée du matin, respirer en paix l'air du temps, telle était, semblait-il, l'heureuse destinée de la plupart des plantes ; et nous ne leur accordions d'autre souci que l'innocente occupation d'ouvrir leurs corolles sous les tièdes caresses d'un rayon de soleil.

On a cru, jusque dans ces dernières années, que l'animal seul était condamné à poursuivre sa proie, à sacrifier des milliers d'existences pour entretenir la sienne.

Mais des découvertes récentes nous obligent à rabattre un peu de nos idées poétiques sur la nourriture des végétaux. Quelques plantes sont tout aussi carnassières que les animaux ; elles chassent et dévorent des êtres vivants. Leurs victimes ordinaires sont des insectes qui viennent, sans défiance, butiner sur leurs feuilles. Mais elles se repaissent aussi d'aliments plus substantiels ; on peut leur faire digérer jusqu'à de petits morceaux de viande.

Lorsque vous traverserez des prairies marécageuses, portez un peu d'attention sous vos pas ; parmi les herbes que vous foulerez, peut-être aurez-vous la bonne fortune d'apercevoir les touffes d'une plante modeste, tapie sous les joncs et les graminées, ayant un peu l'apparence d'un pied de pâquerettes. Ces touffes sont d'ailleurs communes dans quelques contrées. Leurs feuilles sont arrondies vers l'extrémité, étalées en rosaces ; elles semblent constamment couvertes des perles d'une rosée que le plus ardent soleil ne peut faire évaporer. De là, le nom de *Rossolis* ou *Rosée-du-soleil* donné à ce curieux végétal. Les botanistes l'appellent *Drosera rotundifolia*.

Essayez de toucher ces gouttelettes transparentes comme le cristal, vous reconnaîtrez bien vite qu'elles ne sont pas constituées par de l'eau, mais par un liquide visqueux, collant aux doigts, se laissant étirer en fils, comme une claire solution gommée. Chaque gouttelette a pour support une sorte de poil d'un rouge vif, terminé par une petite sphère. Ces poils bordent les feuilles et sont dissiminés sur toute leur surface. Les plus longs sont rangés symétriquement sur les bords, et leurs dimensions diminuent à mesure qu'ils se rapprochent du centre de la feuille.

Pratiquez maintenant la petite expérience suivante : déposez délicatement un moucheron sur la gouttelette transparente, maintenue à l'extrémité de l'un des plus longs poils. L'insecte se débat d'abord, mais le liquide gluant aura bientôt annulé les efforts des pattes et des ailes du récalcitrant.

Cependant le poil où la pauvre victime reste attachée ne demeure pas inactif. Peu à peu, il s'incline, se courbe comme un bras, entraînant sa proie vers le centre de la feuille, où son extrémité va toucher celle des poils courts qui occupent cette région ; dès lors l'insecte réduit à l'impuissance est maintenu solidement, comme dans un étau.

Bientôt, les poils de toutes les parties de la feuille vont suivre le mouvement ; ils se courberont tour à tour ; tous viendront déposer sur le moucheron leur gouttelette de liqueur ; puis se relèveront, attendant un nouveau gibier.

D'ordinaire, les victimes sont de faibles insectes, des fourmis, mais quelquefois aussi des papillons tels que ces légères phalènes qui volent dans les buissons, ou ces petits argus bleus, si fréquents dans les campagnes par une belle journée de soleil. On a vu même des Drosères capturer des Libellules. Alors la feuille elle-même se replie sur l'insecte, et si l'effort n'est pas suffisant pour vaincre la résistance de l'imprudent, plusieurs feuilles se mettent de la partie.

Le suc gommeux sécrété par les poils de la plante a une double fonction : il retient le gibier, c'est la liqueur gastrique qui digère sa chair.

Dès qu'une proie a été saisie, ce suc qui l'inonde, répandu sur elle avec tant d'abondance, devient acide ; sa composition semble alors le rapprocher des agents digestifs des animaux.

Les matières assimilables sont dissoutes par lui ; les substances épidermiques ou cornées, telles que celles qui forment la carapace résistante des insectes, demeurent inaltérables et sont rejetées par la plante quand elle a fini son repas.

En présence d'un phénomène aussi étrange que celui d'une plante dévorant un insecte, on s'est naturellement demandé si l'on n'était pas le jouet d'une illusion ; si bien réellement les êtres capturés servaient à l'alimentation du végétal ; si ce n'était pas tout à fait accidentellement que les moucherons s'engluaient après les poils des Drosères, comme ils pourraient être retenus prisonniers en venant frôler toute substance gluante, ou même toute autre plante visqueuse. Il y a des espèces d'œillets qui présentent ainsi sur leurs tiges, immédiatement au-dessous de chaque couple de feuilles, un anneau constamment couvert de mucosités où viennent se prendre beaucoup de petits insectes ailés. Personne n'a jamais songé à faire de ces œillets des plantes carnivores.

Mais tel n'est pas le cas des Drosères et celui d'autres plantes ayant les mêmes habitudes meurtrières : les *Dionœa*, les *Sarracenia*, les *Nepenthes*. Il y a là des actes coordonnés qui indiquent nettement que ces végétaux, en capturant des êtres vivants, exercent une de leurs fonctions physiologiques normales. Il est hors de doute, d'ailleurs, que si l'insecte disparaît, ce n'est pas par suite de la décomposition qui suit de près la mort. Cet insecte, au contraire, est préservé contre la putréfaction par le suc qui l'enveloppe, et qui, lentement, le dissout.

Ainsi, tout est transition dans la nature, le règne animal et le règne végétal se soudent par tant de points de contact, que l'on ne sait plus au juste où l'un commence, où l'autre finit. Il y a des plantes sensibles au toucher, des plantes qui se meuvent à la façon des animaux inférieurs, enfin des plantes meurtrières qui se nourrissent d'animaux et digèrent de la chair.

La Drosère a été préconisée par les empiriques contre certaines affections rebelles à tous les médicaments, l'hydropisie, la phthisie, la fièvre paludéenne. Les alchimistes en ont fait grand cas. La médecine homœopathique prépare avec ses feuilles une teinture mère qu'elle administre à doses lilliputiennes contre la coqueluche. L'expérimentation faite à doses raisonnables laisse un doute sur l'action de cette plante. Elle fait cailler le lait.

Les Droséracées sont principalement représentées chez nous par trois espèces, toutes carnivores.

La *Drosère à feuilles rondes* (D. rotundifolia) dont nous nous sommes occupé.

La *Drosère à feuilles allongées* (D. longifolia). Plante annuelle, comme la précédente ; communes, l'une et l'autre, dans les prés, les landes humides et les marais tourbeux.

La *Drosère d'Angleterre* (D. anglica). Espèce rare, vivace, dont les feuilles élargies et obtuses au sommet se rétrécissent en un long pédoncule glabre. Habitat : les marais.

POLYGALÉES

Famille peu nombreuse sous notre climat, mais intéressante ; reconnaissable à des fleurs variables par la couleur bleue, rose, ou blanche, simulant un oiseau , disposées en épi terminal, et munies à leur base de 2-3 bractées colorées.

Le Polygala vulgaire, ou *herbe au lait* et le Polygala amer émaillent de leurs jolies fleurs, bleues le plus souvent, les prairies sèches, les lisières des bois et les pelouses des collines.

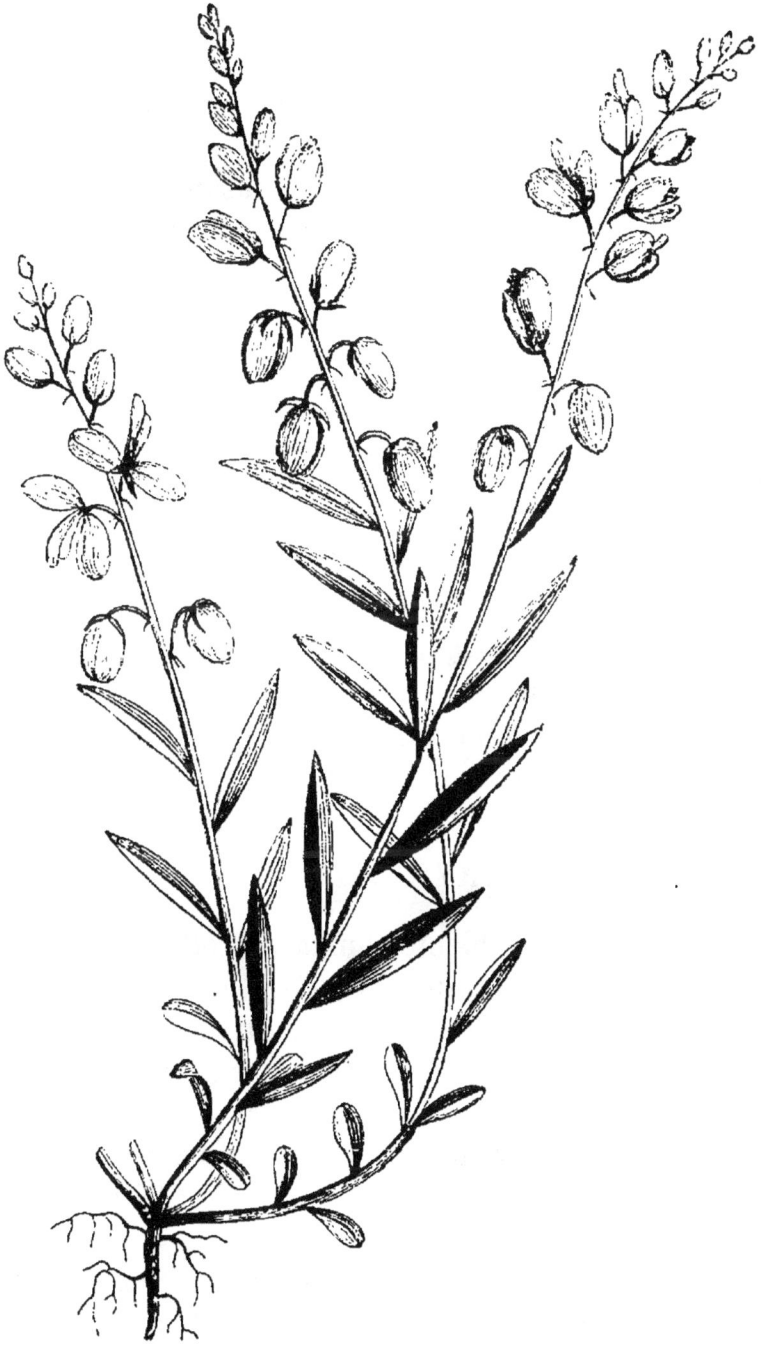

Polygala amara.

Les feuilles et les tiges du Polygala amer sont toniques, expectorantes, sudorifiques; les racines, où le principe actif paraît plus concentré, sont en même temps purgatives. Dose des feuilles et des tiges : 30 à 60 grammes par litre d'eau, en infusion.

La racine peut être considérée comme un tonique fort utile, dont l'action se porte principalement sur les organes respiratoires : catarrhes chroniques accompagnés d'expectoration; asthme humide. Dose : 30 grammes de la racine en décoction, dans un litre d'eau. Poudre : 30 centigrammes à 2 grammes, comme purgatif.

Les autres Polygala paraissent jouir des mêmes propriétées, mais à un degré moins énergique. On utilise souvent le *Polygala vulgaris*, à fleurs plus grandes que l'*amara*, mais qui pourrait bien n'être qu'une variété de ce dernier.

A la campagne, on attribue à ces deux Polygala la vertu d'augmenter le lait des vaches.

CARYOPHYLLÉES

Nous en aurons bientôt fini avec cette famille. Pas un poison, à l'exception peut-être de la saponine; pas un médicament à signaler, du moins parmi les espèces indigènes. A peine quelques herbes à tisanes, comme les œillets. Rien pour la nourriture de l'homme; peu ou rien pour la dent des herbivores. La commune renommée n'a pas même gratifié une seule espèce d'un nom vulgaire.

Sans la Saponaire, nous n'eussions pas écrit le nom de cette famille, recommandable seulement auprès des jardiniers.

Œillet.

Plusieurs variétés, tant exotiques qu'indigènes, sont cultivées dans les jardins. L'œillet rouge, dit à ratafia, est le seul qu'on ait jadis employé en médecine, comme excitant et cordial.

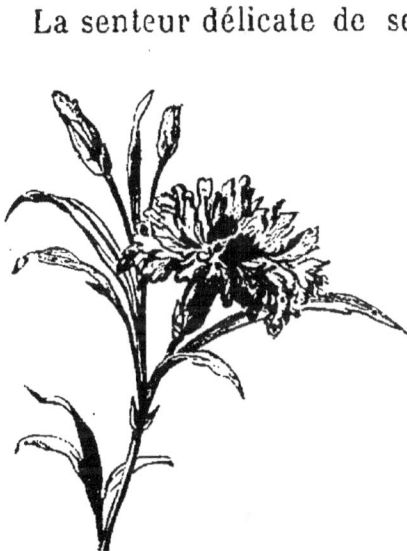

La senteur délicate de ses fleurs rappelle celle du girofle. Leur peu d'énergie les a fait abandonner. On prépare encore avec les pétales un sirop qui sert à édulcorer les potions cordiales.

Pétales d'œillet rouge
   récents . . . . 500 gr.
Eau distillée bouil-
   lante . . . . 1500 —
Sucre blanc . . . . . . q. s.

OEillet.

Mettez les pétales d'œillet dans un vase de faïence ; versez l'eau bouillante ; après six heures, passez. Filtrez, et faites avec la liqueur, au bain-marie couvert, un sirop par simple solution, en ajoutant du sucre dans la proportion de 190 p. 100 de l'infusion.

Saponaire.

Les jardiniers ont obtenu plusieurs variétés de Saponaires à fleurs doubles qu'ils cultivent dans les plates bandes et sur les lisières des massifs. A l'état sauvage, la Saponaire croît sur les bords des rivières, des ruisseaux, dans les bois, les buissons, les haies.

On la reconnaît facilement à ses touffes formées de tiges herbacées, cylindriques, dures, peu rameuses, hautes d'environ 70 centimètres, ornées de feuilles lisses, entières, opposées, d'un vert tendre, traversées par trois nervures. Les fleurs sont blanches ou rosées, disposées en un corymbe terminal.

La Saponaire peut être considérée comme un agent excitant, tonique, provoquant les sécrétions et stimulant nos organes. Doses : 15 à 30 grammes, des tiges avec les feuilles, en décoction, dans un litre d'eau.

Toutes les parties de la Saponaire, d'une saveur douceâtre d'abord, puis amère, âcre et brûlante, renfermant une substance soluble dans l'eau, nommée *saponine*, que l'on retrouve, mais en moins grande quantité, dans la Nielle des blés (*Lychnis githago*), dans la Croix de Jérusalem (*L. Chalcedonica*), dans le Silène nutans, dans l'OEillet et dans un grand nombre d'autres plantes de la famille des Caryophyllées.

Saponaire.

Le principe amer des marrons d'Inde, celui de l'écorce de quillaia (bois de Panama) n'est autre que la saponine, singulière substance qui communique à l'eau toutes les propriétés détersives du savon. En Irlande et dans d'autres pays, on récolte la Saponaire,

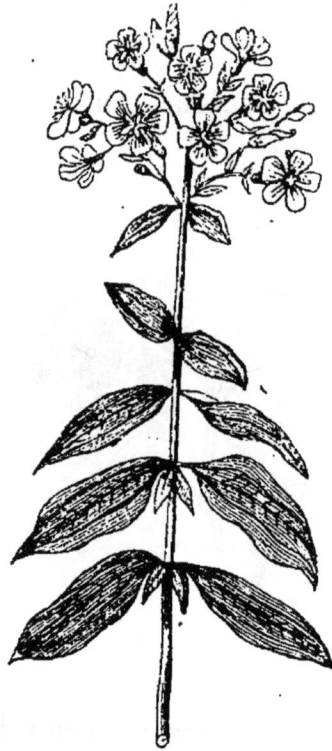

on la fait sécher. Au moment de s'en servir, on la fait bouillir dans l'eau, et cette eau est employée au blanchissage du linge. C'est surtout pour le nettoyage des tissus revêtus de couleurs délicates, susceptibles d'être détruites ou modifiées par les alcalis, qu'on peut utiliser cette plante.

La Saponaire en poudre est un sternutatoire violent. Prise à forte dose à l'intérieur, son action toxique se manifeste assez rapidement. Elle amène, suivant Pélikan, de Saint-Pétersbourg, une paralysie locale suivie de rigidité des muscles; le sujet intoxiqué jouit de l'état normal de toutes ses fonctions, pendant que l'irritabilité musculaire est abolie complètement.

LINÉES ET MALVACÉES

Lin.

Le Lin (*Linum usitatissimum*), est une plante annuelle, originaire de la haute Asie, cultivée depuis la plus haute antiquité, en Orient, en Égypte et dans toute l'Europe.

Les semences dites graines de lin sont émollientes, adoucissantes et diurétiques. On les emploie, tant à l'intérieur qu'à l'extérieur, dans tous les accidents inflammatoires.

Les parties actives de la graine de lin entrent, en moyenne, dans sa composition pour les quantités suivantes :

Mucus ou bassorine....................	10 p. 100.
Gomme soluble dans l'eau.............	20 —
Huile................................	35 —

On emploie fréquemment le cataplasme de graine

de lin, et peu de personnes savent le faire. Voici la méthode officielle :

On prend une quantité suffisante de farine de graine de lin, broyée tout récemment ; on la dépose dans une assiette creuse, on verse de l'eau bouillante par

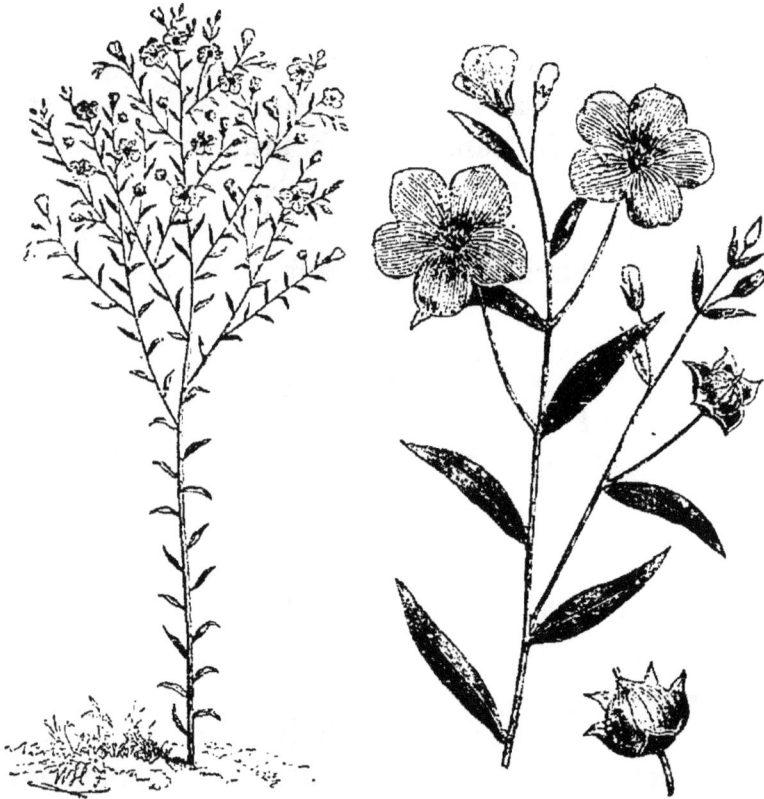

Le Lin.

dessus. Il est nécessaire que la farine soit fraîche, car la vieille s'aigrit, fermente, et, loin d'agir comme calmant, elle est alors devenue astringente, détermine une éruption de petits boutons, c'est-à-dire qu'elle produit un effet opposé à celui qu'on veut obtenir.

On délaye la farine avec le dos d'une cuiller, en

ajoutant peu à peu de l'eau bouillante, et agitant vivement, jusqu'à ce que le mélange soit exact. Il ne faut
pas laisser de grumeaux qui durciraient lors de l'application du cataplasme. La consistance de celui-ci
doit être plutôt liquide que solide. Dans cet état, il
agit plus efficacement et n'a pas les inconvénients de
comprimer douloureusement les parties malades.

Quand la pâte, par suite de l'absorption d'une quantité suffisante d'eau, est arrivée à consistance convenable, on l'étend avec le dos de la cuiller, sur un
morceau de linge fin ou de mousseline claire, et de
dimension un peu plus grande que le cataplasme que
l'on veut faire ; la couche de farine délayée est réduite
à un centimètre d'épaisseur.

L'étendue du cataplasme doit dépasser de quelques
travers de doigt la partie malade que l'on veut couvrir.
On relève les bords de la toile, que l'on replie sur la
pâte, on applique par dessus un autre morceau de
linge, et le cataplasme est fait.

Il est nécessaire de le renouveler fréquemment, au
moins toutes les heures, parce que l'huile rancit rapidement, impressionnée par la chaleur ; et le cataplasme serait alors passé à l'astringence.

Enfin nous devons détruire une erreur trop répandue dans le vulgaire : ce cataplasme, sauf indication spéciale, doit être appliqué *tiède*, et non aussi
chaud qu'on peut le supporter.

L'huile de lin, battue avec partie égale d'eau de
chaux, forme un liniment employé avec succès contre
la brûlure.

*
* *

La *Guimauve* (althæa officinalis) est émolliente et

adoucissante au plus haut degré. Elle peut remplacer

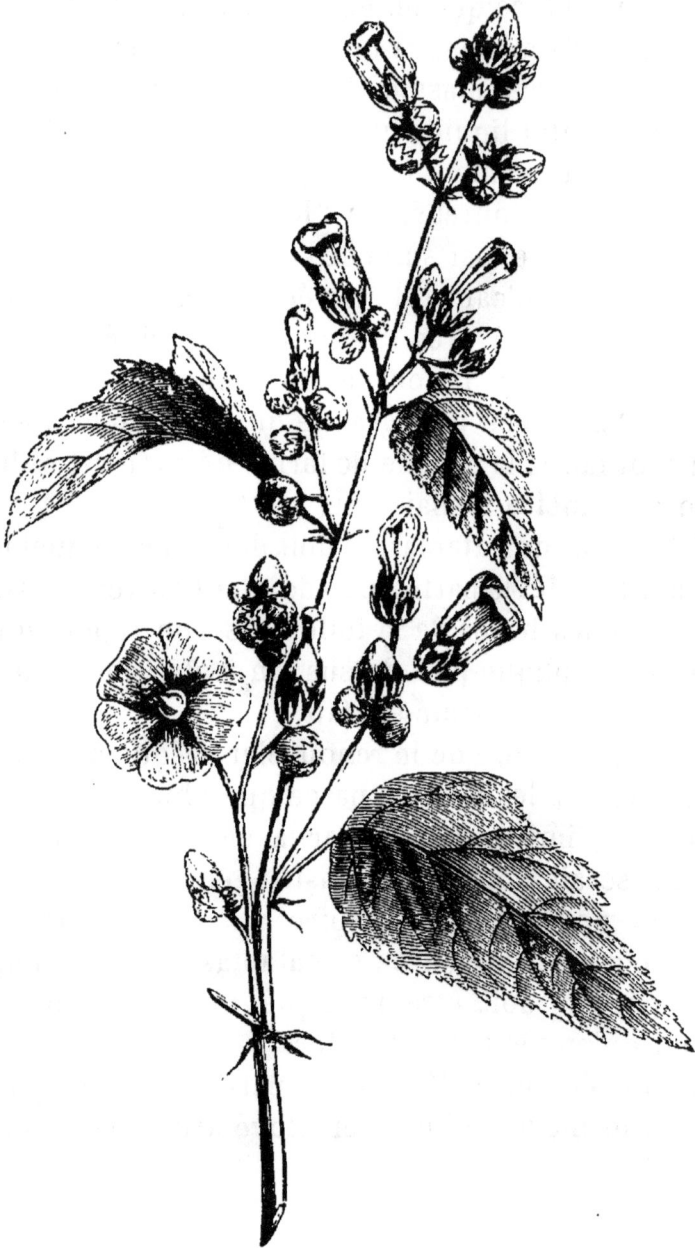

Guimauve.

avec avantage tous les mucilages exotiques. On l'emploie journellement à l'intérieur et à l'extérieur dans le traitement de toutes les phlegmasies aiguës, telles que la toux, les catarrhes, l'angine, la gastrite, les hémorrhagies actives, la péritonite, les *empoisonnements* produits par des substances corrosives.

La *Rose trémière*, originaire de Syrie, cultivée dans les jardins, et la *Mauve* (Malva sylvestris) qu'on est toujours sûr de rencontrer autour des habitations à la campagne, peuvent remplir les mêmes indications. Mais leur intervention est moins active.

AURANTIACÉES.

Le Citronnier et l'Oranger.

Le Citronnier (Citrus medica) est, dit-on, originaire des bords de l'Euphrate, où il atteint jusqu'à vingt mètres de hauteur. En médecine on emploie son fruit, ses feuilles, sa graine et ses écorces.

Le jus de citron, qu'on prépare le plus ordinairement en limonade, est rafraîchissant, antiseptique, diurétique, astringent, antiscorbutique. Aussi, son usage est-il ordonné fréquemment par le médecin dans tous les accidents inflammatoires, putridiques, bilieux. La potion antiémétique de Rivière est composée de jus de citron et d'une solution aqueuse de bicarbonate de potasse. Les citrates d'ammoniaque, de fer, de magnésie, de potasse, de quinine, de soude, sont très employés en potions médicales, comme toniques, astringents et purgatifs.

On vante les pépins de citron frais, broyés avec quantité suffisante de sucre, comme un excellent vermifuge pour les enfants.

Les feuilles en infusion sont antispasmodiques.

L'huile essentielle renfermée dans l'écorce du fruit, est stimulante. On la prescrit contre le tænia, à la dose de 5 à 8 grammes.

A la Guadeloupe, l'écorce de racine de Citronnier est populaire comme fébrifuge; on l'emploie en poudre ou sous forme d'extrait.

Les vertus thérapeutiques du citronnier peuvent s'appliquer à l'Oranger, sauf quelques modifications. Le suc du fruit intervient avec moins d'énergie. En revanche, les feuilles et l'écorce de l'oranger sont employées avec plus de succès. On les prescrit comme antispasmodiques, toniques, fébrifuges, stomachiques, dans la débilité des organes digestifs, la dispepsie, les affections nerveuses, l'hystérie, l'hypocondrie, les palpitations.

L'eau distillée des fleurs d'oranger participe aux qualités des feuilles, mais elle exerce une action spéciale sur le système nerveux comme antispamodique et sédative.

TILIACÉES

Les fleurs de *Tilleul* (Tilia platyphylla) sont antispasmodiques, légèrement diaphorétiques. On les administre souvent en infusions dans les affections nerveuses, l'hypocondrie, la migraine, la cardialgie, les vomissements nerveux, les indigestions. Dans ce dernier cas, elles n'irritent pas comme le thé et doivent lui être préférées. Les bourgeons des feuilles à peine développés, jouissent, dit-on, des mêmes avantages.

Les bractées qu'on laisse quelquefois avec les fleurs, diminuent leurs propriétés antispasmodiques.

Le charbon de bois de Tilleul est indiqué comme fébrifuge. On s'en sert, concurremment avec celui du

Peuplier, pour la fabrication de la poudre de charbon de Belloc.

AMPÉLIDÉES

La vigne et le vin.

Les historiens sacrés et profanes s'accordent pour placer dans les âges les plus reculées de l'humanité l'usage de faire fermenter le raisin.

Ils regardent Noé comme le premier qui ait fait du vin en Arménie, Saturne dans la Grèce, Bacchus dans l'Inde, Osiris en Égypte, le roi Géryon en Espagne.

Voici, d'après les Arabes, la légende qui concerne Noé.

« Quand les eaux du déluge se furent retirées, l'atmosphère resta longtemps malsaine et la terre n'était qu'un vaste bourbier. Noé, transi jusqu'aux os, ne pouvait se réchauffer, Dieu lui souffla l'idée de planter la vigne. Le saint homme but du vin. Il en fut réconforté ; mais, ignorant la malice de ce jus nouveau, il continua de boire et s'enivra. Écart bien pardonnable, d'ailleurs, après quarante jours de pluie battante et l'humidité qui s'ensuivit.

« Ce manque de tempérance eut, toutefois, une conséquence fâcheuse, parce que Cham, l'un de ses enfants, se mit à rire de quelques gestes un peu risqués de l'austère patriarche, pendant son ébriété. Mais le Seigneur, qui ne plaisante pas, voulut punir le fils irrévérencieux et affermir par un exemple mémorable le respect de l'autorité paternelle devant les nations à venir. Il allongea son bras redoutable et choisit dans la vigne de Noé des raisins de couleur foncée, ceux dits teinturiers apparemment. Il en frotta la peau

de Cham. La tache était indélébile, et le badigeon se
perpétua dans la postérité du fils maudit.

« Telle est l'origine de la race noire, et le premier
méfait du jus de la treille. »

De nos jours, les colères du Très-Haut se sont apai-
sées, elles se contentent de barbouiller le nez des
ivrognes.

La postérité de Noé continua de boire du vin sous
tous les climats favorables à la vigne. Moïse, pour stimuler le courage des Hébreux qui ne paraissaient pas
très entreprenants, leur rapporta de la Terre Promise,
une énorme grappe de raisin, la charge de deux hommes. Ce phénomène de végétation témoignait au
moins de la fertilité de la patrie future.

La culture de la vigne dans les Gaules date de
temps très éloignés. Les Romains, en pénétrant dans
ce pays, trouvèrent la vigne cultivée. Des cépages délicats tels que le muscat, étaient déjà connus. Une or-
donnance de l'empereur Domitien, datée de l'an 92 de
J.-C., enjoint aux habitants de l'Auxerrois, après une
disette de grains, d'arracher la moitié de leurs vignes,
et défend d'en planter d'autres. Du temps de Pline,
toute la Gaule Narbonnaise produisait des vins de diverses qualités, parmi lesquels il y en avait de fort
bons, absolument comme aujourd'hui. Le même his-
torien parle des vins rouges du Berry. Ils avaient, dit-
il, un goût de poix ; heureusement qu'ils ont perdu
cet arome.

Ausone, écrivain du quatrième siècle, nous apprend
que les *Medulli* (habitants du Médoc) récoltaient des
vins estimés à Rome.

D'après Apollonius, célèbre thaumaturge qui naquit
la même année que Jésus-Christ, le pays de l'Auvergne
avait de beaux vignobles.

La France par son heureux climat, et l'intelligence de ses vignerons, produit la presque totalité des vins alimentaires, c'est-à-dire de ceux qui n'offrent que de 7 à 13 p. 100 d'alcool, dont tous les éléments merveilleusement équilibrés s'associent largement aux aliments solides des repas. Les vins inimitables de Champagne, de Bourgogne, de Bordeaux, de l'Ermitage, resteront éternellement son splendide monopole. Ses vins forts d'entremets et ses vins de liqueur, d'une consommation restreinte d'ailleurs, ont seuls quelque concurrence à redouter, bien qu'ils aient des variétés sans rivales. Les vins de France sont donc assurés, pendant des siècles encore, d'alimenter la plus grande partie du monde civilisé.

La vigne, c'est tout à la fois pour notre pays, les mines de la Californie, l'arbre à thé des Chinois, le caféier des Antilles, la houille des Anglais ; c'est notre poule aux œufs d'or, malgré les désastres récents causés par le phylloxéra, mais qui disparaîtront comme tous les fléaux.

Champagne, cognac, bordeaux ! — Trinité bachique qui a porté le renom de la France par tout l'univers. Cherchez, en effet, sur les plus modestes rivages, au fond de quelque baie perdue ; pourvu qu'un navire ait fait escale par là, vous trouverez certainement parmi les épaves, un bouchon de champagne, une fiole vide de bordeaux ou de cognac, échantillons du savoir-faire de nos vignerons qui versent la gaieté aux enfants de la terre, et font bénir, sous tous les climats, les coteaux ensoleillés de notre patrie.

Tandis que Champagne, pour ses vins mousseux, et Cognac, pour ses eaux-de-vie, jouissent en paix d'une supériorité qu'aucun produit similaire n'ose leur contester, un procès séculaire divise Bourgogne et Bordeaux. Bien que de nombreuses bouteilles de l'un et l'autre cru aient été bues dans l'espoir de trouver au

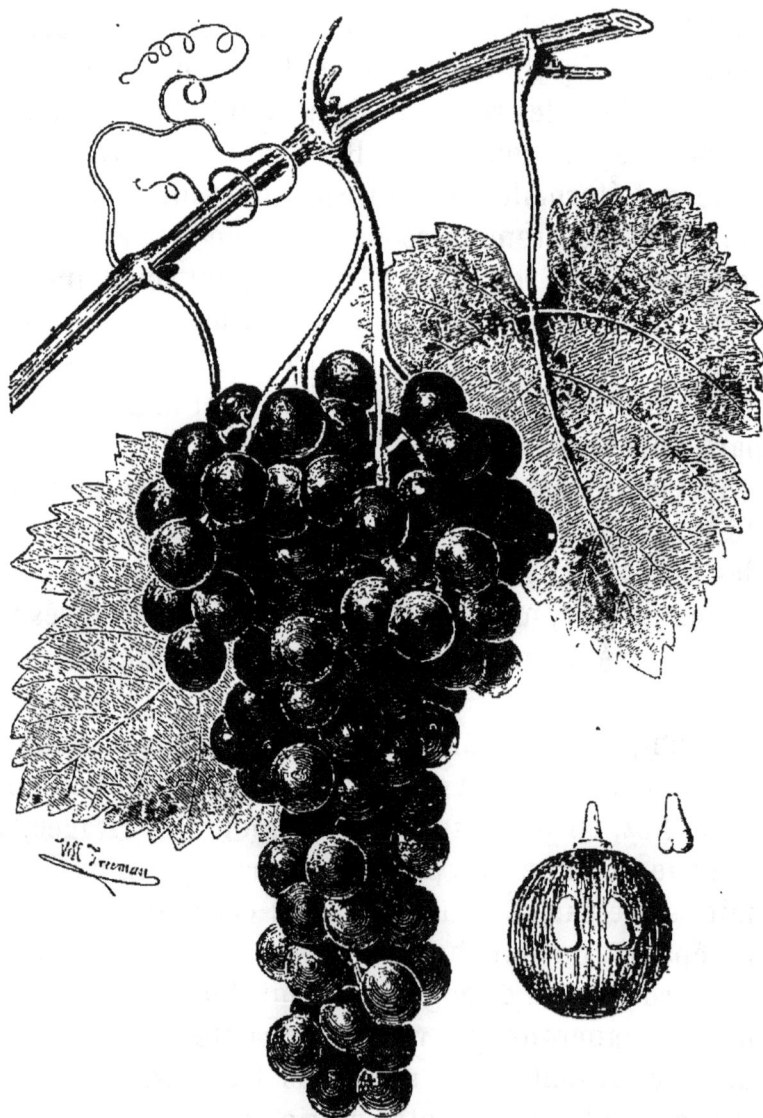

Le Raisin.

fond de chaque vase des arguments décisifs, la question ne paraît nullement vidée. Les uns tiennent réso-

lùment pour Bordeaux, les autres crient à tue-tête,
vive Bourgogne ! On ne s'entendra jamais si l'on s'obstine à établir au profit de l'un des rivaux une supréma-
tie qui n'existe pas. Bordeaux et Bourgogne, en effet,
ont des vertus distinctes qui ne peuvent se suppléer.

Le choix entre les deux concurrents est une affaire
d'estomac.

Si vous avez surmené votre vie par des abus de travail ou de plaisir, si vous êtes anémique ou gastralgi-
que, faible et débile, savourez du bordeaux. C'est un
verre de lait doux, digestif, sensuel, hygiénique.

Si la Providence vous a gratifié d'un tempérament
bien équilibré, remerciez-la, et buvez en actions de
grâces une bouteille de chambertin. C'est un philtre
parfumé qui vous donnera la force des muscles, la chaleur du cœur et la vivacité des sens.

Il est pénible de constater que, de toutes les substances qui servent à l'alimentation de l'homme, la plus
falsifiée est précisément celle qui devrait apporter la
plus grande somme de jouissances à son palais et con-
courir le plus généreusement à la réfection de sa santé.

Les *feuilles* de vigne sont légèrement astringentes.

La *sève* limpide qui découle au printemps des incisions faites aux rameaux, paraît absolument inerte,
bien qu'elle ait été vantée par les commères comme
propre à guérir les ophtalmies et les dartres.

La *cendre* des sarments est diurétique, à cause de la
potasse qu'elle renferme.

Les *raisins* frais et mûrs sont nourrissants, rafraîchissants et légèrement laxatifs. Ils conviennent aux
constitutions sèches et irritables, aux tempéraments
sanguins ou bilieux, dans les maladies inflammatoires,
la phthisie, etc.

En Allemagne, on vante la cure aux raisins. Des

centaines d'Allemands s'en vont, vers la fin d'août, passer six semaines dans diverses localités, à Dur-kheim (Bavière), à Vevey (Suisse), pour pratiquer cette *cure aux raisins.* La quantité qu'il convient d'absorber varie de un kilogramme à cinq kilogrammes et au delà, par jour, prise en trois, quatre ou cinq fois, au-tant que possible pendant la promenade. Il se produit un effet diurétique et laxatif assez prononcé ; comme la réaction est alcaline, la cure est utile pour les gra-veleux, les goutteux et dans toutes les affections qui réclament l'intervention des alcalins.

Les raisins secs, plus sucrés que les raisins frais, sont émollients et relâchants, à cause de la lévulose qu'ils contiennent en plus grande quantité.

Le *vin* est une liqueur excitante, tonique, astrin-gente, nourrissante, à des degrés plus ou moins mar-qués, selon la quantité d'alcool, de tannin, de sucre et de substances aromatiques, acides, éthers et al-déhydes qui entrent dans sa composition.

Les vins rouges foncés ont une action plus durable que les vins blancs; ceux-ci exaltent plus spéciale-ment la fonction rénale et sont utilisés comme diu-rétiques.

A dose modérée, le vin augmente l'action de tous les organes, il active surtout la circulation et les fonc-tions cérébrales.

Pris en trop grande quantité, le vin produit une forte excitation, une joie turbulente, l'affaiblissement des sens, des vertiges, la vacillation, la suspension de la digestion, des vomissements, la somnolence, l'ivresse enfin, qui peut amener le délire furieux, le coma et même l'apoplexie et la mort.

Quand l'ivresse se renouvelle fréquemment et devient habituelle, l'estomac perd de sa sensibilité, l'appétit

se détruit, l'intelligence s'engourdit, les affections du
cœur s'éteignent, l'action musculaire s'affaiblit. Quelquefois surviennent la fièvre, des douleurs intestinales, une vive irritation du cerveau, une sueur fétide,
le *delirium tremens*. Dans cet état, le sang est noir,
poisseux, et moins propre à la circulation. Enfin l'a-
bus continuel du vin produit la goutte, l'apoplexie,
des inflammations et des engorgements chroniques
des viscères abdominaux, des hydropisies incurables.

L'usage du vin non étendu d'eau est nuisible aux
enfants. Il les dispose aux affections cérébrales, aux
phlegmasies gastro-intestinales, à la phtisie pulmonaire, au croup. Pris très modérément, il convient
aux vieillards, aux tempéraments lymphatiques, aux
personnes qui se nourrissent d'aliments grossiers, qui
habitent des lieux humides, insalubres.

Le vin ne convient pas aux sujets maigres et irritables, aux tempéraments sanguins et bilieux, aux personnes sujettes aux congestions sanguines du cerveau,
des poumons ou du cœur, à celles qui sont disposées
aux affections de la peau, à la phtisie pulmonaire, à
l'hémoptysie, aux irritations phlegmasiques de l'estomac et des intestins, aux rétentions d'urine.

Le vin chaud est souvent employé à la campagne
pour faire suer et faire avorter une fluxion de poitrine.
Ce remède a quelquefois réussi ; mais, le plus souvent,
c'est jouer à quitte ou double, surtout chez les sujets
vigoureux et sanguins.

L'*alcool* concentré agit sur les tissus cutanés comme
un irritant ; il produit, après une impression passagère
de froid due à l'évaporation, une sensation de brûlure
plus ou moins intense. A l'intérieur l'alcool absolu
agit comme un corrosif violent ; il amène dans le tube
digestif tous les désordres d'une vive inflammation ; il

dessèche, racornit la muqueuse, et produit secondairement les phénomènes généraux désignés sous le nom d'*alcoolisme*, trop connus pour que nous nous arrêtions à les décrire.

Cl. Bernard a reconnu qu'à la dose de 5 à 6 centimètres cubes, étendue de moitié d'eau, l'alcool facilite la digestion, en augmentant les sécrétions des sucs gastriques, pancréatiques et des glandes intestinales. Il a aussi démontré que, pris seul et à doses élevées, l'alcool arrête l'action de l'estomac, tarit les sécrétions et cause une sorte d'indigestion. D'où l'on peut tirer cette conclusion que, même dans le premier cas, l'usage immodéré peut être nuisible, parce qu'il force la sécrétion à une hypercrinie quotidienne.

Contre-poisons. — Le traitement ne consiste pas dans la suppression absolue de l'eau-de-vie chez les alcooliques. C'est d'abord l'abus qu'il convient d'arrêter immédiatement. Il faut permettre, au contraire, mais à petites doses, la continuation d'un stimulant devenu nécessaire par l'habitude ; les organes lésés reviendront plus vite à l'état normal et le tremblement alcoolique disparaîtra.

Arséniate de strychnine, pendant quelques mois, à la dose de 2 à 6 milligrammes par jour, en deux fois, matin et soir, une heure avant les deux principaux repas. De plus, un régime approprié, selon le tempérament ; le lait, les antispasmodiques, les adoucissants, etc.

OXALIDÉES.

L'*Oxalis* (O. acetosella), vulgairement : *Pain de coucou, Surelle, Alléluia, Oseille à trois feuilles ;* plante vi-

vace, est très commune dans presque tous les pays
d'Europe. Habitat : les bois, à l'abri des haies, des
grands arbres, et les lieux ombragés. Ses feuilles tri-
foliées, ses fleurs blanches, solitaires, sur des hampes
droites, moins longues que les pétioles, se font aisément reconnaître en mars et avril. La récolte, très
abondante en Suisse, se fait au moment de la florai-

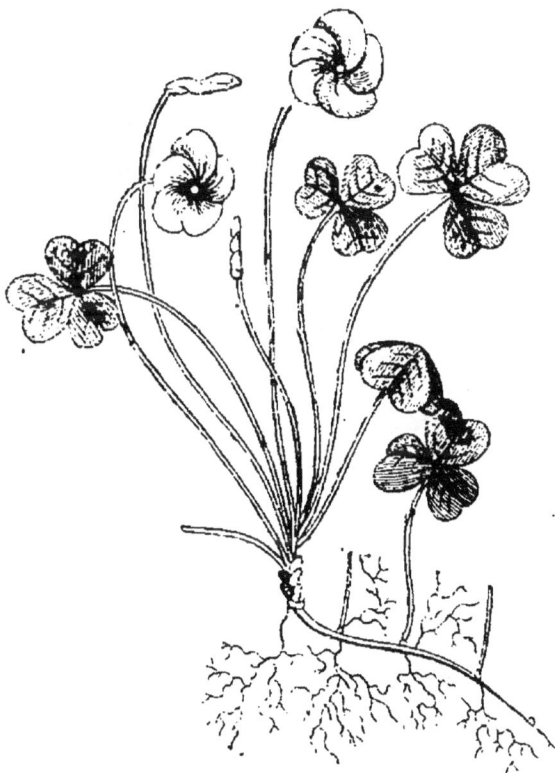

Alléluia.

son, c'est-à-dire vers Pâques, d'où le nom d'*Alléluia*.

L'Oxalis est rafraîchissante, tempérante, antiscorbutique et diurétique. Elle doit en partie ces avantages à l'oxalate de potasse contenu dans toutes ses
parties.

L'*oxalate de potasse* et l'*acide oxalique*, pris à haute

dose, produisent l'empoisonnement. Roysten rapporta le premier l'observation d'une femme qui mourut au bout de quarante minutes, après avoir pris 15 grammes d'acide oxalique pour du sulfate de magnésie. D'autres empoisonnements produits par des doses variant de 12 à 60 grammes sont venus confirmer la rapidité des effets toxiques, ayant presque toujours la mort pour terminaison. On cite l'exemple d'une personne qui vécut à peine dix minutes après l'ingestion du poison.

Les symptômes de cet empoisonnement sont les suivants : quelquefois douleur brûlante à la gorge, mais toujours à l'estomac; vomissements plus ou moins violents jusqu'aux approches de la mort; déjections de couleur foncée; pouls imperceptible; froid glacial; sueur gluante; doigts et ongles livides. Quelquefois engourdissement et sentiment de fourmillement aux extrémités; d'autres fois, insensibilité quelque temps avant la mort, ou agitation, convulsions.

Contre-poisons. — Les vomitifs n'agissent pas assez promptement contre cet empoisonnement. Les boissons aqueuses sont funestes, parce qu'elles facilitent l'absorption de ce poison, dont l'action est plus rapide lorsqu'il est étendu d'eau ou d'un dissolvant quelconque.

Le véritable antidote est le carbonate de chaux, craie ou marne, qui forme immédiatement une combinaison insoluble.

On peut encore employer les sels de magnésie. Comme il faut agir vivement, servez-vous de ce qui se trouve d'abord sous votre main, broyez vivement un morceau de pierre calcaire, grattez le mur blanchi à la chaux et faites avaler.

On combat les accidents secondaires inflammatoires par les antiphlogistiques, la Guimauve, le Lin, le Tussilage, le Pavot et autres.

RUTACÉES.

La *Rue* (Ruta graveolens) est généralement cultivée dans les jardins comme plante médicinale en compagnie de l'Ache, de l'Hysope, de la Guimauve, de la Sabine, et de quelques autres végétaux qui complètent l'officine campagnarde à l'usage des animaux de la ferme.

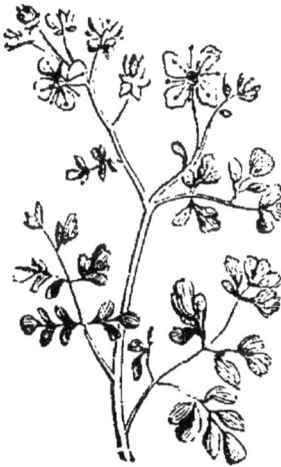

Les anciens tenaient la Rue en haute estime, et la faisaient entrer dans presque toutes leurs sauces en concurrence avec l'*Assa fœtida*. C'est le cas, selon le proverbe, de ne pas entamer de discussion sur les goûts et les couleurs, car nous tenons ces deux plantes pour parfaitement nauséabondes, et la cuisson n'altère en rien leurs émanations fétides.

Rue.

Pline rapporte que du vin, aromatisé avec la Rue, fut distribué au peuple, après la clôture des comices, par le consul Cornélius.

On attribuait à la Rue le pouvoir de préserver de l'effet des poisons, et c'est comme tel que cette plante constituait l'un des ingrédients du fameux antidote de Mithridate, dont la formule fut trouvée par Pompée dans la cassette du roi vaincu.

Athénée rapporte que Cléarque, tyran d'Héraclée, ayant pris l'habitude, en forme de passe-temps, de

faire périr chaque jour quelques-uns de ses sujets
par le poison, ceux-ci ne sortaient jamais de leur
domicile sans avoir pris la précaution de manger de
la Rue, comme préservatif.

Du temps de Pline, les buveurs de Rome avalaient
une décoction de feuilles de Rue pour supporter vail-
lamment le vin, les hydromels, et prévenir les maux
de tête causés par l'ivresse.

Le même auteur affirme que la Rue, prise en grande
quantité, devient poison, et que son antidote est la
Ciguë. Il ajoute que la Rue bouillie avec des figues et
prise avec du vin blanc, est le meilleur remède contre
l'hydropisie.

Voici en quels termes l'école de Salerne, exprime
les propriétés de la Rue :

>   .   .   .   .
>   De plus, elle aiguise l'esprit.
>   Autre usage : prenez la peine
> D'en faire cuire en eau de pluie ou de fontaine,
> Gardez cette eau ; tout lieu que l'on en frottera,
>   De longtemps des puces n'aura.

Au demeurant, la Rue est un stimulant énergique.
Administrée sur la peau, elle y détermine la rubéfaction. Introduite dans le canal digestif, elle y exerce
une vive excitation qui se transmet bientôt à tous les
organes, et donne lieu à des phénomènes consécutifs
dont la thérapeutique a su tirer parti. A haute dose, elle
détermine l'inflammation des voies gastro-intestinales.

Contre-poisons. — Bains tièdes, boissons nitreuses
et émulsives (tisane de chiendent, 500 grammes; lait
d'amandes, 500 grammes; sel de nitre, 2 grammes).
Par tasses dans la journée. Lavements de décoction
de Mauve ou de Guimauve. Aconitine.

CÉLASTRINÉES.

Famille représentée chez nous par un seul individu : le *Fusain* (Evonymus europæus). Vulgairement, *bonnet de prêtre*, *bonnet carré*. Arbrisseau très commun, qui habite les bois, les haies. Ses variétés ornent nos jardins et nos bosquets; leurs fruits sont d'un rouge éclatant.

Le principe âcre qui se rencontre dans l'écorce, les feuilles et les fruits du fusain, produit sur le tube digestif une vive irritation qui peut amener les désordres les plus graves, jusqu'à la mort. Les jeunes pousses sont mortelles pour les chèvres, les moutons et même les vaches ; c'est un drastique violent.

Les fruits sont un purgatif et un vomitif énergiques employés à la campagne, dans quelques contrées du Nord et absorbés à la dose de trois ou quatre.

Les empiriques emploient la décoction de toutes les parties de la plante (15 à 30 grammes par kilogramme), à laquelle ils ajoutent un peu de vinaigre, en lotions contre la gale des chevaux, des chiens et autres animaux domestiques.

Le bois de fusain, introduit dans un petit tube de fer, bien bouché, puis exposé au feu, fournit un charbon tendre pour les dessinateurs. On se sert du même bois pour faire le charbon de la poudre à canon.

Contre-poisons. — Boissons mucilagineuses; émulsion de blancs d'œufs.

ILICINÉES.

Le *Houx* (Ilex aquifolia), le seul représentant de la famille dans notre pays, est surtout commun dans les forêts et les haies du Nord de la France. C'est un arbre toujours vert, à la feuille lisse, le plus souvent épineuse, aux fruits ronds comme des grains de chapelet, rouge comme le plus beau corail.

On a surtout vanté la poudre de ses feuilles comme fébrifuge, réussissant très souvent à couper les fièvres intermittentes dans les cas où le quinquina échoue. (Dose, 4, 8 et même 15 grammes par jour.) C'est à ce titre que le Houx peut être appelé à rendre des services. Les fébrifuges ne sauraient être trop nombreux, car tel d'entre eux qui échoue dans une circonstance réussira dans une autre.

Les feuilles de Houx sont employées dans

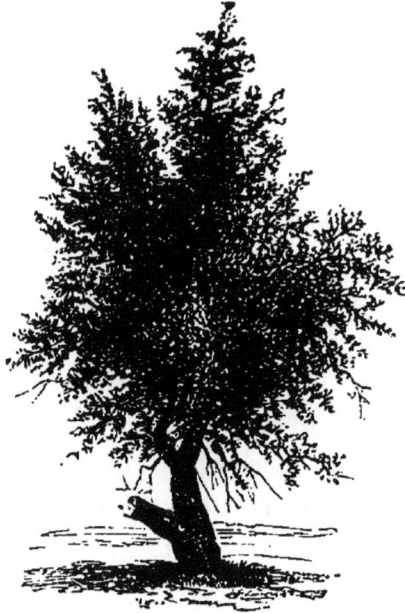

Houx.

les campagnes comme un puissant résolutif contre les tumeurs blanches, les engorgements scrofuleux. On les applique fraîches et pilées.

Les baies de Houx sont purgatives et vomitives.

C'est avec la seconde écorce de ce bois qu'on prépare la matière poisseuse désignée sous le nom de *glu*.

RHAMNÉES.

Le Nerprun (*Rhamnus catharticus*) est un arbrisseau appartenant plus spécialement au Nord de la France.

Habitat, les haies et les bois. On le reconnaît facilement à ses tiges dont les vieux rameaux à bouts
desséchés se terminent en formes d'épines, à ses baies
de la grosseur d'un pois, vertes d'abord, puis noires
à maturité, réunies en
bouquets à l'aisselle
des feuilles.

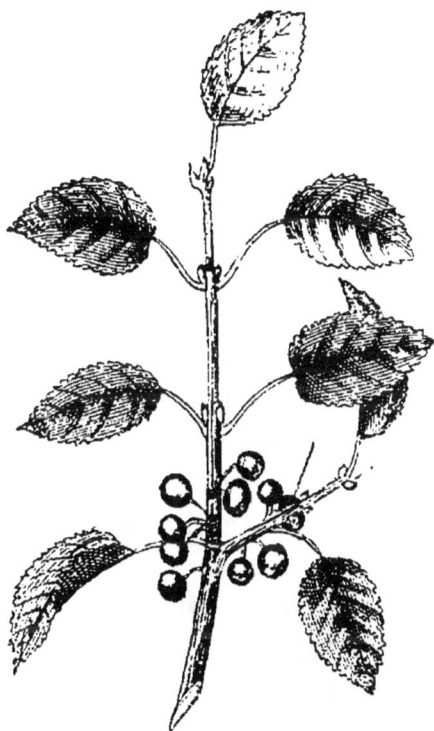

Les baies de Nerprun
sont purgatives, c'est
un drastique énergique
et sûr. Elles irritent
vivement la muqueuse
gastro - intestinale et
agissent souvent com-
me éméto - catharti-
ques.

Les gens de la cam-
pagne font un usage
fréquent des baies de
Nerprun pour purger
et eux-mêmes et leurs
chiens. En ce qui les
concerne, ils les ava-
lent au nombre de dix
à vingt, fraîches ou sè-

Nerprun.

ches, et mangent immédiatement après de la bouillie,
ou boivent un ou deux verres de décoction de Guimauve miellée, pour émousser l'action irritante de ces
pilules confectionnées par la nature.

*
* *

La *Bourdaine* ou *Bourgène* (R. frangula), très commune dans les bois, n'a pas d'épines. Ses tiges de 3

à 4 mètres, à écorce brune, droites, flexibles, sont utilisées pour la confection de la vannerie commune. Le charbon est très estimé pour la fabrication de la poudre à canon.

Si l'on mélange à 30 parties de suc de Nerprun ou de Bourgène, 8 parties d'eau de chaux et une partie de gomme arabique, et faisant épaissir, on a le vert de vessie, employé pour la peinture à la détrempe.

La seconde écorce de la Bourdaine, de couleur jaune, est un purgatif éméto-cathartique.

TÉRÉBINTHACÉES.

Le *Sumac vénéneux* (Rhus radicans), originaire de l'Amérique du Nord, cultivé en France dans les jardins; tige grimpante, s'attachant au tronc des arbres par des appendices en forme de racines, comme le lierre; dégage, pendant la végétation, des émanations qui font sentir leur influence délétère, même à certaine distance de l'arbre. Il résulte des expériences d'Orfila que ce gaz, qui se répand en plus grande abondance lorsque les feuilles ne sont pas frappées par les rayons du soleil, doit être placé parmi les poisons narcotico-âcres; que l'extrait aqueux de·la plante exerce une action stupéfiante sur le système nerveux.

L'application des feuilles de Sumac sur la peau détermine assez promptement des démangeaisons, douleurs et pustules. Cet état peut être accompagné de fièvre, malaise, oppression.

Le *Sumac des corroyeurs* (R. coriaria) arbrisseau du Midi de la France, cultivé dans les parcs et les jardins, à cause de ses panicules de baies munies d'une petite chevelure rouge, doit être classé parmi les toniques astringents, et employé comme tel à l'intérieur et à l'extérieur. On peut utiliser pour cet usage l'écorce, les feuilles, les fleurs et les fruits.

LÉGUMINEUSES.

Si nous avions à nous occuper des plantes qui nourrissent, les légumineuses pourraient nous attarder longtemps.

Mais nous recherchons plus spécialement les plantes qui tuent, et sous ce rapport, cette famille a la conscience assez tranquille. Cependant il y a deux exceptions.

Les Légumineuses sont les dernières venues dans l'ordre de la création ; leur structure supérieure, leur organisme plus perfectionné, attestent évidemment une origine récente. Elles ont fait leur apparition sur la terre en même temps que l'homme et ses serviteurs les animaux, pour nourrir et engraisser les uns et les autres. L'homme s'est adjugé quelques graines parmi les plus belles et les plus savoureuses; il a partagé le menu entre ses bêtes, et leur a laissé les tiges et les feuilles.

Nous allons passer quelques espèces rapidement en revue, comme il convient de s'occuper de gens auxquels on a rien à reprocher; et peu de choses à demander.

L'inventaire sera court, et nous n'ouvrirons de chapitre pour aucune.

*
* *

Le *Genêt à balai* (Genista angulosa), dont les rameaux flexibles ont une amertume prononcée, est diurétique, purgatif, ou éméto-cathartique, selon les doses employées.

L'infusion et le sirop des fleurs de Genêt, à dose altérante, a été conseillée dans la goutte, le rhumatisme chronique, les scrofules, les engorgements viscéraux.

Le Genêt d'Espagne (Genista juncea), le Genêt des teinturiers (G. tinctoria), jouissent des mêmes propriétés.

* *

Le *Cytise* (Cytisus laburnum), vulgairement *faux ébénier, aubour, acacia jaune*, exige une mention toute particulière. Cet arbre, l'un des plus beaux ornements de nos parcs et de nos jardins, dont les nombreuses grappes de fleurs, une pluie d'or, pendentifs gracieux, émerveillent le regard, renferme un violent poison. Le danger le plus grand vient de ce qu'on le confond facilement avec le pseudo-acacia ou robinier, dont il a la disposition de la fleur et la forme.

Cette ressemblance, sauf la couleur, a causé de nombreux empoisonnements. La cuisinière d'un ménage parisien en villégiature, chargée de confectionner des beignets d'acacia, trouva sous la main des fleurs de faux ébénier et s'en servit. Toute la famille en mangea. Heureusement le médecin appelé en toute hâte put, à l'aide d'un traitement immédiat, conjurer le danger dès l'apparition des premiers symptômes graves.

On cite une jeune personne qui fut empoisonnée pour avoir mâchonné de jeunes pousses de Cytise; trois enfants sont morts après avoir avalé des graines qu'ils avaient prises pour des petits pois.

Les symptômes d'empoisonnement par le Cytise

peuvent se définir ainsi : vomissements, coliques vio-

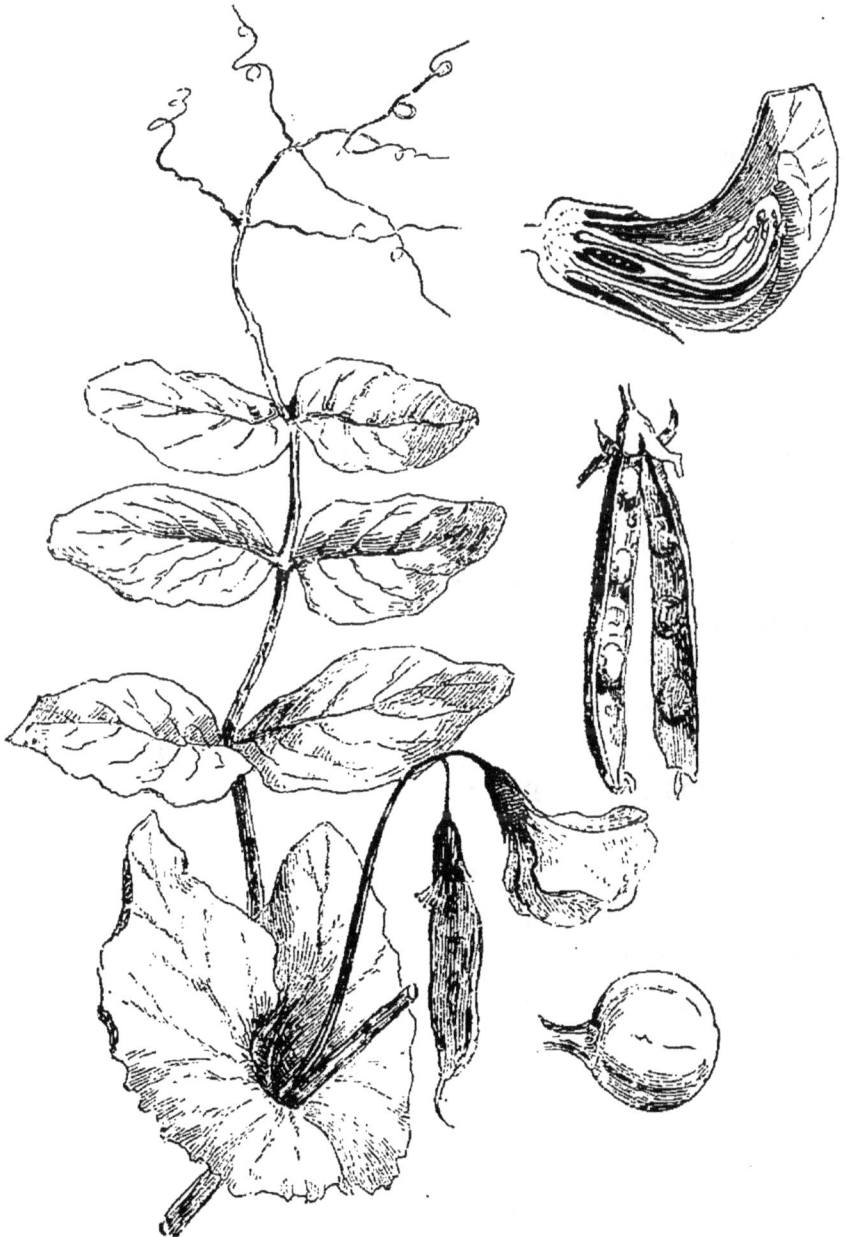

Famille des Légumineuses. — Le Pois.

lentes, déjections alvines abondantes ; superpurgation.
Des accidents nerveux, secondaires, caractérisent une

véritable intoxication : vertiges, contractions spasmodiques, élévation du pouls, décoloration de la face.
Enfin, si la terminaison n'est pas fatale au bout de
deux heures, grande dépression des forces qui dure
pendant plusieurs jours.

D'après tous ces symptômes, il y a lieu de supposer
que l'action du Cytise est à double effet : action
excito-motrice ; action hyposthénisante, succédant
assez promptement à l'irritation primitive du tube
digestif.

Ce double effet peut d'ailleurs s'expliquer par la
présence de deux alcaloïdes, la *cytisine* et la *laburnine*.

La *cytisine*, la substance la plus vénéneuse, ne se
rencontre que dans les graines mûres. La *laburnine*,
principe moins redoutable, est répandue par toute la
plante.

Contre-poisons. — Faciliter l'expulsion des toxiques
par les boissons tièdes, l'introduction des doigts, les
titillations de la luette, et les lavements de son, de guimauve, de graine de lin. Le médecin combattra les
symptômes secondaires d'après leurs manifestations,
soit qu'ils viennent de la *cytisine* ou de la *laburnine* :
les spasmes musculaires par l'arsenal des calmants ;
la prostration des forces par la strychnine et les excitants : thé, café.

* *
*

L'*Arrête-bœuf* (Ononis spinosa), appelé encore *bugrane, tenon, herbe aux ânes*, est une plante vivace qui
croît par toute la France, dans les pâturages médiocres, les champs incultes, les terrains sablonneux.
L'Arrête-bœuf forme de petits buissons épineux aux-

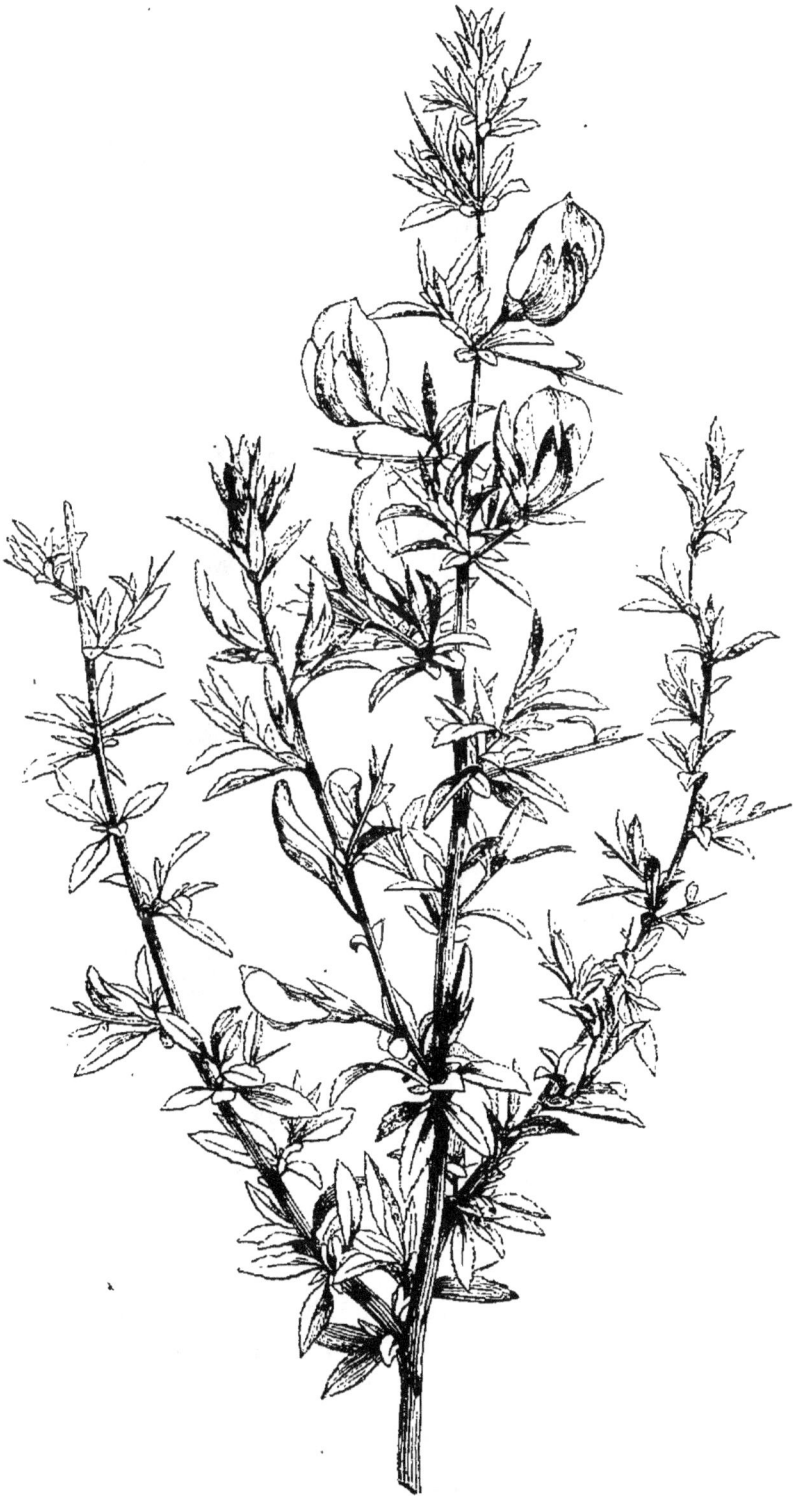

Arrête-bœuf.

quels les bœufs, les moutons, les chevaux ne touchent
pas; les chèvres la broutent, les ânes en font leur
régal et se plaisent à se rouler dessus, peut-être à
cause des piquants qui grattent leur dos et leurs côtes.

La racine de Bugrane était en haute estime dans
l'antiquité. Galien la place au premier rang des diurétiques. Simon Pauli
ne connaît pas de
meilleur remède con-
tre le calcul des reins
et de la vessie.

Aujourd'hui l'Ar-
rête-bœuf est à peu
près abandonné. On
y reviendra.

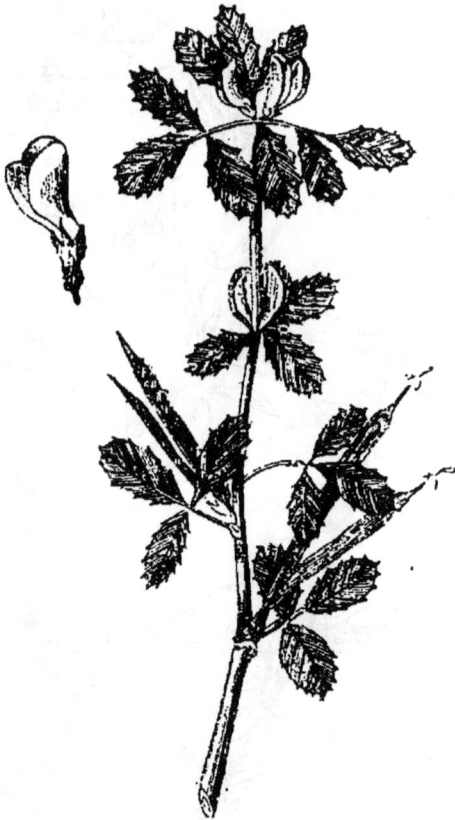

*
* *

Le *Fenu-grec* (Tri-
gonella fœnum græ-
cum) se rencontre
dans plusieurs dépar-
tements méridionaux
de France. Les grai-
nes sont adoucissan-
tes, émollientes, lu-
bréfiantes. On les
emploie en décoc-

Fenu-grec.

tions ou en lavements, pour apaiser l'irritation intérieure de l'appareil digestif. Les cataplasmes conviennent pour calmer la douleur et favoriser la résolution
dans le phlegmon et autres inflammations externes.

Les femmes égyptiennes faisaient usage des rameaux de Fenu-grec, bouillis dans du lait, pour se

donner de la fraîcheur ; aujourd'hui nos paysans emploient la même graine pour engraisser rapidement
leurs lapins et parfumer la chair. La recette est
excellente.

Les graines de Fenu-grec dégagent une odeur très
prononcée de coumarine,
de parfum de foin.

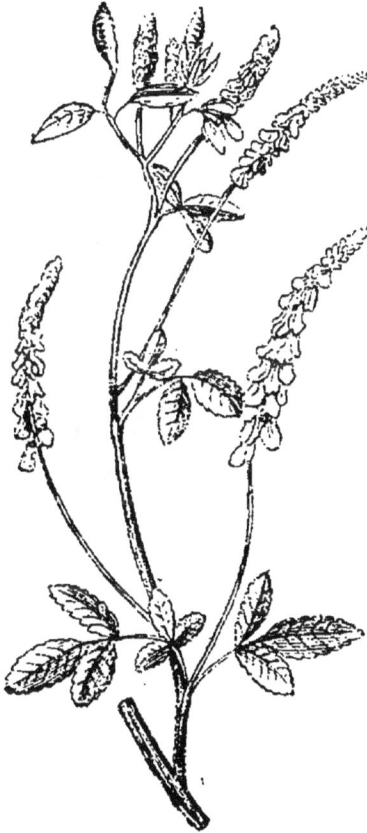

*
* *

Ce dernier avantage est
partagé par une autre
plante voisine, le *Mélilot*
(Melilotus officinalis) appelé aussi *trèfle de cheval*,
parce qu'il est singuliè-
rement du goût de ce qua-
drupède.

Le *Mélilot* passe pour
émollient, béchique, résolutif et anodin.

La *Coronille* (Coronilla
emerus), vulgairement :
*sené bâtard, faux baguenau-
dier*, arbuste à fleurs jaunes, cultivé dans les massifs des jardins, très com-
mun aux environs de Montpellier et dans le midi de
la France, purge à la façon du séné.

Mélilot.

*
* *

- L'*Astragale* ou *Réglisse sauvage* (Astragalus glyciphyl-
los), plante vivace, à tiges rampantes, diffuses, lon-

gues de 60 centimètres ; commune dans les bois et les
haies des terres calcaires. Les bestiaux en sont très
friands. On pourrait, dans les terrains les plus stériles,
former d'excellentes prairies artificielles avec l'Astragale. S'emploie en tisane
dans les affections qui
demandent les adoucis-
sants.

*
* *

La *Réglisse vulgaire*
(Glycyrrhiza glabra),
plante vivace, rustique,
connue par sa racine,
ou bois de réglisse, pré-
fère les terrains légers,
substantiels, profonds,
où ses racines s'étendent
au loin.

La racine de Réglisse,
d'une odeur faible, d'une
saveur douce, sucrée,
un peu âcre, renferme,
d'après Robiquet, une
matière sucrée spéciale,
non fermentescible, se

Astragale.

présentant en masse d'un jaune sale, c'est la glycyr-
rhizine, et une autre substance cristallisable qui n'a
pas été étudiée. La racine de Réglisse donne à peu
près un tiers de son poids d'extrait. Celui du commerce, préparé par décoction, renferme une huile âcre
qui altère sa saveur, un peu de résine et quelques
parties brûlées.

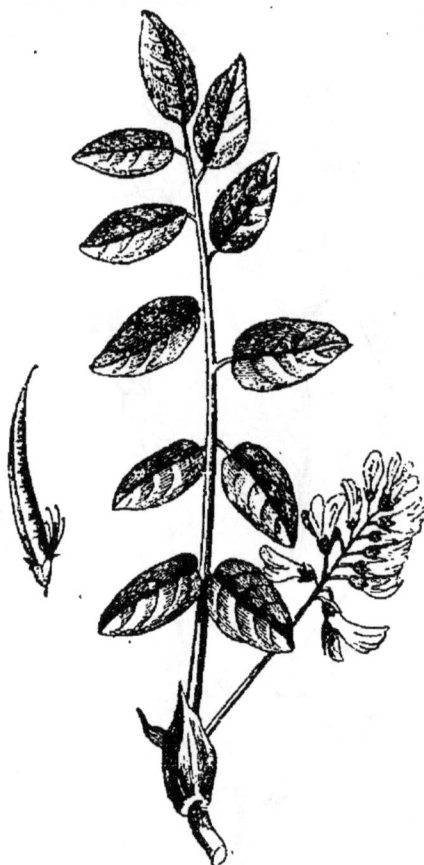

En Flandre et en Angleterre, les brasseurs emploient le suc de réglisse pour la fabrication de leur bière brune.

Ce suc est adoucissant, béchique et diurétique ; il apaise la soif, et convient spécialement dans les maladies inflammatoires des voies aériennes et urinaires.

*
* *

Les *Pois*, les *Haricots*, les *Fèves* et les *Lentilles*, sont des plantes alimentaires très riches en matières azotées, plus nourrissantes que le blé, mais d'une digestion difficile pour les estomacs délicats. Leurs enveloppes, à l'état sec, sont indigestes ; on les retrouve toujours dans le résidu des matières alimentaires. Les personnes délicates mangent ces légumes décortiqués, en purée. Même en cet état, leur digestion est laborieuse à cause des éléments multiples et surtout des sulfures qui entrent dans la composition de leur farine (*légumine*).

*
* *

La *Gesse* ou *Jarosse* (Lathyrus sativus) est cultivée pour son excellent fourrage. Les semences, mélangées quelquefois à la farine de blé dans les années disetteuses, y apportent des principes vénéneux. La rigidité des membres et la paralysie des extrémités sont la conséquence de l'usage des graines de Gesse.

On cite un jugement du tribunal de Niort, qui condamna un fermier à l'amende et à faire 50 francs de pension à un ouvrier auquel il avait donné du pain où entrait de la farine de Jarosse. Cet ouvrier avait conservé une claudication marquée. Vilmorin cite le cas d'une jeune femme, bien portante, chez laquelle l'usage de la Gesse, continué pendant plusieurs semaines, amena la paralysie des extrémités inférieures.

*
* *

Le *Robinier* (Robinia pseudo-acacia), nommé vulgairement *Acacia*, originaire de Virginie, est aujourd'hui naturalisé dans toute l'Europe.

Les fleurs d'Acacia, avec leur parfum de fleurs d'oranger, sont antispasmodiques. Elles entrent dans la confection d'excellents beignets et autres pâtisseries. L'écorce et les racines jouissent de propriétés vomitives dues à un principe âcre qu'elles renferment. On cite des empoisonnements de chevaux et d'enfants pour avoir rongé ou mâché des écorces de cet arbre.

*
* *

Le *Baguenaudier* (Colutea arborescens), vulgairement *arbre à vessie*, cultivé dans les jardins d'agrément, se reconnaît à ses gousses enflées, vésiculeuses, éclatant à la pression ; croît naturellement dans les Alpes et les Pyrénées.

Les feuilles, les semences et les gousses vésiculeuses du Baguenaudier sont purgatives, à la façon du séné. Doses : 30 à 100 grammes dans un litre d'eau.

ROSACÉES.

C'est une de nos plus nombreuses familles. Nous lui devons tous nos fruits à noyaux, et un grand nombre d'autres, le pommier, le poirier, le néflier, le fraisier. Enfin la plus séduisante de nos fleurs, la rose, a donné son nom à la famille.

En général, les feuilles et les fleurs des rosacées sont toniques, vulnéraires, surtout astringentes. Quel-

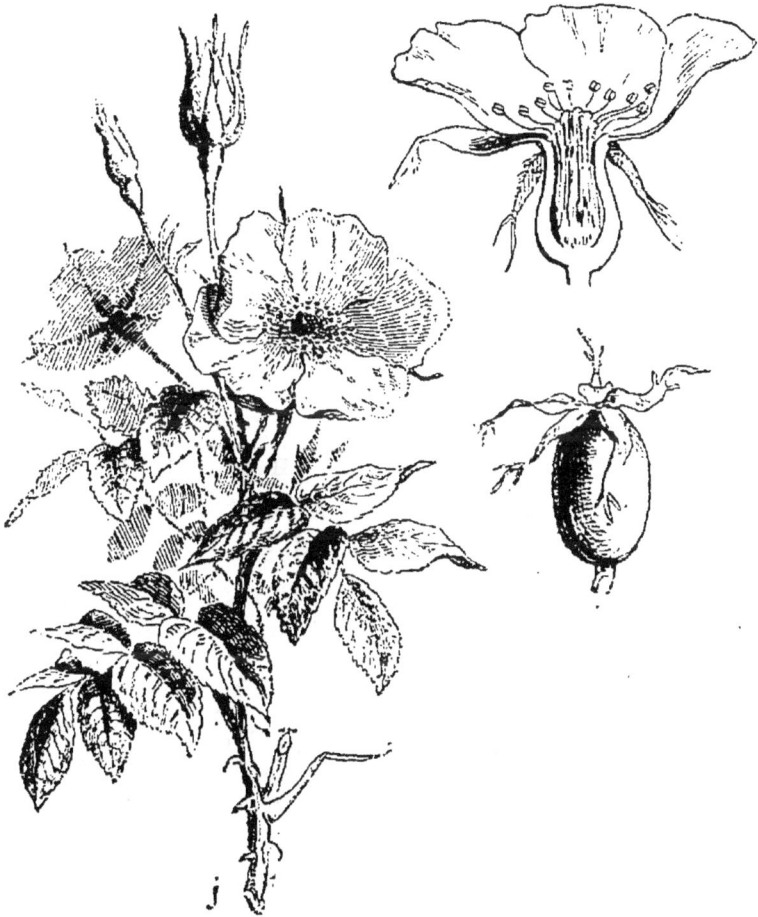

Famille des Rosacées. — Rose sauvage.

ques-unes cependant sont laxatives, comme les fleurs de pêcher, celles de laurier-cerise, à cause de l'acide cyanhydrique qu'elles contiennent. Cet acide est le poison caractéristique de la famille ; on le retrouve dans tous les noyaux et les pépins.

Les fruits, par une attention délicate de la nature, ont des qualités diverses ; il y en a pour tous les tempéraments et pour tous les goûts.

Arbres portant des fruits à noyau.

Amandiers. — On distingue deux espèces d'amandes, les douces et les amères.

Les *amandes douces* (Amygdalæ dulces) servent à faire des loochs et, concurremment avec les amandes *amères*, à composer le sirop d'orgeat, boisson adoucissante et calmante, qu'on emploie dans les fièvres, les inflammations intérieures, les irritations nerveuses, etc.

L'huile d'amandes douces est légèrement laxative ; on peut l'unir à l'eau au moyen d'un jaune d'œuf. C'est un médicament précieux pour les enfants atteints d'inflammations intestinales.

Les *amandes amères* (Amygdalæ amaræ) ont des propriétés toxiques dues à l'acide cyanhydrique. Leur action est très variable, comme celle de l'opium par exemple, selon les dispositions du sujet. Christison rapporte que le docteur Grégory ne pouvait manger la moindre quantité de ces fruits sans éprouver les effets d'un véritable empoisonnement, auquel succédait une éruption semblable à celle de l'urticaire, tandis que d'autres personnes peuvent en absorber une quantité notable sans être incommodées.

Les amandes douces contiennent environ 54 p. 100 d'huile fixe, et 24 d'une variété d'albumine nommée *émulsine* ou *synaptase*, principe azoté, appartenant à la classe des ferments solubles, analogue à la diastase et à la pepsine.

Les amandes amères renferment moins d'huile fixe

que les amandes douces, mais une plus forte dose d'émulsine. Elles offrent, en outre, la quantité de un, jusqu'à deux et demi pour cent d'un autre principe nommé *amygdaline*.

L'émulsine est surtout caractérisée par la propriété de dédoubler, en présence de l'eau, l'amygdaline en essence d'amandes amères, acide cyanhydrique et glucose.

Contre-poisons de l'acide cyanhydrique. — Cet acide, que nous rencontrerons encore dans le laurier-cerise, les fleurs, les feuilles, l'amande du pêcher, et dans les noyaux des rosacées, en plus ou moins grande quantité, est, à l'état pur, anhydre, le plus redoutable de tous les poisons, puisque la mort peut arriver une ou deux minutes après l'absorption, et comme par asphyxie.

On l'a classé, bien à tort à notre avis, parmi les poisons narcotiques, puisqu'il en diffère dans son action essentielle. Cet acide empoisonne non seulement l'homme, mais les animaux inférieurs et les plantes où le système nerveux est si équivoque. Tout ce qu'on peut dire de généralement vrai sur ce violent toxique, c'est que lui et ses composés éteignent la vie dans tous les êtres vivants, la vie n'eût-elle pour support qu'une simple cellule.

Il diffère aussi complètement des narcotiques, en ce qu'il est rebelle à l'accoutumance.

Si l'action du poison n'est pas très rapide, à cause de la faible quantité, comme il arrive souvent dans l'absorption de quelques amandes amères, de l'essence de noyaux, d'infusions de feuilles de pêcher, ou de laurier-cerise, on peut employer d'abord les vomitifs (sulfate de zinc de 5 jusqu'à 12 grammes dans l'eau chaude).

Faire respirer du chlore liquide, le véritable contre-poison, et de l'ammoniaque ; employer l'ammoniaque et l'alcool étendus d'eau pour boissons ; continuer le traitement par : ammoniaque, 4 grammes ; teinture de cardamome, 70 grammes ; mixture de camphre, 210 grammes ; pour véhicule, alcool et eau.

Bouchardat conseille d'administrer un mélange d'hydrate de protoxyde et d'hydrate de peroxyde de fer. Pour le préparer, on prend 7 parties de sulfate de protoxyde de fer, dont 4 parties sont transformées en persulfate. Au mélange de ces sulfates on ajoute, pour chaque partie de ceux-ci, 4 parties de carbonate de soude.

Si l'alcool est utile dans les empoisonnements par les amandes, celles-ci paraissent neutraliser les effets des boissons spiritueuses. Dioscoride conseille d'en manger de quatre à six avant un repas où la sobriété ne doit pas régner. Plutarque raconte que pareille précaution était souvent prise par le fils de Néron.

Pêcher (Amygdalus persica). — Il nous reste maintenant peu de choses à dire du pêcher, puisque nous connaissons le principe toxique et le traitement en cas d'accident.

Les feuilles et les fleurs de cet arbre sont purgatives, anthelminthiques et diurétiques. Le principe actif paraît surtout concentré dans le calice de la fleur. Doses des fleurs ou des feuilles : 15 à 35 grammes pour un demi-litre d'eau ou de lait.

Les feuilles, fleurs et amandes, broyées, disposées en cataplasme sur l'abdomen des enfants, sont un excellent vermifuge.

Le pêcher est originaire d'Éthiopie, d'où il passa en Perse. Son introduction en Italie remonte au règne de Claude. Columelle parle avec éloge de la pêche gauloise. Il est certain, cependant, que les variétés d'alors n'avaient pas le mérite de celles que nous possédons aujourd'hui. Celles de Rome étaient tenues en médiocre estime, et réputées malfaisantes. Ces belles variétés tant recherchées de nos jours ont été obtenues assez récemment, et sont une des gloires de la Quintinie, jardinier en chef du fruitier de Versailles. sous Louis XIV.

* *

L'*Abricotier* (Armenica vulgaris) a été importé d'Orient en Italie, trente ans avant l'époque où Pline écrivait. Les Arabes font cuire la pulpe du fruit, la dessèchent et la recommandent, à titre de nourriture exclusive, pour guérir de l'aphonie.

* *

Le *Prunier sauvage* ou *Prunellier* (Prunus spinosa) porte encore le nom d'*épine noire*. Son écorce est astringente et fébrifuge ; les fleurs sont laxatives ; les fruits sont astringents. Les noyaux concassés font une délicieuse liqueur vanillée.

Le *Prunier domestique* et le *Prunier enté*, que quelques botanistes regardent comme appartenant au même type, ont produit de gros fruits dans lesquels la partie laxative de la pulpe s'est surtout développée.

* *

Les baies d'*Aubépine* (Cratægus oxyacantha), vulg. *épine blanche*, ont des baies légèrement astringentes.

Les fleurs odorantes, prises en infusion, sont très usitées à la campagne, pour faire avorter les maux de
gorge.

Poiriers et Pommiers.

Les Romains cultivaient déjà trente variétés de Poi-
riers, mais les espèces les
plus délicates, celles qui
font le charme de notre
palais, étaient alors incon-
nues. Si la médecine de-
mande peu au Poirier et
au Pommier, les fruits de
ces arbres offrent une
grande ressource à l'éco-
nomie domestique. Les
pommes cuites sont un
aliment sain. La cuisson
leur fait perdre de l'acidité,

Aubépine.

développe des principes sucrés et muqueux ; la pulpe
devient ainsi un mets favorable aux convalescents,
aux estomacs faibles, délicats, aux tempéraments
échauffés, constipés; elle rafraîchit, tempère, adoucit.

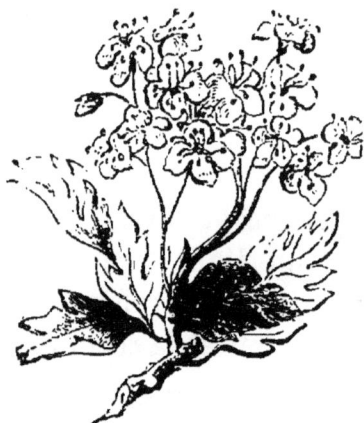

L'écorce de la racine de Pommier possède une saveur astringente, amère. On l'utilise à la campagne
comme fébrifuge, à la dose de 500 grammes dans un
litre d'eau, en décoction. Sa saveur et son action sont
dus à un principe glucosique, la *phloridzine*, matière
cristalline, d'un blanc jaunâtre, soluble dans l'eau
bouillante.

Les poires et les pommes forment deux boissons
très saines, populaires en Bretagne, en Normandie et
dans le Nord, connues sous les noms de *poiré* et de
cidre ou *pommé*.

Le poiré est un diurétique préconisé, comme le vin blanc, dans les cas d'hydropisie.

On a remarqué que ceux qui boivent du cidre deviennent très rarement graveleux.

*
* *

On sait que les fruits du *Cormier* (Sorbus domestica) sont d'une astringence extrême. On s'en sert pour

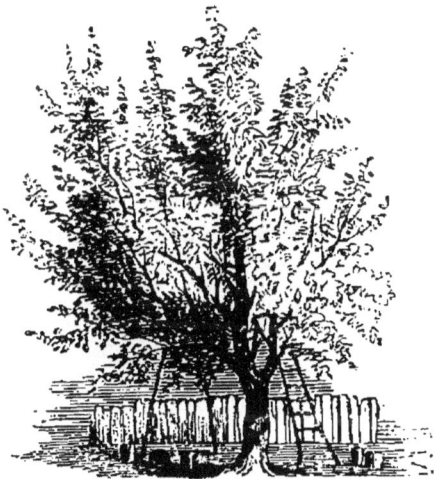 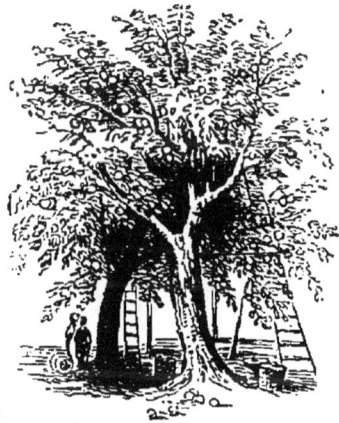

Poirier.   Pommier.

arrêter les dysenteries opiniâtres, mais à la fin du traitement, à cause de leur énergie.

*
* *

Le *Coignassier* (Pyrus cydonia) est originaire de l'île de Crète. Ses fruits sont astringents et conviennent dans les diarrhées, les dysenteries chroniques, la faiblesse des organes digestifs.

Le sirop de coings (de 50 à 60 grammes en potion)

est le remède des enfants ; et le vin de ce fruit le ré-
confortant des vieillards.

Néflier.

Le Néflier ou Mélier (*Mespilus germanica*) est un
grand arbrisseau épineux, qui croît spontanément dans
les bois du nord et les parties tempérées de l'Europe
en compagnie du Pommier et du Poirier sauvages. La
culture n'a pu le civiliser, malgré quelques variétés à
gros fruits. Le Néflier entend rester sylvain et rustaud,
s'obstine à refuser la taille et veut pousser à sa guise.
Les paysans façonnent avec les jeunes pieds d'excellents bâtons noueux, durs, flexibles et lourds ; masses
redoutables au service de poignets robustes. Un pied
de Mélier bien choisi, décortiqué sous la cendre chaude, astiqué, vernissé, enrichi d'une monture en beau
cuir écru, représente une arme de luxe, très prisée en
pays normand et breton.

On compte quatre variétés tirées du Néflier sauvage :

Néflier à gros fruit ; c'est la plus recommandable.

Néflier à fruit monstrueux, qui pourrit souvent
avant maturité.

Néflier précoce, fruit moins gros que le précédent.

Néflier sans noyau, fruit petit, allongé, peu savoureux.

On les greffe en fente ou en écusson sur Aubépine,
Coignassier ou Poirier. Tous les terrains semblent leur
convenir, pourvu que le sol ne soit ni trop sec, ni
marécageux.

*
* *

La nèfle n'est pas un fruit des villes ; rarement elle

se rencontre aux Halles de Paris, le grand marché de
tous les fruits de France. C'est à peine si on la dé-
couvre, dans sa bourriche éventrée, chez quelque
fruitière de la banlieue.

Une robe de bure, une peau rugueuse, une taille
rondelette et trapue,
comme une paysan-
ne, l'ont sans doute
proscrite des tables
somptueuses et des
desserts aristocrati-
ques. Oh ! l'appa-
rence !

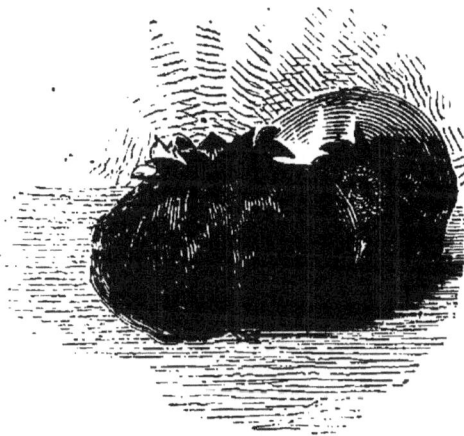

Il est écrit que la
nèfle restera long-
temps encore le pri-
vilège de la campa-
gne, malgré sa sa-
veur appétissante, rehaussée de senteurs éthérées.
C'est le dessert de la ferme, le vis-à-vis de la noisette,
le régal de tout le monde aux champs.

Nèfle.

Apre, dure, coriace, quand on la récolte, elle mû-
rit sur la paille où meurent les poètes et les inventeurs.

Verte, elle ne vaut rien ; blette, elle est exquise.

Cette nèfle a trop de qualités embryonnaires pour
ne pas arriver un jour à la célébrité, sous le couvert de
quelque variété nouvelle. Rappelons-nous que les Romains méprisaient la pêche, et que la poire leur était
inconnue.

Ce fruit capricieux et libre, qui pousse comme un
vagabond, à l'aventure, où l'oiseau porte la graine, où
tombe le noyau, mûrissant sous bois, à travers la haie,
illustrera quelque ville, j'en ai le pressentiment, ano-
blira quelque jardinier plus heureux. On dira les nè-

fles de X...., comme on dit les pruneaux de Tours, le beurre Giffart ; on encore : Dupont de l'Eure, Martin du Nord.

En attendant, la nèfle est un fruit gamin ; c'est triste pour la réputation du pauvre arbuste qui ne mérite pas tant d'ironie.

« Des nèfles »…. Cela veut dire : « Va-t'en voir s'ils viennent, Jean. »

Eh bien, j'adore la nèfle, surtout la sauvage ; je trouve à sa pulpe molle des saveurs délicates, des aromes exquis ; et je souhaite à chacun de mes lecteurs un panier de ce fruit de nos bois, afin de les rallier à mon avis. — On vante la gelée de nèfles comme une friandise exquise.

D'ailleurs la nèfle a des vertus de circonstances ; elle est astringente. On recommande les noyaux pulvérisés dans les hémorrhagies passives. L'infusion des feuilles est utile en gargarisme contre les aphtes et les inflammations de la gorge.

Alisier.

On rencontre fréquemment, en cette saison, derrière la vitrine du fruitier ou de l'épicier, de petits fruits bruns, gros comme le bout du doigt, réunis en paquets ; ce sont des alises que l'on mange blettes à maturité, comme les nèfles. Les enfants et les oiseaux en sont très friands. Laissons-les s'en gorger. L'enfant s'en trouvera bien, et l'oiseau y gagnera une chair exquise.

Les fruits de l'alisier, légèrement styptiques, avec une pointe d'acidité, sont tempérants et astringents. Ils conviennent dans les fièvres inflammatoires, les diarrhées, la dysenterie, les affections scorbutiques.

Les anciens en faisaient grand cas. Si la médecine officielle les a délaissés à cause de leur peu d'énergie, l'hygiène peut tirer profit de leur usage modéré, comme préventif des accidents que nous avons indiqués.

Le tronc de l'alisier, qui atteint dans nos bois dix mètres d'élévation, et mesure un mètre et demi de circonférence, est recherché des ébénistes. Le bois est dur, le grain fin et serré; susceptible d'un beau poli, il se prête merveilleusement aux détails délicats de la sculpture; sa facilité à prendre la teinture le fait employer pour la marqueterie et pour imiter l'ébène, essence exotique fort rare et toujours chère.

Rosiers.

Nous n'avons pas à faire un éloge superflu des beautés de la rose, la reine des fleurs, notre hymne en son honneur racontera seulement ses vertus médicales.

L'intervention de la rose est toute bienfaisante; point d'accidents à redouter dans son emploi, à moins qu'il n'y ait contre-indication flagrante. L'intensité des effets varie seulement selon les variétés de rosiers.

Les pétales des roses rouges ou roses de Provins sont les plus employées. Elles sont astringentes, toniques, reconstituantes, conviennent dans les écoulements muqueux chroniques, les catarrhes, les hémorrhagies passives, l'ophthalmie chronique.

L'infusion et le vin de roses rouges, le miel et le vinaigre rosats s'emploient en lotions, injections, gargarismes, collyres, comme astringents, toniques, résolutifs.

Le *Rosier de chien* ou églantier sauvage (*Rosa canina*), à fleur d'un blanc rosé, avait été nommé ainsi, parce que les anciens croyaient qu'il guérissait de la rage.

Pline, un fort en thèmes et en contes bleus, raconte
que les dieux eux-mêmes avaient révélé cette mer-
veilleuse propriété à une mère dont le fils avait été
mordu par un chien enragé.

On prépare avec le fruit de l'Églantier, ou cynorrhodon, une gelée ou confiture fort délicate. Strasbourg
et Colmar excellent dans sa confection.

Le duvet des semences de cynorrhodon, appliqué
sur la peau, cause une démangeaison insupportable,
suivie de douleur, d'un léger gonflement qui se dissipent au bout d'un heure. Le duvet peut être employé
à l'intérieur comme vermifuge. Il agit immédiatement et mécaniquement sur les lombrics. On l'administre aux enfants, à la dose de 15 centigrammes, en-
robé dans du miel. Le remède est très anodin, et n'a
pas l'inconvénient d'irriter la muqueuse.

Les anciennes pharmacopées nommaient *bédéguar*
une excroissance, ayant l'apparence d'une pincée de
mousse qui se rencontre fréquemment sur les feuilles
et les jeunes branches des Rosiers sauvages. Cette végétation anormale est due à la piqûre d'un insecte
(*cynips rosæ*), un cousin de celui qui produit la noix de
galle. On a vanté outre mesure le bédéguar; il était
astringent, lithontriptique et fondant. On l'a oublié.

Fraisiers.

Les racines et les feuilles de *Fraisier* sont diurétiques
et légèrement astringentes. Elles sont fréquemment
employées (30 à 60 grammes par litre d'eau), dans les
affections des voies urinaires, dans quelques hémorrhagies passives, surtout dans l'hématurie, lorsque l'irritation est calmée, dans la période d'atonie des diarrhées, etc.

Le Fraisier sauvage est très employé en Amérique contre la dysenterie. Voici, pour cet usage, la formule du docteur Blackburn :

> Feuilles vertes......... 375 grammes.
> Bonne eau-de-vie....... 1 litre 15 centilitres.

Faites bouillir jusqu'à réduction du liquide.

On administre cette potion par cuillerée à bouche toutes les trois heures, jusqu'à ce que les symptômes alarmants aient disparu. Il suffit ordinairement de huit à dix cuillerées pour amener une amélioration notable qui bientôt fait place à la guérison.

Malgaigne a publié dans le *Journal de médecine et de chirurgie pratiques* une observation très intéressante de diarrhée chronique, avec anémie profonde, guérie par le même moyen.

La décoction de la racine et des feuilles de Fraisier est encore employée en gargarisme, dans l'angine, et en lavements dans les diarrhées et vers la fin de la dysenterie.

Les fraises sont rafraîchissantes et tempérantes. Elles conviennent surtout aux tempéraments bilieux et sanguins. On sait que Linné parvint à se garantir des attaques de la goutte en mangeant une grande quantité de fraises matin et soir, et presque comme seul aliment; on cite beaucoup d'exemples de goutteux, de calculeux, et aussi de gastro-entérites guéris par ce moyen.

Enfin pour enlever les taches de hâle, et les insolations, nos lectrices pourront se servir avec avantage d'un topique de fraises légèrement écrasées, appliqué la nuit sur le visage.

Benoite.

Il nous reste à indiquer pour mémoire quelques rosacées, très communes dans la campagne, et que
la médecine domestique utilise fréquemment. Nous
nous contenterons de préciser
leurs qualités et d'indiquer les
affections où leur intervention
peut présenter des avantages.

Les racines de *Benoite* (Geum
urbanum) sont toniques, astringentes, excitantes. A ce titre, on
les emploie dans les mêmes cas
que la racine de Fraisier. Mais c'est
surtout comme fébrifuge qu'elles
jouissent d'une grande réputation.

La *Benoite* est une plante vivace,
commune dans les bois, le long
des haies et des chemins, dans les
terrains ombragés et frais. La racine horizontale, brune en dehors, blanche ou rougeâtre en
dedans, mince quand elle est

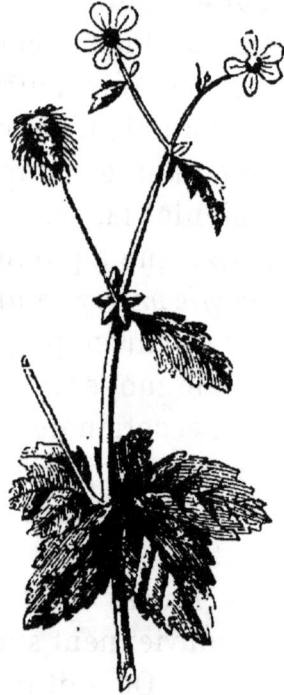

Benoite.

jeune, se transforme par l'âge en un moignon co-
noïde qui devient gros et long comme le pouce, sent
le girofle et se recouvre d'écailles minces et sèches.
Les fleurs sont jaunes, petites, terminales.

*
* *

La *Ronce* (Rubus fructicosus) porte des fruits aimés
des enfants, et connus sous les noms de *mûres* ou

moures. La décoction de ses feuilles tendres et de ses jeunes tiges, additionnée de miel rosat ou de vinaigre miellé, est préconisée dans les maux de gorge, le gonflement des gencives et les aphthes. Les fruits sont rafraîchissants et tempérants.

⁂

Les feuilles des variétés de *Potentille*, notamment la P. tormen-

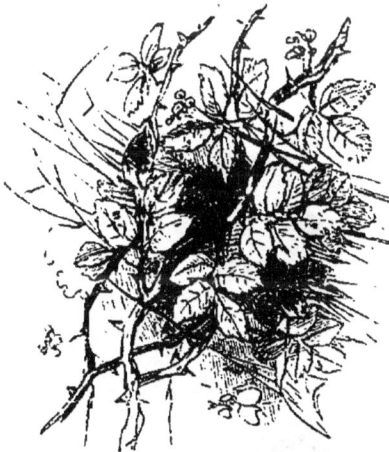

Ronce.

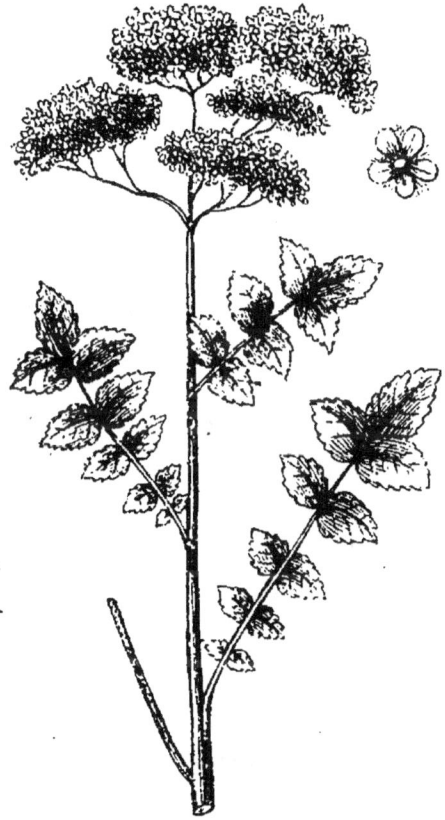

Reine des Prés.

tille, la P. rampante, vulgairement quinte-feuille (*Potentilla reptans*) et la P. ansérine, vulg. *argentine* (P. anserina) ; celle de l'*Aigremoine* (Agrimonia eupatoria), jouissent également de propriétés astringentes.

⁂

La *Reine des Prés* (Spiræa ulmaria) est remarquable

par l'acide salycilique qu'elle renferme. Aussi a-t-on considéré ses fleurs comme sudorifiques et résolutives. On les a administrées avec succès contre l'hydropisie, en décoction ou en infusion.

*
* *

La *Pimprenelle* (Poterium sanguisorba), qui entre comme assaisonnement dans les salades, est vulnéraire et tonique.

CUCURBITACÉES.

C'est la famille des Melons, des Citrouilles, des Concombres, des Cornichons, dont les fruits alimentaires sont rafraîchissants, froids, savoureux et pour la plupart passablement indigestes. On corrige ce dernier défaut par l'addition du sel, du sucre, du poivre, de la cannelle, du vinaigre et autres ingrédients astringents , toniques ou excitants, selon le fruit qu'il s'agit de digérer.

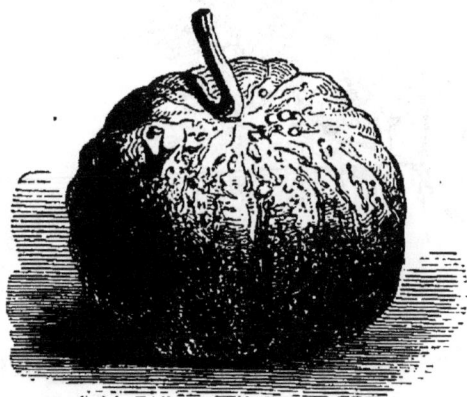

La chair du Melon, qui attire tant de friands, absorbée

Melon.

avec modération, convient surtout aux personnes irritables, d'un tempérament bilieux et sanguin, ayant l'estomac robuste.

Souvenons-nous que quatre empereurs romains

sont morts pour s'être livrés avec trop peu de discrétion à leur penchant pour le Melon. Un vieux médecin tenait pour si fréquents et si graves les accidents causés par ce fruit, qu'il fit écrire en lettres d'or, sur le frontispice d'une maison qu'il avait fait construire, le distique suivant :

> Le concombre et le melon
> M'ont fait bâtir cette maison.

* *

Les *graines de citrouille* ont été administrées avec succès contre le *tænia* ou ver solitaire, par doses de 30 à 80 grammes, pilées avec du sucre ; à prendre matin et soir. L'effet ne tarde pas à se faire sentir et l'expulsion a lieu quelquefois après la première absorption du médicament.

On cite de nombreux exemples où l'intervention de la graine de citrouille a été suivie d'un plein succès, quand le *cousso* et la racine de fougère avaient échoué. — Avis aux intéressés.

Les deux plantes suivantes sont les seules cucurbitacées indigènes en France.

Bryone.

Plante vivace (*Bryona alba*) très commune dans les haies, où ses tiges grêles, longues de 3 à 4 mètres, grimpent et s'enchevêtrent à travers les branches des buissons. Ses fleurs dioïques sont d'un blanc verdâtre, petites, disposées en grappes. Les fruits, des baies globulaires, de la grosseur d'un pois, virent au rouge, à l'époque de la maturité. La racine pivotante, charnue, couverte d'une écorce jaunâtre, épaisse, sillonnée transversalement, prend jusqu'à la grosseur de la jambe.

Les noms vulgaires indiquent bien l'état de suspicion et la mauvaise réputation de la *Bryone ;* on l'appelle : *navet* ou *raisin du diable, couleuvrée, feu ardent.*

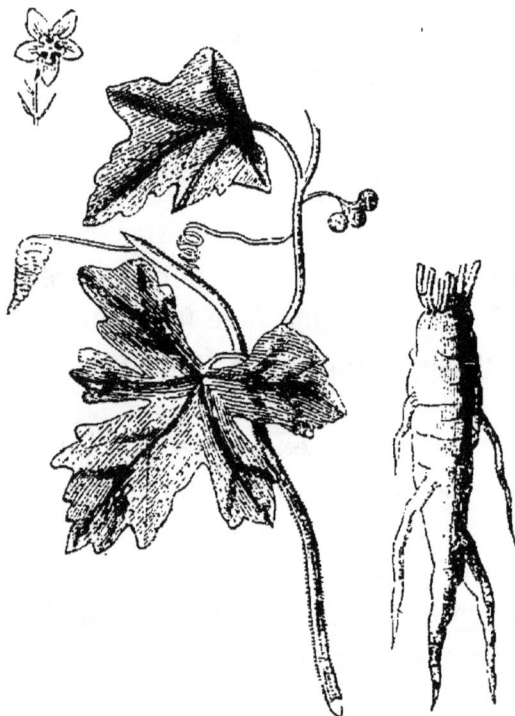

Bryone.

Toutes les parties de la *Bryone* sont plus ou moins toxiques; mais l'énergie de la plante se concentre surtout dans la racine. Appliquée fraîche et broyée sur la peau, elle produit la vésication. Absorbée, elle ne tarde pas à exercer une action analogue sur la muqueuse gastro-intestinale, et se montre toxique, émétique, drastique, selon les quantités employées.

A forte dose, elle produit, en outre, de la défaillance, de vives douleurs, des déjections alvines, séreuses, abondantes, et la mort.

Les effets toxiques semblent dus à un principe glucosique, la *bryonine*, isolée pour la première fois par Dulong, soluble dans l'eau et possédant la saveur amère et nauséabonde de la Bryone. Cette racine de Bryone broyée, puis lavée, pour isoler la substance vénéneuse, ne présente plus qu'une masse farineuse comestible, analogue à celle qu'on extrait, par un procédé semblable, du manioc et des arums.

Contre-poisons. — Gorger le malade de boissons émollientes, adoucissantes, puis essayer de le faire vomir avec les doigts ou par le chatouillement de la luette. L'émétique doit être proscrit, comme dans les empoisonnements par les renoncules, et pour les mêmes motifs.

Le traitement secondaire dépend de l'état du patient ; s'il y a des vomissements fréquents, des coliques peu violentes, de l'abattement, de l'insensibilité, on aura recours au café et autres stimulants diffusifs ; à la strychnine, 1 à 2 milligrammes tous les quarts d'heure, jusqu'à effet dynamique obtenu, ou bien on administrera de temps en temps 10 à 20 centigrammes de camphre dans un jaune d'œuf.

Quand il y a surexcitation nerveuse, des spasmes, des crampes, on emploie avec ménagement les sédatifs, douce-amère, jusquiame, coquelicot, aconitine, bains tièdes, affusions froides.

L'action qui paraît double dans l'intoxication par la racine de Bryone, semble indiquer que cette racine a été mal étudiée, et que la bryonine n'est pas le seul principe délétère qu'elle renferme.

La Momordique.

La Momordique ou concombre sauvage (*Mordica elaterium*), plante vivace qui croît spontanément dans le midi de la France, est un purgatif drastique. A haute dose, 10 à 12 grammes, cette plante devient un poison agissant comme la Bryone. Toutes les parties de la Momordique, d'une saveur amère et repoussante, renferment un principe, l'*élatérine*, qui, administré à la faible dose de 4 à 6 milligrammes, purge violemment.

CRASSULACÉES.

On donne le nom vulgaire de joubarbes à deux plantes qu'il ne faut pas confondre. L'une, la *Grande Joubarbe* (Sempervivum tectorum), possède toutes les sympathies traditionnelles des habitants des toits de chaume, qui l'entourent d'un respect presque religieux.

L'autre, la *Petite Joubarbe* (Sedum acre), n'est rien moins qu'un poison âcre et violent.

Grande Joubarbe.

Plante vivace, qui simule, dans sa jeunesse, une tête d'artichaut. On la rencontre dans les ruines, sur les vieux murs et couvrant le faîte des toits de chaume qu'elle préserve des dégradations.

La *Joubarbe* est antispasmodique, astringente, détersive. C'est un remède vulgaire contre la brûlure, les inflammations superficielles, les plaies gangréneuses, les ulcères sordides, les ulcérations serpigineuses de la face chez les enfants, l'eczéma, les irritations de la peau, les dartres vives.

Tournefort affirme que le meilleur traitement pour rétablir les chevaux fourbus consiste à leur faire avaler 500 grammes (une pinte) de suc de Joubarbe.

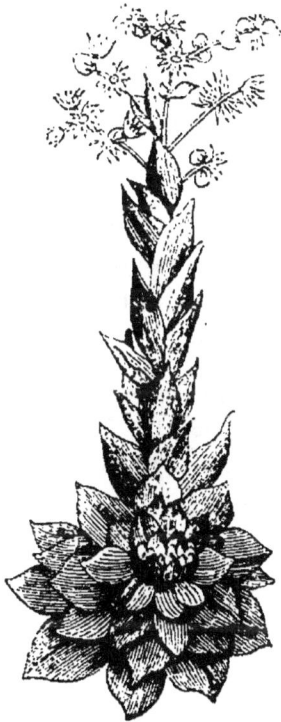

Enfin les deux Joubarbes, la grande et la petite, sont vantées dans les campagnes pour le traitement des cors et des durillons. On emploie le suc de la petite et la pulpe de la grande, débarrassée de la pellicule qui la recouvre, un jour l'un, un jour l'autre, jusqu'à guérison.

*
* *

La *Petite Joubarbe*, vulgairement: *vermiculaire, sedon âcre, orpin brûlant*, croît sur les vieilles murailles, dans les lieux secs, pierreux, sablonneux ; ses fleurs sont jaunes, tandis que celles de la Grande Joubarbe sont rougeâtres. Les deux plantes diffèrent d'ailleurs par les dimensions de toutes leurs parties, et par des caractères botaniques très distincts.

Grande Joubarbe.

*
* *

L'*Ombilic* (Ombilicus pendulinus), vulgairement *Hirondelle*, possède les mêmes propriétés que la Grande Joubarbe. — Cette plante grasse se rencontre fréquemment dans le midi de la France, et en Basse-Normandie.

GROSSULARIÉES.

C'est la famille des Groseilles rouges et blanches, des Groseilles à maquereaux et du Cassis.

On sait que les Groseilles sont rafraîchissantes et quel parti on a tiré de leurs préparations sous formes de gelée, de sirop, de confiture. Lorsqu'elles sont mûres, les Groseilles contiennent les acides malique et citrique, du sucre, de la *pectine*. C'est cette dernière substance qui, traitée par la chaleur, sous l'influence des acides et d'un ferment particulier qu'on a nommé *pectose*, s'épaissit et forme ce que nous appelons la gelée de groseille. La pectine se retrouve dans presque tous les fruits acides et sucrés, notamment dans les poires, les pommes, les coings, dans les racines de navets, de carottes.

* * *

Les feuilles de *Cassis* (Ribes nigrum) et les sommités de cet arbuste sont astringentes, toniques et diurétiques. On en fait des infusions fort agréables et désaltérantes.

La liqueur faite avec les fruits de Cassis est stomachique et stimulante. Bouchardat recommande vivement son usage modéré.

OMBELLIFÈRES.

Si les dispositions de fleurs nombreuses, groupées

en ombelles, simulant assez exactement l'aspect d'un parasol de poupée, font reconnaître à priori les plantes de cette famille, il en est tout autrement de ces espèces qui possèdent des caractères d'apparence tellement similaire, qu'il faut quelquefois s'armer d'une loupe pour s'y reconnaître.

Il est difficile, à moins d'une description très minutieuse, et sans une étude spéciale de la famille, de distinguer tous ces végétaux les uns des autres, et d'appliquer à chacun le nom qui lui est propre.

Le suc des Ombellifères est aromatique et excitant, en général. Dans certaines plantes, il est narcotique. Les semences renferment les mêmes propriétés stimulantes, mais à un plus haut degré. Les racines sont sucrées ; quelques-unes sont alimentaires.

Il y a dans la famille des plantes redoutables, tout aussi traîtresses que les Renonculacées. Ce sont les Œnanthes et les Ciguës.

Sanicle.

La *Sanicle* (Sanicula Europæa), plante vivace, est commune dans les bois humides et ombragés. Son nom lui vient du verbe latin *sanare*, guérir. C'est une panacée universelle dans les campagnes.

> Qui a la Bugle et la *Sanicle*
> Fait aux chirurgiens la nique.

A ce titre, la *Sanicle* fait partie des espèces vulnéraires suisses, ou *Falltrank*, dont l'infusion est d'un usage vulgaire dans les chutes et dans beaucoup de maladies très différentes par leur nature.

Les gens de la campagne broient une poignée de

Sanicles, la font infuser à froid pendant une nuit dans un verre de vin blanc, et avalent le liquide exprimé, toutes les fois qu'ils se sentent *génés par le sang*.

Cette plante, légèrement astringente, n'est pas dépourvue cependant de toute propriété ; rangeons-la sur la même ligne que l'*Aigremoine*, l'*Argentine*, et tant d'autres ; mais on se demande comment elle a pu acquérir tant de réputation aux champs.

On peut l'employer dans les hémorrhagies passives, la leucorrhée, la diarrhée, et comme tonique à l'extérieur dans le pansement des plaies des bestiaux, faute d'un agent plus énergique sous la main.

Chardon-Roland.

Plante vivace qui ressemble beaucoup au Chardon ; croît dans les lieux incultes, dans les champs, au bord des chemins (*Eryngium campestre*).

Encore une réputation surfaite. Un tantinet diurétique. Dans certains cantons, sa racine est employée par les pauvres gens comme aliment après l'avoir débarrassée, par l'ébullition, de son principe amer.

Le *Chardon-Roland maritime* (Eryngium maritimum), qui croît en abondance dans les dunes maritimes, est beaucoup plus actif. La décoction concentrée de sa racine s'emploie avec succès dans l'ictère et les engorgements des viscères abdominaux.

Nous avons dû signaler le peu d'énergie de la Sanicle et du Chardon-Roland, afin que les malades ne perdent pas un temps précieux à se gorger de tisanes qui ne peuvent leur apporter grand soulagement.

Les Ciguës.

La *Grande Ciguë* (Conium maculatum) se rencontre dans les lieux frais, les terrains gras et incultes, le long des masures et des haies, sur les décombres, autour des villages et des habitations.

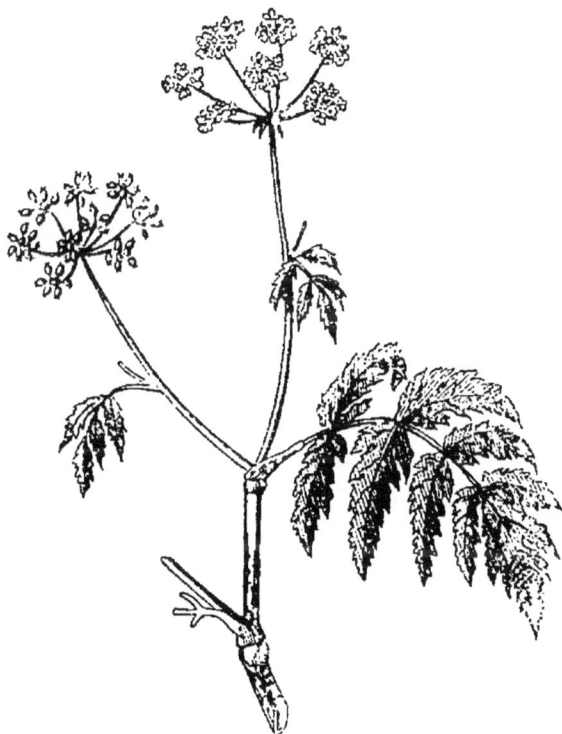

Grande Ciguë.

Sa racine blanche, pivotante, épaisse, de la grosseur du petit doigt, longue de 20 à 25 centimètres, peu ramifiée, est bisannuelle, comme celle de la Carotte. C'est-à-dire que la vie de la Ciguë compte deux années; la première est employée au développement de la racine et d'un bouquet de grandes feuilles radicales, un peu molles, d'un vert sombre, luisantes, très découpées, bi ou tri-fides, assez semblables à celles du persil sauvage. La seconde année produit une tige unique, des fleurs et des graines. La tige s'élève de 1 à 2 mètres, droite, fistuleuse, épaisse, glabre, d'un vert clair, parsemée, surtout à la partie inférieure, de taches pourpre violacé, ou brun noirâtre. — Les fleurs sont blanches, petites, nombreuses, à dix ou douze rayons, en ombelles terminales. — Les fruits ou akènes, courts, presque globuleux, bi-conjugués, se détachent l'un de l'autre, de bas en haut, à maturité, et restent suspendus, par le sommet, à l'extrémité d'une anse filiforme nommée carpophore.

Toute la plante répand, surtout quand on la froisse, une odeur fétide, qu'on a comparée à celle de l'urine du chat.

Les parties usitées sont les feuilles et surtout les semences fraîches.

Cette plante, qui acquit une triste célébrité par la mort de Socrate, est un poison narcotico-âcre violent, paralysant le système nerveux moteur, d'après la classification du professeur G. Sée.

Les Ciguës, les OEnanthes, les Phellandres, plantes appartenant à la même famille, forment un groupe sinistre désigné sous le nom d'*Ombellifères vireuses*.

Depuis le fait historique que nous avons rappelé, la puissance toxique de la Ciguë a été niée avec persistance par beaucoup de praticiens. Dans ces derniers temps, seulement, les progrès de la science, en indiquant la nature du poison, ont confirmé son pouvoir redoutable.

Nous avons remarqué que la grande Ciguë est bisannuelle ; dans la première moitié de sa vie, le poison n'existe pas sous notre climat, de sorte que les feuilles mangées par les bêtes et les gens, pendant cette période, ne peuvent causer aucun accident toxique.

Les principes vénéneux ne se développent que vers la floraison; ils acquièrent leur maximum d'intensité dans les feuilles, et surtout dans les semences, avant la maturité de celles-ci. Après cette période, les poisons répartis dans la plante, à l'état de sels, s'éliminent et disparaissent, sauf dans les fruits, où ils persistent en petite quantité.

Tel est le bilan toxique de la plante sous le climat parisien. Plus au nord, le poison diminue et la plante finit par n'en pas offrir de trace, dans aucune période de son existence. Sous le soleil méditerranéen, la Ciguë reprend toute son énergie, fabrique le poison dès la première année, et en sature ses feuilles, ses tiges et ses graines.

* *

Les alcaloïdes, les glucosides, les sucres, sont des principes immédiats qu'on ne trouve dans les plantes, en quantités appréciables, que quand il y a pléthore de substances alimentaires emmagasinées dans les tissus du végétal. Cet état de richesse se rencontre surtout dans les circonstances suivantes :

1° Lorsque la plante vit sous son climat d'origine. Exemples : la grande Ciguë, le pavot et son opium. Le chanvre, qui fournit dans l'Inde la cannabine ou haschisch, présente encore quelques traces de poison sous le climat d'Angers, mais plus rien en Belgique; tandis que l'anémone est plus violente au Kamtschatka que dans la zone tempérée.

2° Lorsque la plante se trouve dans un milieu favorable à son expansion, que le sol lui convient, que la lumière, ombre ou soleil, et l'eau, humidité ou sécheresse, lui sont distribuées selon son tempérament.

Exemple : la Digitale pourprée, qui veut des rayons de soleil tamisés par les grands arbres, les hautes futaies, où la brise circule; mais qui reste parfaitement exempte de digitaline, quand elle ne voit pas le soleil ou que la branchée l'étouffe.

3° Enfin, avant l'époque où la plante va faire un grand effort de végétation, pour laquelle ses économies seront dépensées.

C'est le temps de la floraison et de la maturation des fruits, pour les plantes annuelles et leurs tiges; à moins qu'il n'y ait plus tard emmagasinage des principes dans la graine. Exemple : la belladone et les Solanées vireuses.

Dans la canne à sucre, le maximum de richesse saccharifère se constate avant le développement floral de la tige.

Les plantes bisannuelles ont fait leur approvisionnement dans la racine, à la fin de la première année. Exemple : la betterave, sa racine et son sucre.

Enfin les plantes vivaces, sous notre zone tempérée, emmagasinent pendant l'automne et l'hiver, dans toutes les parties vivantes du végétal, pour la poussée du printemps. C'est l'histoire des racines qu'on récolte en automne. Laissées en terre, quand viendra le temps doux, elles se videront de leurs principes immédiats qui concourront à la formation des feuilles, des fleurs et des tissus du végétal.

Les poisons de la Ciguë sont des alcaloïdes volatils. Cette dernière qualité explique, tout de suite, les mécomptes que la Ciguë a dû produire en thérapeutique, et le peu de confiance que doit inspirer une médication basée sur une substance qui file, sans qu'on puisse la retenir.

Cette plante, même à son maximum de virulence, produit des effets divers chez les animaux. Les chèvres et les moutons la mangent impunément. Les étourneaux se nourrissent de ses graines. Le lapin qui se pourlèche des feuilles de la *belladone*, si redoutable pour l'homme, est frappé de mort immédiate par quelques centigrammes d'extrait de Ciguë. Les bœufs, les chiens et la plupart des carnivores éprouvent tous les symptômes d'un empoisonnement grave, et succombent si la dose absorbée est suffisante.

Matthiolle rapporte que des ânes ayant brouté de la Ciguë tombèrent dans un état léthargique si profond, qu'on les crut morts ; ils ne donnèrent signe de vie, en bêtes intelligentes, que lorsqu'on attaqua leur peau pour les écorcher. Le cheval est incommodé par la Ciguë, mais non mortellement.

Le docteur Burggraeve, qui s'est fort occupé de l'action thérapeutique de certains alcaloïdes et dont le talent prodigieux d'observation a rendu d'éminents services à la science médicale, définit ainsi l'intervention de la *cicutine*.

« Son action toxique est nulle, dit-il, tandis que la Ciguë sauvage peut produire le délire, la stupeur, la syncope et même la mort. Chez les anciens, elle servait aux empoisonnements juridiques. Depuis lors, cette plante est singulièrement déchue de sa réputation......... Les auteurs de matières médicales ont tort de prétendre que le principe toxique de la Ciguë, est l'acaloïde (*la conicine*), tandis que c'est le principe calmant. En effet, elle calme les douleurs lancinantes, ce qui a pu faire croire que la Ciguë était le remède du cancer. On sait à quoi s'en tenir sur cette prétention ! »

La Ciguë encore mal étudiée, et dont l'analyse est

à refaire ou à compléter, renferme effectivement d'autres principes actifs. Nous pouvons les citer dès maintenant :

1° La *méthylconicine*, alcaloïde non oxygéné, liquide et volatil comme la *conicine*, ou *cicutine*, d'une densité plus faible que celle de l'eau, peu soluble dans ce dissolvant, mais en suffisante quantité, cependant, pour lui communiquer une forte réaction alcaline.

2° La *conhydrine*, troisième alcaloïde, solide et volatil, qui se trouve en forte proportion dans les fleurs.

Il résulte de l'observation de tous ces faits que l'étude chimique des Ciguës est fort incomplète et leurs principes actifs peu connus et mal définis.

En résumé, si dans l'état actuel de nos connaissances le groupe offre peu de ressources à l'art de guérir, la prudence exige que nous le mettions à l'index dans nos jardins et dans nos pâturages.

La *Petite Ciguë* (Æthusa cynapium), vulgairement : Ciguë des jardins, *faux Persil*, *Ache des chiens*, croît dans les terres cultivées, dans nos jardins, avec le Persil qui lui ressemble beaucoup ; elle a causé plus d'une méprise funeste et possède les mêmes propriétés vénéneuses que la grande Ciguë.

La *Ciguë vireuse* (Cicuta virosa), vulgairement : *Ciguë aquatique*, croît dans les eaux stagnantes, sur les bords des étangs du nord et de l'est de la France, principalement. Elle est rare dans l'Ouest. On ne la trouve, paraît-il, ni dans le Péloponnèse, ni en Grèce ; ce n'est donc pas elle qui a fait mourir Socrate. Mais elle en eût été bien capable, car c'est la plus violente de toutes les Ciguës. A l'encontre de celles que nous avons décrites, celle-ci semble se gorger de plus en plus de poisons à mesure qu'elle remonte vers le Nord. Dans la Suède, en Norwège, en Laponie, on a fréquemment l'exemple de nombreux empoisonnements, suivis

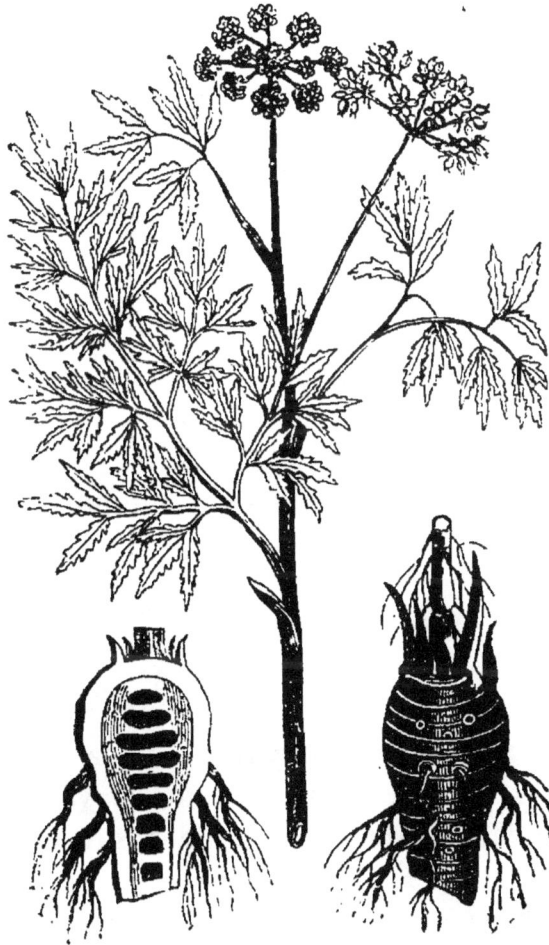

Ciguë vireuse.

de mort, parmi les bœufs, les rennes, les animaux de basse-cour, pour avoir mangé quelques feuilles de Ciguë vireuse.

Toutes les Ciguës sont employées pour faire des cataplasmes résolutifs.

Les symptômes de l'empoisonnement par les Ciguës peuvent se résumer ainsi, d'après Wepfer : sécheresse à la gorge, soif ardente, douleurs à l'épigastre, éructations, vomissements, cardialgie, respiration brève, petitesse et fréquence du pouls, serrement tétanique des mâchoires, convulsions, assoupissement ou délire furieux, défaillances, froid des extrémités, mort.

Contre-poisons. — Provoquer l'expulsion du poison par les vomitifs : eau tiède, titillations de la luette; émétique (5 centigrammes), ou poudre d'ipécacuanha (6 décigrammes), ou racine de violette.

Le traitement secondaire sera indiqué à l'article *Belladone*. C'est le même à suivre.

Œnanthes.

Les *Œnanthes*, tribu dangereuse de la famille des Ombellifères, comptent une dizaine de vauriens qui vivent tous dans les prairies humides, sur le bord des ruisseaux, des fossés et des étangs.

Parmi ces espèces, trois sont essentiellement vénéneuses, et toutes les autres plus ou moins malfaisantes ou inutiles ; cependant deux sont comestibles.

Les trois plantes vraiment redoutables sont : l'*Œnanthe Safran* (Œnanthe crocata), à gros tubercules allongés, fasciculés.

L'*Œnanthe Phellandre*.

L'*Œnanthe fistuleuse* (Œnanthe fistulosa), Persil des

marais, dont la racine est fibreuse, rampante, avec quelques tubercules allongés.

Leurs racines, légèrement pressées, laissent échapper un suc jaunâtre, aromatique et vireux, à odeur rappelant la carotte, qui ne doit être manié qu'avec précaution. Le principe éminemment toxique contenu dans ce suc résineux n'a pas été isolé. Ce que l'on sait, c'est qu'il est des plus dangereux. Un morceau de racine, de la grosseur d'une noisette, peut tuer un homme dans une heure ou deux. On a des exemples de feuilles mangées en salade, prises pour du persil ou du céleri, ayant causé la mort en peu de temps.

L'application de l'*OEnanthe Safran* à l'extérieur a occasionné des empoisonnements. On cite,

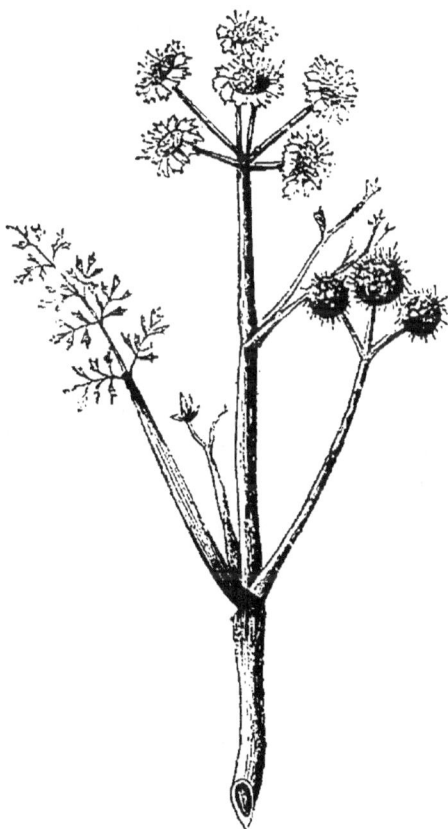

OEnanthe.

parmi beaucoup d'autres, le cas arrivé à Bayonne. Trois individus eurent la funeste idée de s'en frotter la peau pour se guérir de la gale; deux moururent en quelques heures. Mais l'histoire suivante pourrait réconcilier cette même *OEnanthe Safran* avec l'humanité. Un pauvre diable, attaqué de la lèpre, à qui on avait conseillé le suc de *berle*, avala, dans son ignorance, celui de l'Œnanthe. Il éprouva des accidents violents ; mais il persista, ressentit de l'amélioration, et finalement fut guéri. Si le fait se renouvelait, cette plante deviendrait un trésor pour les pays où le terrible mal sévit encore.

L'*Œnanthe fistuleuse* ne paraît pas moins redoutable. Vacher rapporte que, sur dix-sept soldats qui avaient mangé de cette plante, trois périrent, l'émétique sauva les autres. Le même moyen fut utilement employé dans le même cas, pour d'autres militaires, dont un seul mourut, sur trente-six malades.

La ressemblance des racines d'Œnanthe avec le panais a presque constamment été cause de toutes ces méprises funestes.

Nos animaux herbivores éprouvent les mêmes accidents mortels. Ces racines, laissées maladroitement à la portée des bestiaux, à l'époque du nettoyage des fossés, causent tous les ans des pertes sensibles, surtout dans l'espèce bovine.

Les symptômes de l'empoisonnement, chez l'homme, sont les suivants : vive douleur au gosier, à l'estomac, à l'épigastre ; nausées, déjections abondantes, vertiges ; pouls fort, fréquent, petit quelquefois ; éblouissements, délire ; perte de connaissance ; resserrement des mâchoires ; taches rosées, irrégulières, sur la face, la poitrine et les bras.

Contre-poisons. — Faire vomir le plus promptement possible par tous les moyens. Puis suivre la méthode pour l'empoisonnement par la belladone.

*
* *

Bien qu'on ait travesti les plus violents poisons en
médicaments héroïques ; exemple : l'arsenic, le curare, la strychnine, l'aconit, la belladone, l'acide prussique, la médecine a laissé l'OEnanthe sans emploi.
Peut-être est-elle d'avis que son arsenal de drogues
est assez complet.

Un jour, quelque novateur en quête d'un remède
secret (un moyen toujours neuf de gagner beaucoup
d'argent) essayera une réhabilitation. Il trempera sa
vaillante plume dans l'encre Mousson, et annoncera
au monde attentif, par une réclame bien sentie, que
le principe de l'*OEnanthe* a été isolé pour le grand
soulagement de la pauvre humanité. Ce principe, un
alcaloïde cristallisable, qu'il nommera *crocatine*, en-
lèvera, comme avec la main, la dysurie, la gravelle,
les scrofules, les hémorrhoïdes, l'asthme, l'épilepsie,
la rétention d'urine..... etc.

C'est effectivement à diverses sauces et pour la guérison de tous ces maux que les anciens préparaient
leur OEnanthe, aujourd'hui délaissée.

L'*OEnanthe pimpinelloïde* a des tubercules féculents,
d'une saveur douce et agréable, de la grosseur d'une
noisette. Cette plante est plus petite que les OEnanthes
vénéneuses ; la tige, moitié moins volumineuse, est à
folioles linéaires. Elle n'a aucun suc surabondant. Les
tubercules, ovoïdes allongés, blancs, farineux, sans
odeur et douceâtres, affleurent la terre.

On cite encore deux espèces inoffensives : l'*OEnanthe
peucedanifolia* et l'*OEnanthe approximata*.

Berce.

La *Berce* (Heracleum sphondylum), qui aime les pays froids, croît en abondance dans les bois, les champs et les prés de nos contrées du Nord et de l'Ouest. Les vaches, les chèvres, les moutons, les ânes et les

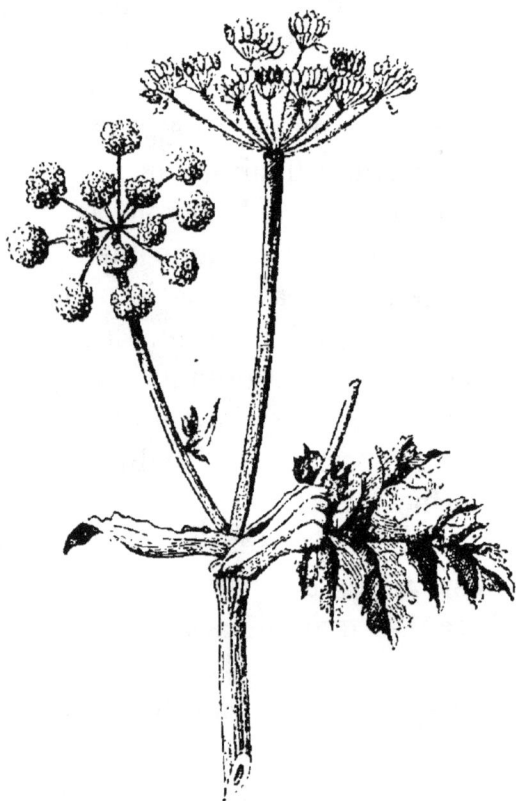

Berce.

lapins la broutent. Les chevaux la négligent. Les plus savants agronomes l'indiquent comme une plante à fourrage dont on pourrait tirer grand parti. Sa racine, ses feuilles et ses tiges, comme celles du panais, sont pour les vaches à lait une excellente nourriture.

La Berce n'est pas une plante inerte ; ses effets thérapeutiques méritent d'être étudiés. Le fruit est stimulant. Un médecin allemand l'a proposé comme succédané du poivre de cubèbe. On dit que le suc détruit la vermine et pourrait être employé, comme le jus de tabac, pour nettoyer les plantes attaquées par les pucerons et autres insectes.

Berle.

Cette plante vivace (*Sium angustifolium*), très commune, croît dans les ruisseaux, les fossés humides, sur le bord des fontaines et des étangs.

Parties usitées : les racines et les feuilles.

La Berle jouit, à peu près, des mêmes propriétés que l'ache et le cresson. Les graines, d'une odeur aromatique très prononcée, et d'une saveur piquante, sont plus actives que les racines. Excellent diurétique. On lui associe, avec avantage, les sucs de cresson, de pissenlit, de fumeterre.

Les racines de la *Berle à larges feuilles* (Sium latifolium), non nuisibles au printemps, sont, paraît-il, très délétères en automne. Elles produiraient, chez l'homme et les animaux, de l'anxiété, des vertiges et du délire.

La *petite Berle* (Sium nodiflora), qui se rencontre souvent parmi le cresson, est diurétique.

Ache et Céleri.

L'Ache cultivée est devenue Céleri. Comme il arrive presque toujours, la plante soignée au potager a pris du développement et perdu de son énergie native.

Cependant elle a conservé la réputation d'un stimulant énergique.

Les feuilles d'Ache sont très usitées dans la médecine domestique. Leur décoction dans du lait est em-

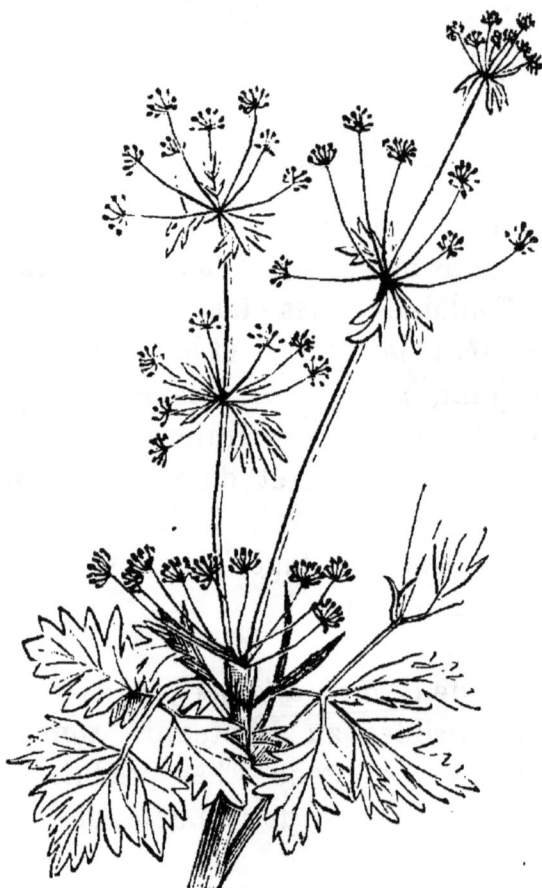

Ache.

ployée contre le catarrhe pulmonaire, l'asthme humide, l'extinction de voix. On applique ces mêmes
feuilles en cataplasme, sur les contusions, les humeurs
froides, les engorgements laiteux du sein.

Le suc d'Ache en gargarisme est antiscorbutique.

Les Romains, qui estimaient beaucoup la senteur de l'Ache, tressaient des couronnes avec ses feuilles, et ils en ornaient, contraste bizarre, la tête de leurs convives et les tombeaux des morts qu'ils regrettaient.

Persil.

Plante bisannuelle, cultivée dans les jardins pour l'usage culinaire, croît à l'état sauvage en Provence. C'est le grand régal des moutons, des lièvres et des lapins, la mort pour les perroquets et quelques autres oiseaux.

Parties usitées : la racine, les feuilles et les graines.

La racine du Persil figurait dans les anciennes pharmacopées, au nombre des cinq racines apéritives majeures. Elle a toujours été considérée comme stimulante, diurétique et diaphorétique. Ces diverses propriétés résultent de l'excitation qu'elle exerce sur l'appareil urinaire. On l'emploie, par conséquent. dans les engorgements des viscères abdominaux, l'hydropisie, surtout dans l'anasarque, l'ictère, la gravelle, la leucorrhée, l'aménorrhée atonique, etc.

Le Persil était employé depuis longtemps comme fébrifuge, lorsque des recherches récentes (1855) sont venues attester cette propriété.

Homolle et Joret ont découvert, par une circonstance fortuite, que la semence du Persil était, dans ce cas spécial, beaucoup plus efficace que les feuilles et les racines.

Pour faciliter l'administration du remède, ils ont cherché le principe actif, et ont isolé l'*apiol.*

A la dose de 50 centigrammes à 1 gramme, ce principe détermine une excitation légère, rappelant celle du café, un sentiment de force et de bien-être, avec chaleur épigastrique passagère.

Une dose plus élevée, 2 à 4 grammes, produit une véritable ivresse, étourdissements, titubations, vertiges, sifflements d'oreilles, céphalalgie frontale, et tout le cortège symptomatique d'une forte dose de quinine absorbée. C'est un rapprochement remarquable entre ces deux agents.

L'apiol présente les caractères des médicaments appartenant à la classe des toniques, c'est-à-dire portant leur action sur l'ensemble des fonctions dites organiques, ou de nutrition, pour élever le diapason, sans provoquer de phénomènes toxiques, ou seulement fâcheux.

Sur 43 fiévreux soumis au traitement apiolique par Homolle et Joret, 37 ont guéri sans rechute.

De ces 43 fiévreux, 21 étaient atteints de fièvre intermittente quotidienne; 18 de fièvre tierce; 4 de fièvre quarte.

Cinq fièvres quotidiennes et une fièvre quarte ont résisté au traitement, bien qu'il y ait eu des modifications profondes dans l'intensité des accès.

L'apiol est encore un puissant emménagogue. Dans les circonstances très nombreuses où Homolle et Joret l'ont administré à ce titre, il a presque constamment réussi, sans qu'on ait enregistré un seul accident consécutif, et cela *dans aucun cas*.

A l'extérieur, les feuilles du Persil sont résolutives. On les applique sur les engorgements laiteux des mamelles, les contusions, les ecchymoses, seules ou broyées avec de l'eau-de-vie.

A la campagne, on se sert avec succès, dans les engorgements scrofuleux et les abcès froids, d'un cataplasme fait de Persil et de limaçons pilés dans un mortier jusqu'à consistance d'onguent. On étend sur de la filasse ; on renouvelle tous les jours.

L'application sur les piqûres d'abeilles des feuilles de Persil hachées dissipe rapidement la douleur et l'inflammation.

Contre les douleurs de dents, le Persil broyé avec un peu de sel et introduit en forme de boulette, dans l'oreille du côté malade, réussit très souvent, par un effet révulsif que la pratique constate quelquefois.

Enfin, voici un remède populaire contre la gangrène, les ulcères gangréneux et putrides :

Suc de persil..............	3 cuillerées à bouche.
Sel de cuisine pulvérisé.....	1 — —
Poivre moulu..............	1 — —
Vinaigre très fort..........	500 grammes.

Faites macérer pendant huit jours. Imbibez de ce mélange des compresses ou de la charpie pour appliquer sur la partie malade. Renouvelez fréquemment.

En résumé, les tempéraments lymphatiques, nerveux, les débilités et les anémiques peuvent assaisonner leurs mets et manger du Persil à bouche que veux-tu.

Les gens sanguins, mais il n'y en a plus, doivent modérer son usage.

*
* *

Êtes-vous friand du plaisir de fusiller un lapin à l'affût? Semez des graines de Persil dans une clairière à votre choix. Puis, par un beau clair de lune, tenez-vous coi, sous le gaulis, à 30 mètres, l'oreille au guet, le doigt sur la gâchette. Si vous êtes en grâce auprès de saint Hubert, vous ne tarderez pas à faire le coup de feu. Visez juste, et bonne chance '

* *

L'étude médicinale des Ombellifères touche à sa fin ; il nous reste à examiner quelques espèces aromatiques très connues des distillateurs, des cordons bleus, et le menu fretin.

L'histoire de ces plantes sera courte, leur monographie appartient évidemment aux Manuels du liquoriste et du parfait cuisinier.

Cerfeuil.

Le *Cerfeuil* de nos jardins est une plante annuelle qui possède les vertus, mais très réduites, du persil. C'est un léger stimulant.

Les paysans du Nord se servent des feuilles, en topiques, avec des succès bien constatés, dans l'ophthalmie et la photophobie scrofuleuse.

Le *Cerfeuil sauvage* ou *persil d'âne* (Chœrophyllum sylvestre), qui se rencontre dans les prés, les haies et les endroits couverts, est une plante délétère, à la manière des poisons âcres.

Le *Cerfeuil tacheté* (C. temulum) jouit des mêmes propriétés et possède une action narcotique.

Le *Cerfeuil bulbeux* (C. bulbosum) est une variété du précédent, mais tout à fait inoffensive, qui pourrait devenir par la culture une plante alimentaire.

Anis.

Plante annuelle qui croît spontanément dans l'Égypte, la Turquie, la Sicile, l'Italie. Cultivée en France, principalement en Touraine, et dans les départements méridionaux.

Ses fruits font la base de liqueurs renommées, l'anisette, l'absinthe, le vespétro. Les confiseurs français les enrobent dans du sucre pour en faire des dragées. Dans quelques pays du Nord on les introduit dans le pain ; en Angleterre, dans certaines pâtisseries.

L'Anis entrait dans un nombre fort respectable de vieux médicaments, parmi lesquels nous citerons : le sirop d'Érysimum composé, le sirop d'armoise, la thériaque, les pilules de Morton, les grains écossais d'Anderson, etc.

L'Anis est considéré comme stimulant, stomachique, carminatif, diurétique. On l'emploie dans la débilité des voies digestives, les flatuosités, les coliques flatulentes et spasmodiques, les tranchées des enfants, la dyspepsie, les céphalalgies nerveuses et celles qui paraissent dépendre d'un mauvais état des voies digestives, les vertiges, les éblouissements et tous les troubles nerveux du cerveau et des sens.

Il faut néanmoins distinguer dans les affections du tube digestif qui produisent les flatuosités, les coliques, la dyspepsie et le reste, celles qui sont essentiellement sous la dépendance de l'irritation fixe de la muqueuse, de celles qui sont atoniques ou nerveuses. Dans les premières, les excitants ou échauffants, tels que l'Anis, l'angélique, le fenouil, la menthe, etc., sont évidemment nuisibles ; tandis que dans les secondes ils sont d'une efficacité qui justifie leur réputation, et notamment l'Anis.

Trousseau et Pidoux rapportent qu'ils ont vu des nourrices calmer les coliques de leurs nourrissons, en buvant elles-mêmes une infusion d'anis. Leur lait accusait l'odeur aromatique de cette plante avec une intensité prononcée.

L'Anis étoilé ou *Badiane*, originaire de la Chine,

dégage une odeur aromatique plus suave. Son essence jouit de toutes les propriétés de notre Anis.

Coriandre et Aneth.

La *Coriandre* croît spontanément en Italie et en Espagne; elle s'est naturalisée en France, dans le voisinage des endroits où on la cultive.

La plante fraîche exhale une odeur forte, désa-

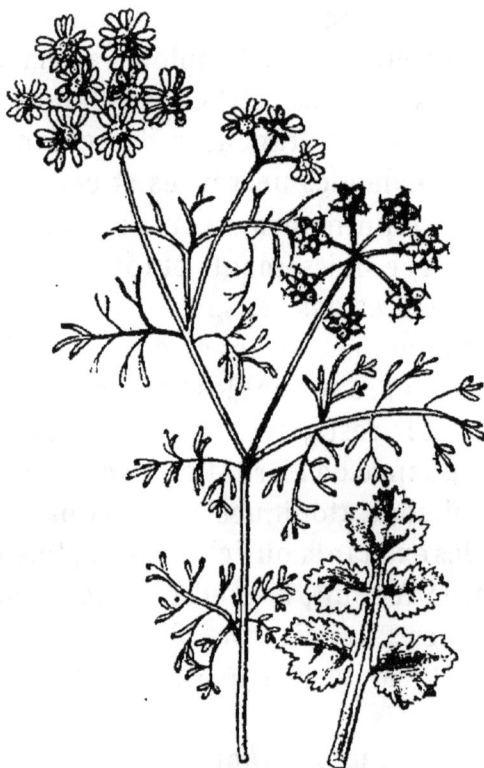

Coriandre.

gréable, rappelant celle de la punaise, et qui, dit-on, n'est pas sans danger. Mais la dessiccation fait disparaître sa propriété narcotique et transforme sés émanations vireuses en un parfum aromatique.

Les semences de la Coriandre, d'une saveur forte et piquante, sont stimulantes et carminatives. On les emploie dans les mêmes cas que l'Anis.

Si l'on en croit les médecins grecs et arabes, le suc extrait des feuilles vertes de cette plante serait aussi vénéneux que celui de la Ciguë.

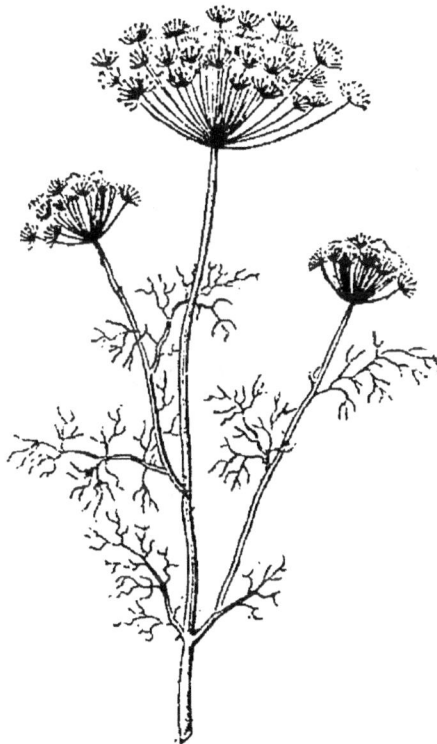

Aneth.

Il est probable qu'il renferme, comme cette plante, un alcaloïde volatil, qui n'a pas été isolé.

L'*Aneth*, plante annuelle cultivée dans nos jardins, dans le midi de l'Europe et en Orient, comme condiment. Odeur aromatique plus forte et moins agréable que celle du fenouil. Mêmes propriétés.

Fenouil.

Croît en France, en Italie, dans les terrains pierreux, les décombres. Exhale une odeur aromatique agréable, très prononcée ; saveur vive et piquante.

Le Fenouil est excitant. On peut, à ce titre, l'employer dans toutes les affections qui réclament l'action des toniques diffusibles. Ce que nous avons dit de l'Anis peut lui être appliqué.

Hippocrate et Dioscoride ont recommandé le Fenouil pour activer la sécrétion du lait, mais il en porte le goût.

Carvi.

Plante bisannuelle, croît dans les prairies des départements méridionaux de la France. Presque tous les bestiaux en sont friands.

Cultivé dans nos jardins, le Carvi perd une grande partie de son âcreté naturelle ; la racine devient plus volumineuse, plus succulente ; la graine plus grosse, plus huileuse, exhale un arome et acquiert une saveur plus agréable.

Parties usitées : les fruits ; quelquefois la racine.

Le fruit, d'une odeur aromatique analogue à celle du fenouil, d'une saveur chaude, piquante, rappelant celle de l'anis, contient environ la vingtième partie de son poids d'une huile essentielle ; de plus, un extrait muqueux sucré.

L'huile, qui s'obtient par distillation, se dédouble en deux essences, le *carvol* et le *carvène* qui porte l'odeur agréable.

Les paysans suédois et allemands assaisonnent avec les fruits du Carvi leurs soupes, leurs ragouts, le pain et le fromage ; ils les emploient comme condiment dns la confection du *Sawerkraut*, un mets de haut gût dont la base est le chou, utilisé comme provisior de

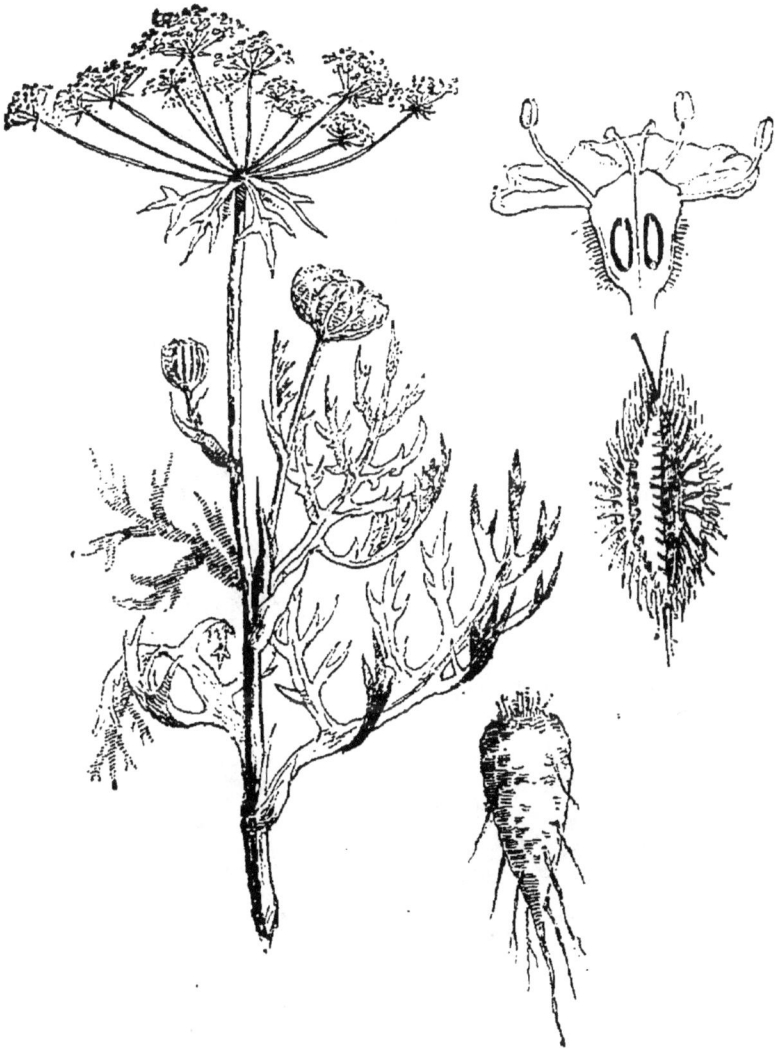

Famille des Ombellifères. La Carotte.

bouche dans les voyages maritimes. Les Anglas introduisent les graines de Carvi dans les pâtisserie, les confitures ; les confiseurs les enrobent de sucr:, pour confectionner des dragées de dessert. Nos liqu(-

ristes les font entrer dans la préparation de l'*huile de Vénus* et autres liqueurs renommées.

Dans le Nord, on mange la racine adoucie par la culture, comme celle du panais et de la carotte.

Les fruits du Carvi possèdent à peu près les mêmes propriétés médicinales que ceux de l'anis et du cumin. On les emploie dans les mêmes circonstances.

Angélique.

L'*Angélique* (Angelica archangelica) croît spontanément dans la Suède, la Norwège, la Suisse, l'Au-

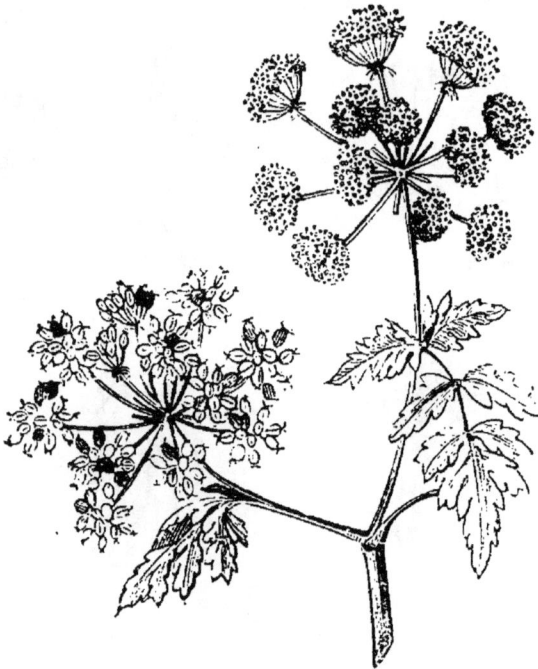

Angélique.

triche, sur les versants des Alpes et des Pyrénées, et le long des fleuves qui avoisinent ces montagnes. On la rencontre, mais plus rarement, en Belgique, sur les bords de l'Escaut. Cultivée dans les jardins où elle se sème d'elle-même.

Pour obtenir une belle végétation, de beaux sujets s'élevant à plus de 2 mètres, il est nécessaire de confier à la terre les graines délicates aussitôt qu'elles sont mûres. Les tiges qui en proviennent, bien développées, tendres et franches, coupées en mai, prolongent l'existence de la plante, ordinairement bisannuelle, pendant trois ou quatre années.

Parties usitées : la racine, les tiges et les fruits ; rarement les feuilles.

L'Angélique possède une odeur fort aromatique, une saveur piquante, un peu amère.

Par l'incision des tiges et du collet de la racine, faite au commencement du printemps, découle un suc gommo-résineux, exhalant un arome spécial. Ce suc pourrait remplacer le musc et le benjoin. Les racines fermentées et distillées fournissent une liqueur qui entre dans la composition de la chartreuse, de la trappistine et forme la base de l'eau-de-vie d'Hendaye.

Les tiges sèches donnent environ 10 p. 100 de potasse.

Au point de vue médical, l'Angélique est tonique, excitante, stomachique. Elle est très utilisée dans l'atonie générale, celle des organes digestifs en particulier.

« Après ce que nous avons dit de l'anis, ont écrit Trousseau et Pidoux, il y a peu de chose à ajouter sur l'Angélique, si ce n'est qu'elle a, de plus que lui, des propriétés toniques qui la rendent plus recommandable dans les affections muqueuses, les fièvres catarrhales laissant après elles une si profonde lan-

gueur de l'estomac, une tendance interminable à cette
sécrétion blanchâtre et pultacée qui tapisse alors la
muqueuse buccale, et dont la présence est tout à la
fois cause et effet de cette inertie désespérante des
forces digestives qui entraîne des convalescences
interminables. L'infusion des jeunes tiges d'Angélique
rendra alors de grands services. »

« L'Angélique, dit Roques, est surtout un excellent
remède pour les vieux goutteux qui digèrent péni-
blement et sont tourmentés par des flatuosités. »

« Si cette plante, dit Bodat, avait le mérite d'être
étrangère, elle serait aussi précieuse pour nous que le
ginseng l'est chez les Chinois, elle se vendrait au poids
de l'or. »

Voici la composition que Chaumeton faisait prendre
à ses malades, atteints de fièvres typhoïdes et ady-
namiques :

Racines d'angélique coupées en tran- ches minces......................	500 grammes.
Faites infuser dans l'eau............	1 litre.

Ajoutez :

Sirop de vinaigre..................	100 grammes.
Huile volatile de citron............	10 gouttes.

L'*Angélique sauvage* ou *des bois*, qui croît en abondance dans nos prairies un peu humides, dans les
lieux ombragés, sur les bords des fossés et des ruisseaux, diffère de la précédente par des proportions
amoindries dans toutes ses parties, et sa tige peu rameuse. Les feuilles sont blanches et les ombelles, 25 à
30 rayons, très étendues. Ses propriétés sont loin
d'atteindre celles de l'A. archangélique. En Suède, on
se sert de la graine pulvérisée pour détruire les poux.

Les tanneurs et les mégissiers ont reconnu à cette

espèce une propriété qui devrait être étudiée, analogue à celle de l'écorce de chêne.

Peucédane.

Cette plante du midi de l'Europe croît naturellement en Bourgogne, en Provence, en Languedoc, dans les bois, les taillis, les prés.

Sa racine contient un suc gommo-résineux, d'une odeur forte et vireuse, qui s'extrait par des incisions pratiquées à la surface. Les anciens faisaient épaissir ce suc au soleil et l'avaient en grande estime. Ses propriétés médicales contre l'hypocondrie, l'épilepsie, la paralysie sont vantées par Pline et Dioscoride.

Aujourd'hui la médecine n'en tire aucun parti. On doute même que notre Peucédane soit celle des anciens.

Le *Peucedanum pratense* est une variété très commune qui vit dans les prairies humides du nord de l'Europe.

CAPRIFOLIACÉES

Le *Sureau* (Sambucus nigra) fait partie constituante de nos haies qu'il garnit peu, il est vrai, mais ses branches sont robustes et respectées, ainsi que ses feuilles, par les animaux que l'arbuste est chargé de retenir prisonniers. On dit que les fleurs tuent les dindons et que les baies sont funestes aux poules. Ces mêmes fruits sont cependant le régal des grives, des moineaux, et surtout des merles, dont la chair est alors détestable.

Les chenilles n'attaquent pas les feuilles de Sureau ; aussi les a-t-on conseillées pour protéger et couvrir les plantes dévorées par les insectes.

Les fleurs séchées à l'ombre ou introduites fraîches dans les vêtements d'hiver, les préservent des teignes qui dévorent les laines et les fourrures pendant l'été et l'automne.

La seconde écorce du Sureau, à l'état frais, est la partie la plus active de la plante. Prise à l'intérieur, elle est purgative. Dose : 20 grammes en décoction dans 500 grammes d'eau. On a constaté qu'une forte dose peut produire des vomissements, puis un état de débilité et de somnolence indiquant la présence d'un narcotique.

Les fleurs jouissent des mêmes propriétés, mais à un moindre degré.

Dans le Bordelais, on emploie le sachet de fleurs de Sureau à feuilles frisées pour communiquer aux petits vins blancs la saveur du crû de Sauterne.

On a employé l'écorce et les fleurs en décoctions et en cataplasmes résolutifs et détersifs.

L'*Hièble* (Sambucus ebulus) jouit des mêmes propriétés que le Sureau ; c'est un purgatif drastique, un sudorifique, un diurétique.

Le *Lierre grimpant* (Hedera helix) laisse découler de son tronc, quand il est vieux, une gomme-résine, l'*hédérine*, qui paraît réunir toutes les propriétés de la plante.

Les feuilles et les baies de Lierre ont une saveur amère et nauséeuse ; prises à l'intérieur, elles sont éméto-cathartiques. Leurs décoctions dans l'eau ou le vin ont été vantées comme résolutives et détersives, pour le pansement des ulcères atoniques et de l'érysipèle.

RUBIACÉES

Bien que le Café ne soit pas une plante indigène, nous ne pouvons cependant le passer sous silence, à cause de la grande importance qu'il a prise dans l'hygiène et l'alimentation.

Pendant des milliers d'années, les hommes ont ignoré ses mérites, et la date de sa popularité est récente. Cependant, la graine de l'humble arbuste est devenue l'un des objets de trafic les plus importants parmi les produits qui occupent l'activité humaine.

Des millions de bras travaillent à sa culture. Le Café remue des monceaux d'or ; des flottes nombreuses et des armées de marins vont le distribuer à tous les bouts du monde. Les peuples des zones brûlantes cherchent dans son usage la force des muscles et l'énergie du cœur. Les pâles habitants des régions glacées boivent dans son infusion un chaud rayon du soleil. Tous s'empressent de demander à la petite graine l'oubli des pensées importunes, la joie dans le rêve, l'illusion du lendemain. Quel être humain n'a pas besoin de café ?

La date de son entrée dans le monde remonte au quinzième siècle, mais on ignore l'heureux initiateur qui s'avisa le premier d'incendier sa tête et son cœur avec la graine de Moka. Ce que nous savons, c'est que le Café fit sa première apparition à Paris sous Louis XIII, sans grand succès. Louis XIV détestait le Café, et cette aversion qu'il était, dès lors, de bon goût de partager, avait fait tomber le nouveau brouet dans un discrédit absolu. On connaît la plaisanterie de Mme de Sévigné, un bas-bleu du temps ; malgré son affirmation, le Café et Racine sont restés.

La réputation du Moka s'en allait donc noyée dans le vin et dans l'oubli, lorsque Louis, quinzième du nom, qui aimait le Café avec passion, le remit en honneur. C'est à partir de son règne que les établissements où l'on absorbe son infusion, commencèrent à se multiplier.

Dans la première édition des *Curiosités de Paris*
(1785), Dulaure dit, en parlant du café : « Rien n'est

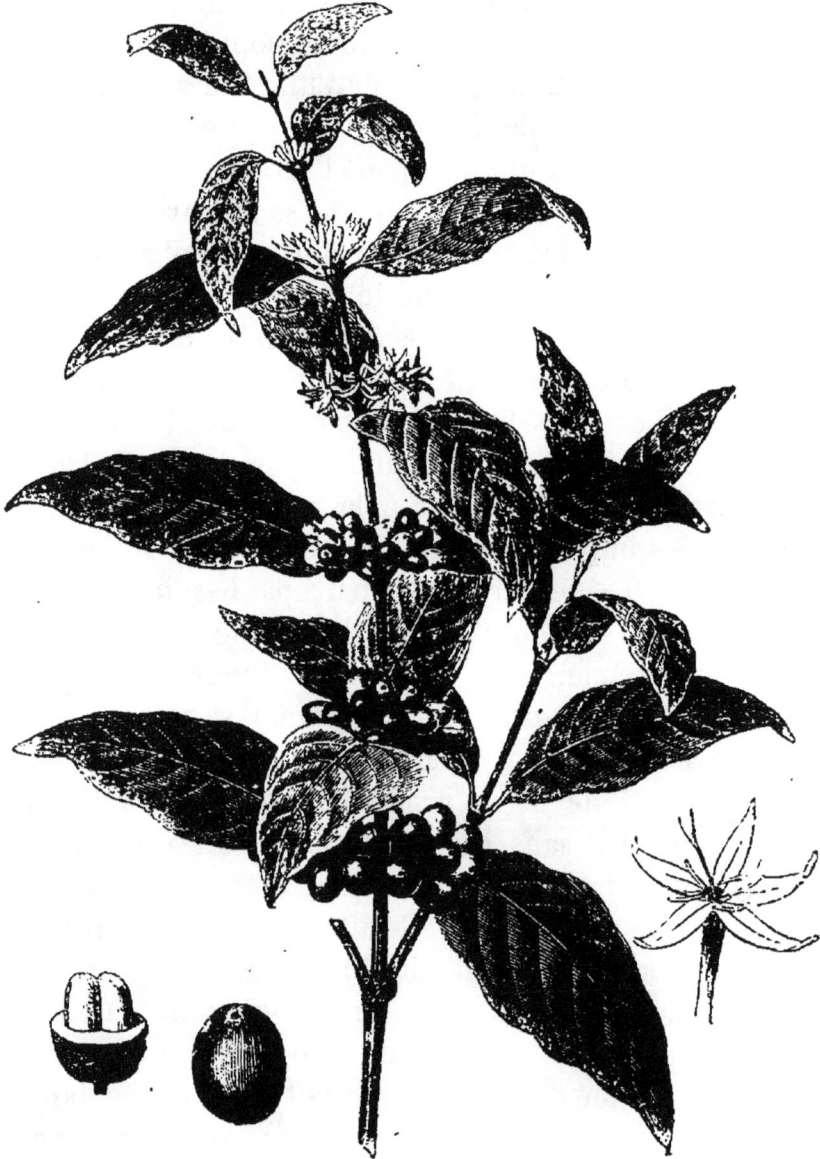

Rameau du Caféier.

plus commode, plus satisfaisant, pour un étranger,
que nos salons proprement décorés, où il peut, sans

être tenu à la reconnaissance, se délasser de ses cour-
ses, lire les nouvelles politiques et littéraires, s'amu-
ser à des jeux honnêtes, se chauffer gratis en hiver et
se rafraîchir à peu de frais en été; entendre la con-
versation quelquefois curieuse des nouvellistes, y par-
ticiper et dire librement son avis, sans crainte de bles-
ser le maître de la maison. »

Dès cette époque, il y avait six cents cafés à Paris.
On citait, parmi les plus renommés, le café de la Ré-
gence, qui dut son nom aux joueurs d'échecs. Il y
avait une telle affluence pour voir jouer J.-J. Rousseau,
qui cependant était d'une force très médiocre, que le
lieutenant de police était obligé de faire garder la
porte par des sentinelles.

En face la porte Saint-Michel, au coin de la rue
Saint-André-des-Arts, existait autrefois le café Cuisinier. On y montrait la table sur laquelle Bonaparte,
alors qu'il n'était qu'officier d'artillerie, avait l'habitude de prendre le café.

Telles sont, en abrégé, l'histoire et les vicissitudes
du Café, chez nous. Ses débuts ont été pénibles. Mise à
l'index par les fanatiques, vantée par les fervents, ca-
lomniée par le vulgaire, plaisantée par les gens d'esprit,
la petite graine originaire de l'Yémen a fini par s'im-
poser à toute la terre.

En France et dans les pays libres, les établissements
où se débite l'infusion du Moka sont une branche de
la puissance législative, des Chambres au petit pied. On
y traite toutes les grandes questions politiques. La
paix et la guerre se décident entre deux demi-tasses;
leur influence fait ou défait les cabinets; bâtit ou
détruit les renommées.

Les généraux sont mandés à la barre des consommateurs, pour avoir mal commandé les armées, livré

bataille en temps inopportun, lâché pied devant l'ennemi.

On professe au café la stratégie, l'économie politique ; la diplomatie, les finances et le commerce sont des sciences connues de toute la galerie.

Le plus mince village possède au moins une de ces officines politiques où les opinions contradictoires sont obligées de se réunir, comme ces religions qui, dans certain pays voisin, n'ont qu'un temple pour abriter les communions ennemies.

*
* *

Le Café non torréfié renferme, outre la cellulose, la glucose, la dextrine et quelques substances inertes, des matières grasses (10 à 13 p. 100), du tannin, de la légumine et de la caféine.

La matière grasse est une huile non volatile, blanche, inodore, insipide.

L'acide cafétannique est le principe astringent du café ; il s'y trouve à l'état de cafétannate de potassium et de caféine.

La *caféine*, l'un des principes les plus actifs de la graine, stimule les organes et principalement le cerveau qu'elle tient en éveil, augmente les sécrétions, mais n'accélère pas sensiblement les battements du cœur.

La caféine se rencontre aussi dans les feuilles du Caféier ; on les fait infuser au Brésil et en Arabie, en guise de thé. La proportion de caféine, dans la graine, varie selon les espèces, de 0,50 à 1 p. 100. Le Café de la Martinique serait le plus riche, puis viendraient, par ordre de quantité, ceux de Java, Moka, Cayenne, Saint-Domingue, etc

L'infusion du Café non grillé est inodore, faiblement astringente, d'un assez beau vert, stimulante, puisque la caféine est soluble dans l'eau, mais elle ne possède aucune des qualités agréables que l'on recherche dans cette liqueur.

La torréfaction change presque complètement la nature de la graine en désagrégeant ses parties. Le ligneux, attaqué partiellement, devient friable; la glucose et la dextrine produisent un corps brun, amer. Enfin, il se forme par oxydation un principe aromatique qu'on a nommé *caféone*. On peut l'isoler facilement en distillant, avec de l'eau, 3 à 4 kilogrammes de café grillé. L'eau aromatique obtenue, agitée avec l'éther, lui cède une huile brune, pesante, très odorante, dont il ne faut que des traces pour aromatiser quelques litres d'eau.

Le principe amer et la caféone dérivent évidemment des parties solubles de la graine, puisque le café vert, épuisé par l'eau, puis torréfié, ne cède au même liquide bouillant ni amertume, ni corps aromatique.

La caféone précipite les contractions du cœur. Il faut donc distinguer, dans le café, deux agents principaux dont les actions sont nettement définies : la *caféine*, stimulant général, très franc; la *caféone*, qui, affectant le système nerveux, a pour effet d'exalter les sensations et de surmener leurs organes.

La décoction de café torréfié, soumise à l'ébullition pendant un certain temps, ne contient plus de caféone, fort peu de caféine, et n'a plus l'agrément tant recherché par les amateurs. Mais cette tisane est devenue une potion très tonique, un précieux stimulant pour les sujets nerveux et débilités.

Il n'est donc pas étonnant que les avis, sur les effets salutaires du Café, aient été partagés avant ces distinctions. Ses amis et ses détracteurs ont raison. C'est affaire de tempérament.

Le peintre Raphaël qui a brûlé sa vie dans l'espace de trente années, parce que son cœur battait 120 pulsations par minute, eût détesté le café.

Bonaparte, dont le pouls ne donnait que 45 battements, adorait l'infusion de Moka.

Voltaire appelait le café son hippocrène, et disait plaisamment qu'il avait son esprit dans sa cafetière, qu'il sentait sa verve quand il voyait fumer sa tasse.

Une jeune dame qui, selon J.-J. Rousseau, joignait à l'esprit de Leibnitz la plume de Voltaire, lui écrivait un jour : « Sans café, je n'ai que l'esprit d'une huître. »

On connaît la réponse de Fontenelle à un médecin qui lui assurait que le café était un poison : « Il faut avouer, répondit-il, que le café est un poison bien lent; j'en bois plusieurs tasses par jour, depuis quatre-vingts ans, et ma santé n'en est pas sensiblement altérée. »

Je souhaite à mes lecteurs de pouvoir un jour en dire autant.

Hahnemann, le chef de la secte homœopathique, a formulé contre le café un réquisitoire perfide. Enfin un homme sérieux, Trousseau, prêtait au café certains désagréments qui, s'ils étaient fondés, devraient être pris en sérieuse considération.

Au milieu de tant de contradictions, l'habitude a prévalu, et l'usage du café est devenu général dans les cinq parties du monde.

Au demeurant, le café ne convient pas à tous les tempéraments. Il faut donc prendre conseil de sa propre expérience. Buvez-en s'il vous procure quelque bien; abstenez-vous s'il vous est contraire.

« Un honnête homme, disait Henri IV, doit savoir

un peu de théologie pour son salut, de droit pour ses affaires, de médecine pour sa santé. »

* *
*

Café au lait. — On l'accuse d'une foule de maux. Il cause l'anémie, la débilité, la leucorrhée, affirme-t-on. Ses détracteurs ont dit : c'est un poison.

Le café, en vertu de ses propriétés astringentes, retarde effectivement la digestion du lait, précipite par le tannin les matières albumineuses et forme avec elles des composés insolubles qui nécessitent une plus grande sécrétion des sucs gastriques. D'où il résulte le double inconvénient de fatiguer l'estomac par un travail qui apportera peu de matériaux réparateurs et de tromper cet organe sur ses véritables besoins.

Le café au lait produit une satiété factice ; il enlève l'appétit, parce que l'estomac reste trop longtemps plein. Les personnes qui en font usage, et particulièrement les ouvrières des villes, trouvant dans le café au lait un déjeuner peu coûteux et promptement préparé, attendent patiemment le repas du soir, sans se douter que cette alimentation insuffisante conduit à la débilité et à toutes ses conséquences. Donc prenez du café au lait quelquefois, si cela vous plaît ; mais ne comptez pas sur ce breuvage pour réparer vos forces.

VALÉRIANÉES

Une seule plante à indiquer, mais des plus précieuses pour les gens nerveux, la *Valériane officinale,* qui croît sur les bords des ruisseaux, dans les bois humides. Les tiges atteignent la hauteur de 1 mètre à 1^m,50. Mieux que toute description, son odeur forte,

nauséeuse, désagréable, la fait reconnaître facilement. A la campagne, on la désigne sous le nom
d'*Herbe aux chats*, parce que ces félins ont la singulière manie de se vautrer sur la plante, de la briser
dans leurs ébats et de la couvrir ensuite de leurs
ordures. Ils ont une passion effrénée pour son odeur
qui les grise, les étourdit et leur donne le vertige.

On emploie la racine de Valériane en décoction.

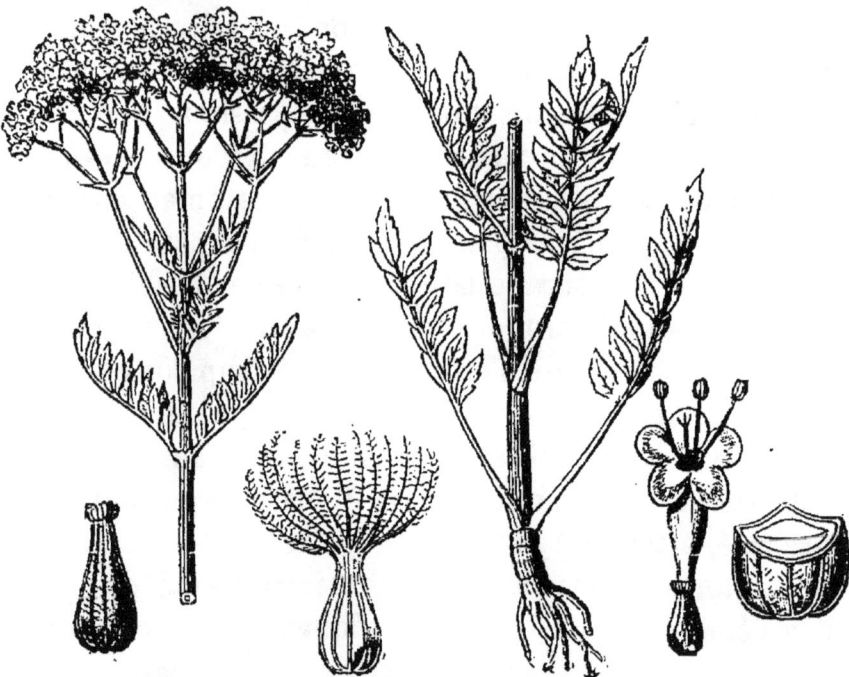

Valériane officinale.

Prise à très forte dose (60 grammes dans un litre
d'eau, ou 40 grammes de poudre en pilules ou dans
du vin, et au delà), elle reste un excitant énergique
du cerveau et du système nerveux ; cause, il est vrai,
de l'agitation, des congestions vers la tête, accélère
le pouls, provoque un sentiment de constriction vers
la poitrine, fait suer, uriner ; mais ces effets exagérés

n'ont pas d'autre suite ; rien qu'une surexcitation désordonnée et passagère.

Prise à petite dose, la Valériane augmente l'action des organes digestifs sans en troubler jamais la fonction. C'est uniquement, selon l'appréciation de Trousseau et Pidoux, un antispasmodique pur, localisant son action sur le système nerveux (cérébro-spinal). L'acide *valérique* ou *valérianique* représente la partie active de la racine. A l'état pur, c'est un liquide mobile, incolore, ayant une saveur acide, brûlante, une odeur particulière rappelant celle de la plante mêlée à l'acide butyrique.

La médecine fait grand usage de cet acide combiné avec des bases, qui sont elles-mêmes des médicaments. C'est ainsi qu'elle utilise fréquemment les *valérianates* de zinc, de fer, de quinine, de bismuth et d'ammoniaque.

Les valérianates forment le fonds de toutes les préparations pharmaceutiques vendues comme anti-névralgiques.

* *

La *Valérianelle* (Valerianella olitoria), connue sous les noms de *Bourcette*, *Mâche royale*, entre dans la confection de nos salades d'hiver. La saveur est à peu près nulle, mais les feuilles sont tempérantes et possèdent un tantinet des vertus de leur grande cousine la Valériane.

SYNANTHÉRÉES OU COMPOSÉES

L'intervention des composées peut se résumer ainsi :
Des feuilles à tisanes et à salades; des déjeuners de choix pour les herbivores et les granivores de la création.

L'homme fait main basse sur les feuilles de Laitue et de Chicorée, sur le réceptacle de l'Artichaut, sur les racines des Salsifis.

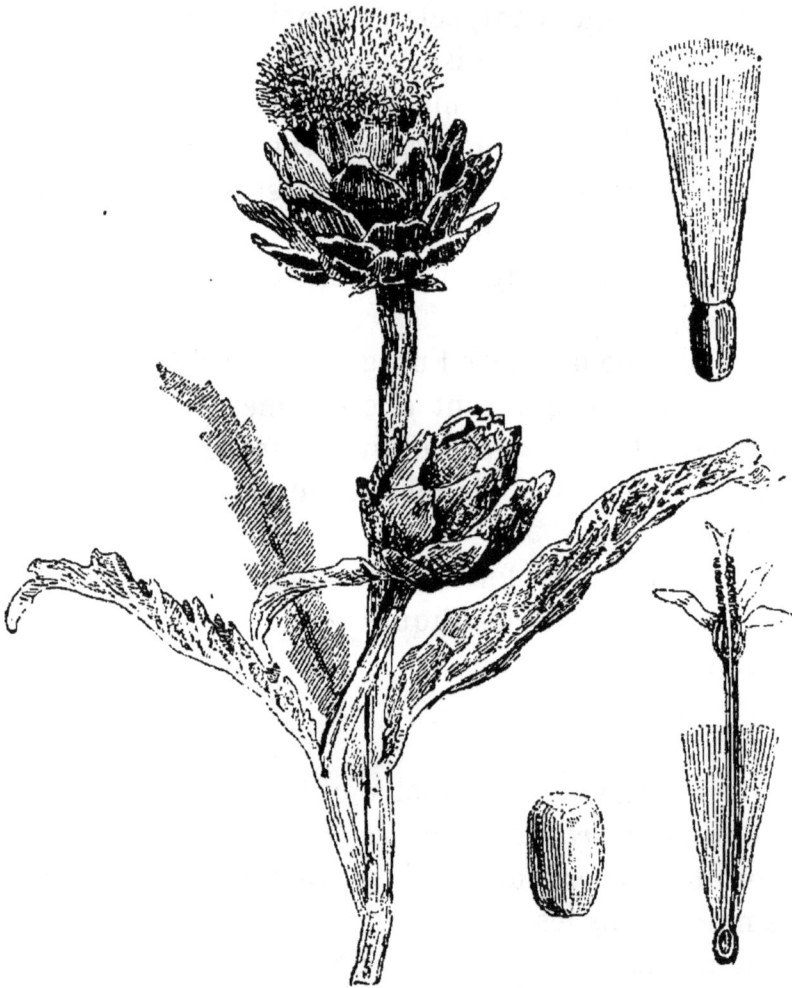

Famille des Composées. — Artichaut.

Le bœuf, le cheval sont friands de l'Achillée.

Le mouton donne la préférence à la Chicorée sauvage.

Le porc se pourlèche du Seneçon.

Le lapin fait ventre du Chardon-Marie, du Laceron.

L'âne s'est adjugé ce que les autres ont dédaigné,

et se fait un régal, à lui tout seul, des Chardons épineux, des tiges amères de l'Artichaut et du Souci.

Les petits oiseaux, les gros-becs, font jabot de toutes les graines et les attaquent à bec que veux-tu.

Les tisanes sont toniques et stimulantes; quelques-unes pectorales et adoucissantes; d'autres laxatives. On le voit: il y en a pour tous les malades.

Pas un seul poison à signaler, à l'exception peut-être de la Laitue vireuse.

Quelques détails sur les plantes les plus en vue compléteront ce qu'il y a d'intéressant à savoir sur la famille.

*
* *

L'*Eupatoire* (Eupatorium cannabinum), qui se trouve partout, sur les bords des eaux, dans les prés humides, les marais, a des propriétés toniques, apéritives et stimulantes. La racine est purgative.

*
* *

Le *Tussilage* (Tussilago farfara) vit et prospère dans les terrains argileux, aux bords des ruisseaux, sur les coteaux humides et gras. Au moyen âge, on l'appelait *filius ante patrem*, parce que les fleurs apparaissent avant les feuilles. Les campagnards le désignent sous le nom de *Pas-d'âne*, à cause de la forme de ses feuilles; enfin le nom de *Tussilage* lui vient de ce que ses fleurs sont bonnes contre la toux.

Les fleurs de Tussilage ont été classées de tout temps parmi les pectoraux. Les anciens faisaient grand cas des feuilles et des racines contre les affections scrofuleuses. Aujourd'hui leur intervention est tombée dans l'oubli. Mais il y a de grosses raisons pour qu'on y revienne.

L'*Aulnée* (Inula helenium) à grandes et belles fleurs, vivace, un diminutif du soleil de nos jardins, prospère dans les prairies grasses et ombragées. Elle tire son

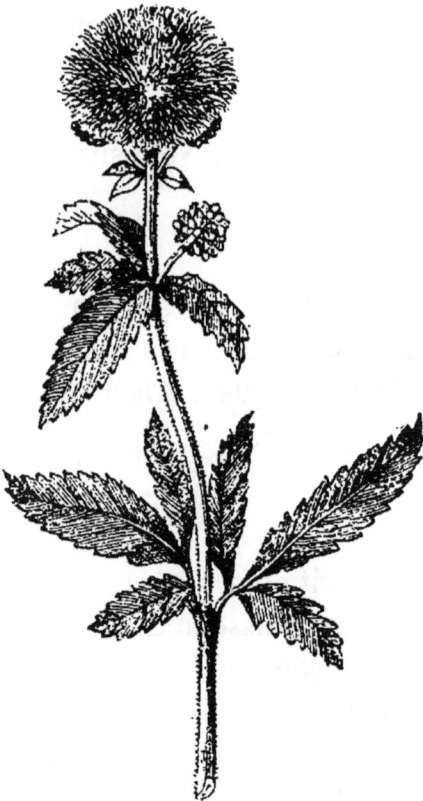

Eupatoire.

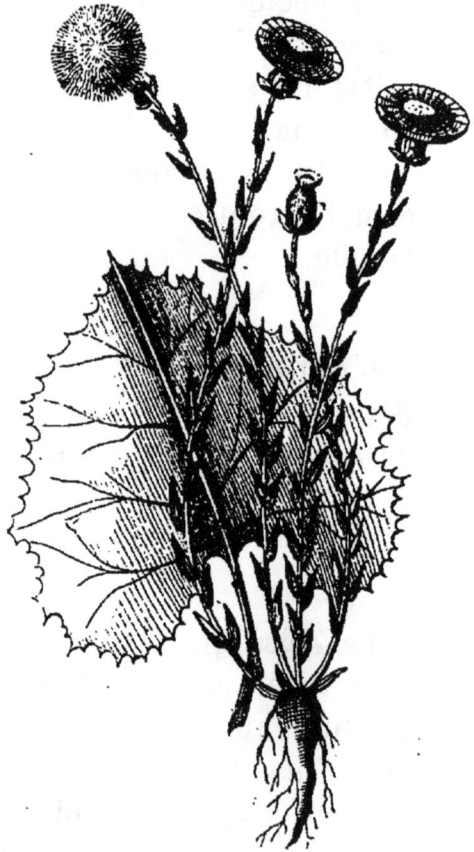

Tussilage.

nom du mot *aulnaie*, lieu planté d'aunes, ou d'aulnes, où elle se plaît. Les anciens l'ont fait naître des larmes d'Hélène, d'où son prénom « helenium ».

La racine d'Aulnée est tonique, excitante, diurétique, vermifuge (15 à 30 grammes en infusion). Hippocrate, Galien et Dioscoride signalent ses bons

effets contre l'atonie de l'estomac et de l'intestin.
A noter pour la thérapeutique domestique.

La racine d'Aulnée, outre une résine à re, et une
huile essentielle, l'*hélé-nine*, qui paraît être le
véhicule de son principe actif, renferme, en no-table quantité, une
substance particulière, d'aspect féculent, inso-luble dans l'eau froide,
soluble dans l'alcool bouillant, mais qui ne fait pas corps avec l'eau
par l'ébullition et qui ne développe pas la cou-leur bleue par l'iode.
On l'a nommée *inuline*. On la retrouve dans un
grand nombre de raci-nes, entre autres dans
celle du Dahlia, de l'Iris de Florence. Elle a for-tement
exercé la sagacité des chimistes, à cause de
son insolubilité dans l'eau, l'alcool et l'éther.

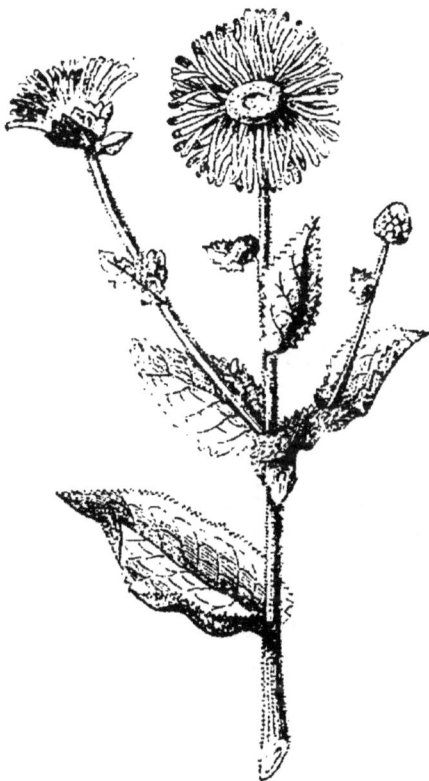

Aulnée.

* *

L'*Achillée*, ou *Herbe à millefeuilles*, *Herbe aux
coupures*, *au charpentier* (Achillea millefolium), tire
son nom d'Achille qui le premier s'en servit. dit-on,
pour guérir les blessures de ses compagnons d'armes.
Les noms vulgaires indiquent qu'elle est encore po-pulaire
pour le pansement des coupures. L'infusion

de ses feuilles est considérée comme tonique, stimulante et antispasmodique.

La Millefeuille, ainsi nommée à cause de l'extrême
division de ses expansions foliacées, est un excellent
fourrage que tout le monde connaît. Elle abonde dans
les champs, aux bords des chemins, dans les lieux
incultes.

*
* *

La *Millefeuille noire* ou *Génipi noir* des Alpes, et
le *Génipi blanc* qui croît dans le voisinage des glaciers, exhalent des odeurs agréables, persistantes. Les
infusions de leurs feuilles sont toniques, excitantes
et antispasmodiques.

*
* *

La *Matricaire* (Matricaria parthenium), du mot
mater, est une plante bisannuelle, commune dans les
champs, et cultivée dans les jardins pour la beauté de
ses fleurs. Son odeur est forte, pénétrante, peu agréable.

La Matricaire est tonique, stimulante et antispasmodique, vertus qu'elle partage avec les *Camomilles*
et les *Armoises*.

*
* *

La *Tanaisie* (Tanacetum vulgare), cultivée dans les
jardins comme plante d'ornement, croît spontanément en France dans les terrains incultes, les pâturages humides ; son infusion (15 à 30 grammes par
litre d'eau) est tonique, excitante, anthelminthique ;
elle convient dans l'atonie des voies digestives. C'est
un succédané de l'absinthe. Comme vermifuge, la Tanaisie a conquis une réputation de bon aloi dans la
médecine populaire. On peut extraire de la Tanaisie
une substance aromatique, ayant l'odeur du musc, qui
expliquerait son action éminemment antispasmodique.

*
* *

La *Bardane* (Arctium lappa) ou *Glouteron*, *Gratteron*, dont les grandes et larges feuilles représentent l'un des plus beaux spécimens de végétation indigène,

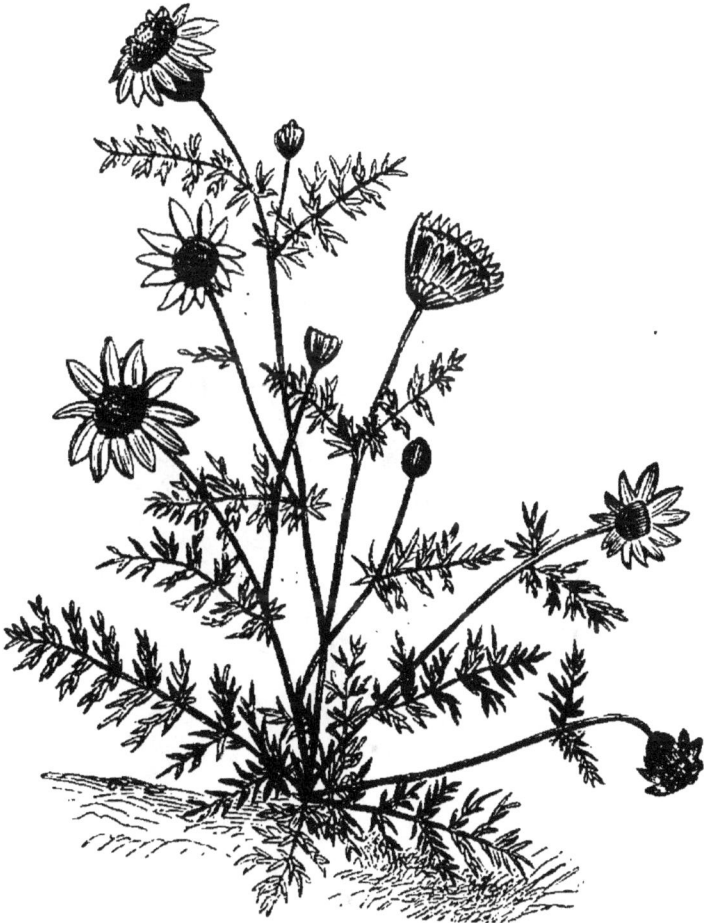

Camomille.

croît un peu partout et prend son plus beau développement dans les terrains un peu frais, chargés de potasse, tels que les débris de vieilles murailles. Ses racines et ses feuilles (15 à 60 grammes dans un litre d'eau, en décoction ou infusion) jouissent d'une antique réputation comme sudorifique et diurétique.

Elles sont dépuratives au premier chef, tout autant que la Salsepareille, et peuvent lui être substituées dans tous les cas où l'intervention de la racine exotique est indiquée.

*
* *

Les *Laitues* (Lactuca sativa), dont un grand nombre de variétés cultivées et mangées en salades sont réputées calmantes et sédatives.

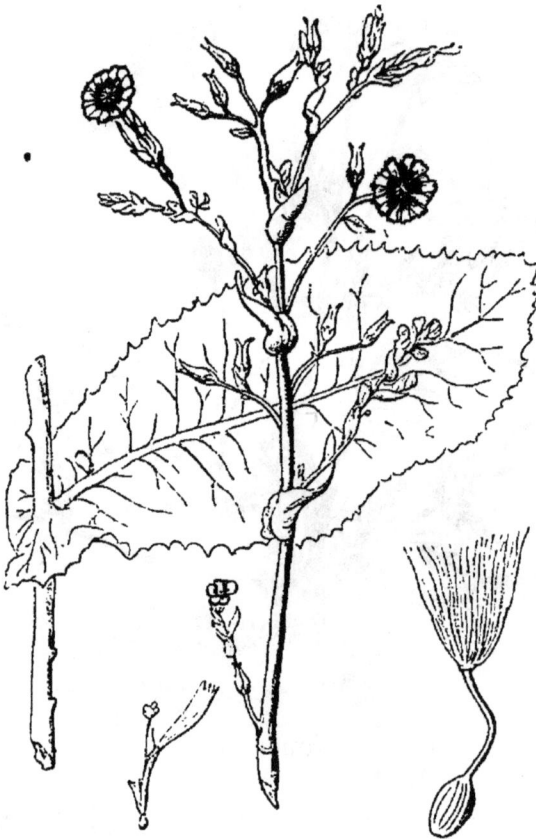

Laitue vireuse.

La *Laitue vireuse* (Lactuca virosa) va nous attarder un instant. Elle habite les lieux incultes, les décom-

bres, les bords des haies, des champs, des fossés. Sa
tige droite, ferme, presque lisse, haute de 1 mètre à
1^m,50, se ramifiant vers le sommet, forme un corymbe
chargé de fleurs jaunes, petites, disposées en panicule.

Toute la plante exhale une odeur vireuse très prononcée ; saveur âcre et amère ; elle contient dans
toutes ses parties un suc lactescent, très abondant,
qui renferme un principe actif, la *lactucine*, d'où la
plante paraît tirer ses propriétés médicinales. Ce principe est aussi contenu dans la Laitue cultivée, mais en
bien plus petite quantité.

La *Laitue vireuse* a toujours passé pour vénéneuse.
Cependant les expériences d'Orfila prouvent qu'il faut
des doses assez fortes de son extrait pour faire apparaître les symptômes d'intoxication. Il est nécessaire
d'administrer 5 à 8 grammes pour obtenir un effet
stupéfiant, analogue à celui que produiraient 2 centi
grammes et demi à 5 centigrammes d'opium.

Contre-poisons. Voyez *Opium.*

*
* *

Le *Pissenlit* (Taraxacum dens leonis), qu'on mange en
salade, est apéritif, tonique, dépuratif, antiscorbutique.

La *Chicorée sauvage* (Cichorium intybus) a produit
des variétés dites *améliorées*, *frisées*, la *Barbe-de-capucin*
et la *Scarole*, que l'on cultive dans les jardins.

Les racines et les feuilles de Chicorée sont laxatives
et diurétiques, à cause du sel de nitre (azotate de potasse) qu'elles renferment en quantité notable.

Elles passaient pour toniques, du temps où on ap-
pliquait, à tort et à travers, cette propriété à tous les
végétaux doués d'amertume.

La Chicorée est *contro-stimulante*, puisqu'elle annule

l'excitation causée par les principes actifs du café. Elle convient aux tempéraments sanguins, bilieux, tourmentés par une constipation habituelle. Elle est nuisible toutes les fois qu'il est question de relever l'énergie vitale. Les constitutions lymphatiques et les sujets anémiques doivent proscrire son usage comme débilitant.

Les feuilles sont données en nourriture, avec succès, aux bêtes bovines et ovines contre le flux du canal intestinal.

CAMPANULACÉES

La *Lobélie brûlante* (Lobelia urens) croît assez abondamment dans les landes des marais et les prés humides. Elle ressemble un peu à la petite Centaurée avant la floraison; ses fleurs sont bleues, de forme irrégulière, disposées en épis.

La Lobélie renferme dans toutes ses parties un suc laiteux, âcre, caustique, dont l'action sur l'estomac produit des vomissements, des évacuations alvines, des douleurs intestinales plus ou moins violentes, selon la dose absorbée. La médecine ne tire aucun parti de la Lobélie.

Contre-poisons. — Traitement des renonculacées.

Les *Campanules* sont, sous notre climat, au nombre d'une dizaine. Elles sont peu délicates et préfèrent les sols légers et les expositions chaudes.

La *Campanule raiponce* (Campanula rapunculus) est bisannuelle. Ses fleurs bleues, en clochettes, disposées en grappes lâches, terminales, sur des supports d'en-

viron 60 centimètres, la font aisément reconnaître.
A la fin de l'hiver, on mange les jeunes pousses et les
racines en salade.

On a vanté autrefois les Campanules contre la rage.
Elles sont légèrement astringentes.

JASMINÉES

Un nom de famille qui évoque deux parfums délicats, celui du Jasmin tant recherché des femmes de
l'Orient ; celui du Lilas si cher aux femmes de l'Occi-
dent, que nos jardiniers s'évertuent à faire fleurir
pendant toute la saison rigoureuse. Paris achète pour
deux cent mille francs de branches de Lilas en fleurs
pendant l'hiver.

Peu de chose à dire sur les vertus thérapeutiques
des quelques espèces qui représentent la famille sous
notre climat. L'action dominante est fébrifuge, à cause
de l'amertume des feuilles.

Les fleurs du *Jasmin* (Jasminum officinale) ont été
considérées comme antispasmodiques et légèrement
narcotiques. Leur infusion est donc indiquée dans les
toux opiniâtres, les rhumes et le cortège des affections
bronchiques.

*
* *

Toutes les parties du *Lilas* (Syringa vulgaris) développent une grande amertume. Les feuilles et les
fruits contiennent un principe amer, la *syringapicrine*,
dont la saveur a beaucoup d'analogie avec la quinine.

Le *Journal de médecine et de chirurgie pratiques*
(t. XXXVI, p. 261, 1865) enregistre les guérisons de
500 fiévreux, dans l'espace d'une année, au moyen du
lilas, par les soins du Dr Clément, médecin à Valle-

nay (Cher). Doses : 2 à 6 grammes, extrait des baies.
Le principe fébrifuge est soluble dans l'eau bouillante
et dans l'alcool.

*
* *

Le *Troëne* (Ligustrum vulgare) a des feuilles persistantes pendant les hivers doux. Ses baies noires fournissent un suc d'un beau cramoisi, quand il est dilué ;
elles ressemblent beaucoup à celles du nerprun, et
sont mangées par les grives et les merles.

Le bois du Troëne droit, flexible, sert à faire des pa-
niers. On le rencontre fréquemment dans nos haies ;
cherchez la morille dans son voisinage ; c'est un champignon parasite qui vit sur les racines de l'arbuste.

Les feuilles du Troëne sont astringentes et vulnéraires. On peut employer leur décoction et celle des
fleurs en gargarisme ou en potions contre la diarrhée.

*
* *

Le *Frêne* (Fraxinus excelsior), que tout le monde
connaît, jouit dans toutes ses parties, feuilles, écorce,
fruits et racines, des mêmes propriétés astringentes
que le Troëne. On le cite, en outre, comme tonique et
fébrifuge. Pline affirme que le voisinage du Frêne fait
fuir les serpents. Un remède populaire contre la morsure de la vipère consiste à boire une infusion de
250 grammes de feuilles de Frêne, et à maintenir leur
marc sur la plaie.

APOCYNÉES

Nous n'introduisons ici la *Pervenche* (Vinca minor)
que pour sa vieille réputation et ses services oubliés
aujourd'hui.

Tous nous connaissons ses grandes fleurs d'un bleu céleste, ses feuilles persistantes, vernissées, qui émaillent et tapissent le couvert des bois ; son nom populaire de *Violette des sorciers* évoque le souvenir des apparitions fantastiques et rappelle sa participation aux pratiques mystérieuses du moyen âge. En Belgique, il était d'usage, autrefois, de semer des fleurs de Pervenche, symbole d'innocence et de pureté, sur le chemin des jeunes fiancés se dirigeant vers l'église. J.-J. Rousseau ne pouvait fouler la Pervenche, qui lui rappelait les douces émotions de ses jeunes années, sans se sentir profondément remué. En Italie, on tresse encore des couronnes de deuil avec ses rameaux flexibles et ses pâles corolles qui se détachent, comme des larmes d'argent, sur le sombre de son feuillage ; emblèmes mortuaires que l'on dépose sur les tombeaux des jeunes garçons et des jeunes filles. Enfin Mme de Sévigné recommandait à sa fille la *bonne petite Pervenche* contre les douleurs de poitrine dont elle se plaignait.

Hélas ! la pauvre plante n'a guéri personne, malgré sa grande célébrité. Les feuilles, qui contiennent un tantinet de tannin, sont légèrement astringentes, et... c'est tout.

GENTIANÉES

Les espèces de cette famille possèdent toutes, à des degrés divers, un principe amer et des qualités stomachiques et fébrifuges. Ces propriétés se retrouvent dans les racines, les tiges et les sommités. Examinons rapidement les plus usitées

La *Gentiane* (Gentiana lutea) est la plus en vue. Son

nom lui viendrait, d'après Dioscoride, de Gentius, roi d'Illyrie, qui l'employa le premier.

La racine, grosse, charnue, ridée, spongieuse, rameuse et pivotante, jaunâtre en dedans, est seule employée.

La plante est facile à reconnaître par ses tiges droi-

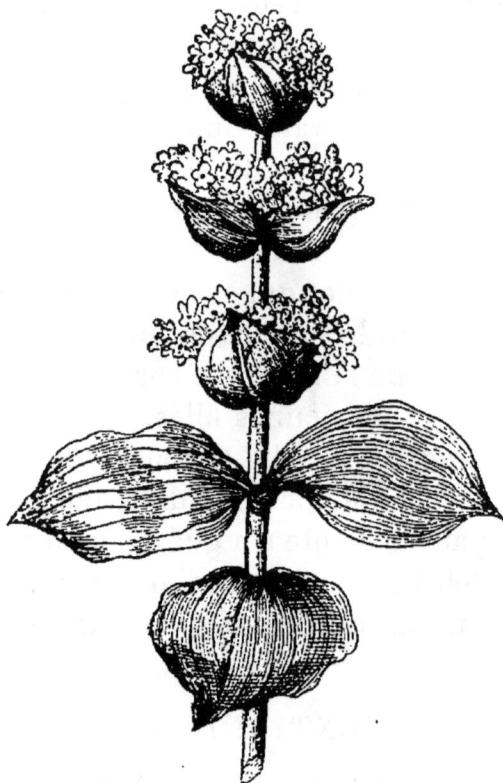

Grande Gentiane.

tes, cylindriques, non rameuses, hautes de 1 mètre à $1^m,20$. Les feuilles sont larges, ovales, lisses, opposées. embrassantes, celles de la tige à 5 ou 7 nervures longitudinales, saillantes. Fleurs nombreuses, jaunes, et presque verticellées dans les aisselles des feuilles supérieures.

La racine de Gentiane est amère, tonique, fébrifuge,

12

antiseptique, vermifuge. On l'administre dans les dyspepsies, les diarrhées, les flatuosités et dans les écoulements entretenus par débilité de l'appareil digestif; dans les scrofules, le rachis, le scorbut, la chlorose, certaines hydropisies atoniques sans inflammation viscérale, les fièvres intermittentes. Doses : 10 à 20 grammes en macération dans un litre d'eau. Vin : une partie sur 15 de vin ; potion, de 30 à 100 grammes. — Teinture : 10 sur 100 d'alcool; 2 à 8 grammes en potion.

* *

Trèfle d'eau (Menyanthes trifoliata) ; habitat : les fossés, les étangs, les marais de l'Europe. La plante entière, feuilles et racines, est amère, tonique, fébrifuge. A dose élevée, elle est vomitive et purgative.

Les propriétés de cette plante sont, à un haut degré, celles des amers francs, et se rapprochent spécialement de l'action de la Gentiane. Décoction ou infusion : 15 à 30 grammes dans un litre d'eau, à prendre par petites tasses, contre le scorbut, les scrofules, le rhumatisme chronique, les fièvres intermittentes, les maladies cutanées, l'atonie du tube digestif.

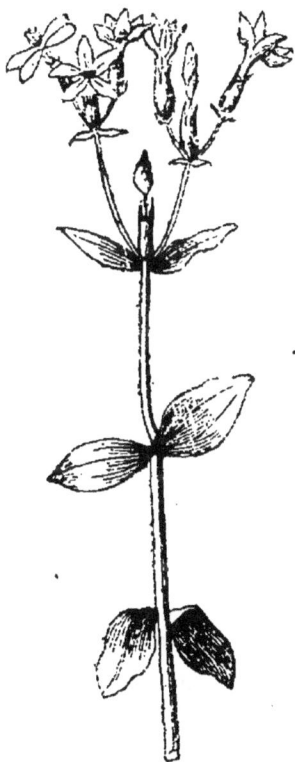

Petite Centaurée.

* *

La *Petite Centaurée*, ou *Herbe à la fièvre* (Gentiana centaurium), plante annuelle, commune dans les bois, les prairies sèches, les terres sablonneuses, très appréciée dans la thérapeutique populaire. On emploie principalement ses sommités fleuries contre les fièvres intermittentes. Doses : 10 à 30 grammes par litre d'eau, à prendre par tasse. La saveur est fortement amère. La tisane, en outre, est tonique, stomachique, vermifuge.

La *Petite Centaurée* se reconnaît facilement à ses petites fleurs roses, disposées en corymbe, au sommet des ramifications. La plante atteint environ 40 centimètres de hauteur.

BORRAGINÉES.

Les plantes de cette famille sont mucilagineuses ; elles renferment du nitrate ou azotate de potasse. On les emploie en médecine comme émollientes, adoucissantes et diurétiques. Les plus recommandables sont les suivantes :

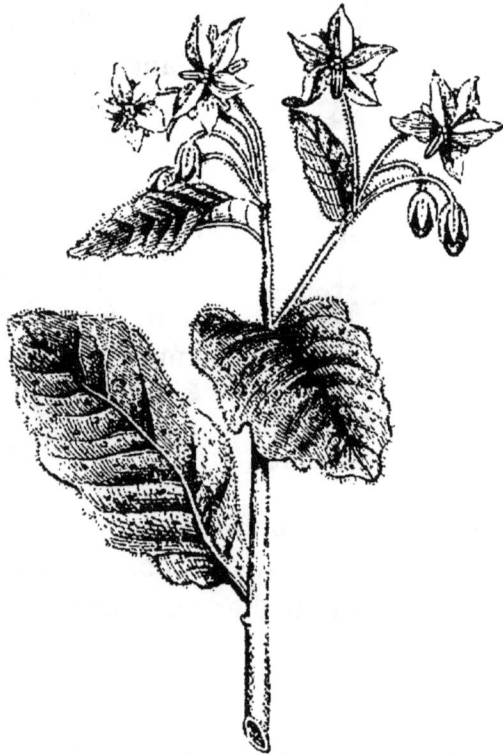

* * *

Bourrache (Borrago officinalis), originaire d'Orient, acclimatée surtout dans nos jardins, où elle se propage facilement, sans qu'on prenne soin de sa culture. In-

Bourrache.

fusion des fleurs, 20 à 60 grammes dans un litre
d'eau.

*
* *

Cynoglosse (Cynoglossum officinale), bisannuelle,
croît dans les lieux incultes, pierreux ou sablonneux.
Fleurs d'un rouge sale.

La Cynoglosse, comme toutes les Borraginées, est

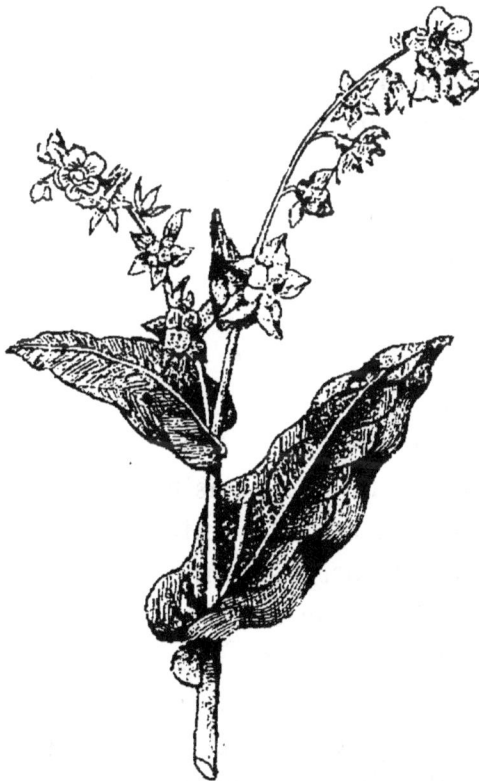

Cynoglosse.

facile à reconnaître à ses feuilles ovales, entières, rudes
au toucher ; à la disposition particulière de ses fleurs,
dont les pédoncules qui terminent la tige sont roulés
en crosse et dirigés du même côté.

Aux propriétés adoucissantes et émollientes des racines et des feuilles de Cynoglosse, on soupçonne une action narcotique qui spécialiserait cette plante dans son emploi.

Buglosse (Anchusa italica), plante hérissée de poils blancs, jouit des mêmes propriétés que la Bourrache.

* *
* *

La *Grande Consoude* (Symphytum officinale), qu'il ne faut pas confondre avec la *Consoude* (Delphinium consolida) des renonculacées, et la *Pulmonaire* (Pulmonaria officinalis), dont le nom indique assez l'usage qu'on en faisait autrefois, n'ont en réalité que les vertus de la famille.

* *
* *

Les fleurs de *Grenadier*, l'écorce de ses branches et ses graines sont toniques et astringentes. L'écorce de la racine jouit de propriétés anthelminthiques constatées depuis longtemps. C'est un des agents les plus sûrs de l'expulsion du tænia ou ver solitaire.

M. le Dr Dujardin-Beaumetz a lu devant l'Académie des sciences, séance du 18 mai 1880, un travail « Sur les propriétés physiologiques et thérapeutiques du Grenadier » qu'il résume ainsi ;

« 1° Les alcaloïdes du Grenadier jouissent de propriétés physiologiques réelles et énergiques.

« 2° Ces alcaloïdes déterminent la paralysie des nerfs moteurs, en conservant intacte la contractilité musculaire. Ils n'atteignent pas la sensibilité et paraissent frapper tout d'abord les nerfs moteurs dans leurs terminaisons musculaires ; ce sont des poisons *curarisants.*

« 3° Les sulfates de *pelletiérine* et d'*isopelletiérine* (alcaloïdes du Grenadier) jouissent de propriétés tænicides bien actives à la dose de 0^{gr},30 dans une solution renfermant 50 centigrammes de tannin ; ils amènent dans la majorité des cas l'issue du tænia avec sa tête.

« 4° On devra désormais faire de nouvelles tentatives pour appliquer les propriétés physiologiques de ces sels à la cure de certaines maladies, d'abord dans celles où le curare a été indiqué (tétanos, rage), et puis dans les affections oculaires où il est nécessaire de provoquer une congestion vive du fond de l'œil ; enfin dans certains vertiges. »

Avant la découverte de ses alcaloïdes, on administrait la racine sèche de Grenadier à la dose, pour les adultes, de 64 grammes, qu'on faisait macérer pendant vingt-six heures dans 750 grammes d'eau et réduire ensuite à 500 grammes.

SOLANÉES

On a groupé sous le nom de *Solanées*, une famille botanique dont tous les individus ont une influence manifeste.

La plupart recèlent des sucs mortels que l'observation a su convertir en agents précieux de guérison. Parmi ceux-là, les plus redoutables exhalent une odeur vireuse, caractéristique, qui impressionne désagréablement, et avertit du danger avec autant de certitude que si nos yeux lisaient sur la couleur sinistre de leurs corolles le mot : Poison.

Quelques membres de la famille servent d'aliment, ou assaisonnent nos repas.

Les poisons-médicaments les plus employés sont : la *Belladone*, la *Jusquiame*, la *Stramoine*, la *Mandragore*, groupées sous l'épithète plus spéciale de *Solanées vireuses*. Puis viennent la Morelle, ou Molène, la *Douce-Amère*, le Tabac, le Pétunia, la Pomme d'amour.

Nous pouvons citer, parmi les espèces comestibles, la Pomme de terre, l'Aubergine, la Tomate et les Piments.

Belladone.

La *Belladone* (Atropa belladona) tire son nom de l'usage que les dames romaines faisaient de son suc pour embellir le teint. Linné l'a gratifiée du nom d'*Atropa*, celui de la Parque chargée de couper le fil de la vie, selon la mythologie des anciens.

La Belladone, commune dans les climats chauds et tempérés, se rencontre fréquemment sous le couvert des taillis, dans les fossés ombragés, le long des haies, des murs et des décombres.

On la cultive dans les jardins; elle demande une bonne terre et l'exposition à l'ombre. La multiplication s'obtient par semis au printemps, mais il est préférable de procéder par l'éclat des pieds, qui produisent plus rapidement.

La racine de la Belladone est vivace; la tige droite, rameuse, cylindrique, s'élève de 90 centimètres à 1ᵐ,30. Les feuilles sont alternes, grandes, ovales, aiguës. La corolle, d'un rouge brunâtre, vineux, est légèrement ventrue, en forme de cloche. Le fruit prend, à sa maturité, le volume d'une cerise noire un peu aplatie, marquée d'un léger sillon, et se présente entouré à sa base du calice qui persiste et s'étale en étoile.

Toutes les parties de la plante peuvent être employées en médecine, le principe actif, l'*atropine*, étant répandu dans tous les organes, mais en quantités inégales. Voici leur classification par ordre de richesse : graine, fruit mûr, feuille, fruit vert, racine, tige.

On récolte les feuilles en juin, les baies en août, les racines de mai à juillet.

L'atropine est un très violent poison appartenant à la série *vasculo-cardiaque*, d'après la classification du professeur Germain Sée. C'est, après l'opium, l'agent thérapeutique le plus employé en médecine.

Les effets de la Belladone varient d'intensité suivant les espèces animales. Les herbivores en mangent d'assez grandes quantités sans paraître incommodés ; les carnivores sont plus impressionnés. C'est surtout pour l'homme que cette plante est un poison violent. Mais aucun animal n'est réfractaire à son action.

La Belladone a été très étudiée, et le beau travail de Laurent va nous servir de guide.

Les effets diffèrent et paraissent souvent opposés selon les quantités employées.

De petites doses accélèrent les mouvements du cœur et augmentent la pression ; les doses toxiques ralentissent la vigueur de cet organe et font tomber la pression. La Belladone agit sur le cœur par l'intermédiaire du nerf pneumo-gastrique dont elle impressionne ou paralyse les extrémités périphériques.—A petite dose, la Belladone augmente la tonicité des muscles vasculaires ; à dose toxique, elle la diminue ou la détruit. — A petite dose, elle accélère la respiration ; des doses toxiques la ralentissent. — De petites doses augmentent la température ; de hautes doses la diminuent.

L'atropine, à dose thérapeutique, augmente les fonctions excito-motrices de la moelle épinière ; à dose toxique, elle exagère le pouvoir réflexe, jusqu'à la convulsion.

L'atropine produit toujours de l'agitation, de l'in-

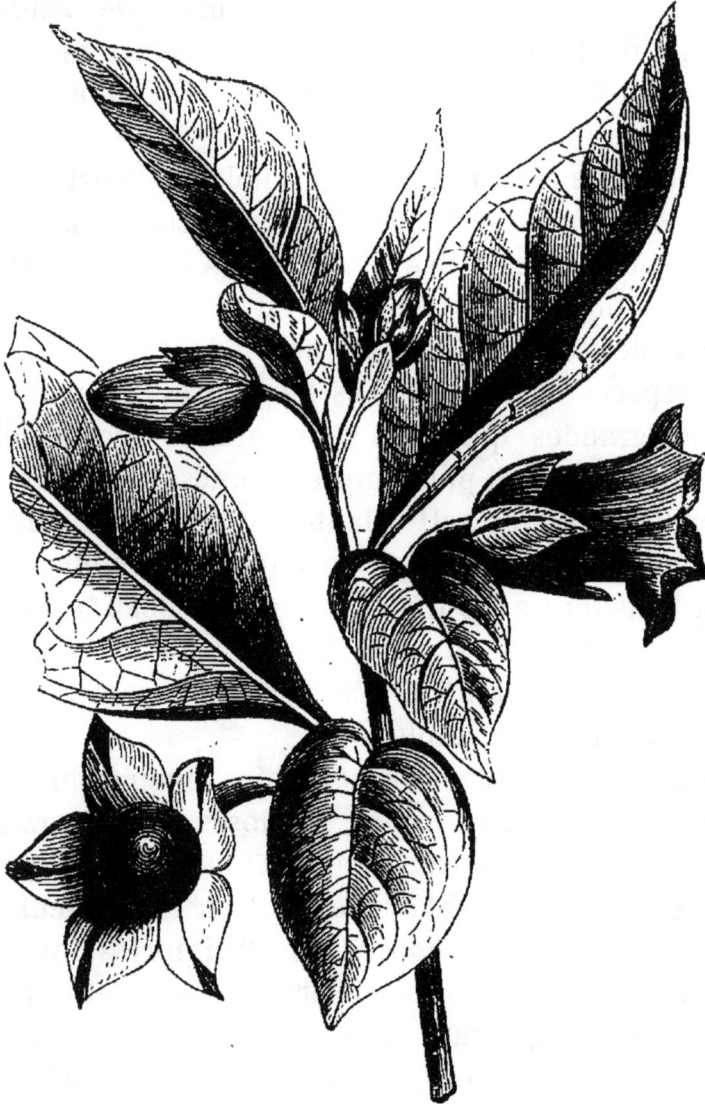

Belladone.

somnie, du délire, et à dose très élevée du coma.

L'application locale de la Belladone sur les nerfs sensitifs est toujours suivie de douleurs vives et persistantes ; elle détermine sur les tissus une activité de circulation capillaire et, si la dose d'atropine est considérable, des stases sanguines.

Le poison de la Belladone s'élimine par les reins, par toutes les muqueuses, et quelquefois chez l'homme par la peau. L'action est rapide et de courte durée.

Les effets dus à l'élimination sont nombreux : rougeur des muqueuses et de la peau, envies fréquentes d'uriner, coliques, épreintes, ténesme anal et vésical, sueurs profuses, diarrhée. — La rougeur et la sécheresse des muqueuses expliquent l'aphonie, la dysphagie, la dysurie. Non seulement toutes les sécrétions des muqueuses diminuent, mais à l'activité de la circulation se rattache une résorption rapide de tous les liquides épanchés à la surface ; d'où son utilité contre la toux et les sécrétions exagérées.

La Belladone n'est pas un agent paralysant des fibres musculaires lisses ; elle ne détermine des phénomènes de paralysie qu'à dose très élevée et consécutivement à des contractions exagérées ; aussi réussit-elle dans l'incontinence d'urine et des matières fécales, dans la paralysie de la vessie, contre la constipation, les hernies irréductibles, etc.

Enfin l'atropine possède la propriété spéciale de dilater la pupille, c'est l'effet le plus constant et le plus persistant ; ses applications sont nombreuses en oculistique.

Il n'est pas étonnant que la Belladone, avec toutes les qualités que nous venons d'énumérer, ait été fréquemment employée, dans des cas très divers, et que les praticiens en aient fait, selon l'expression de l'un d'eux, *leur cheval de bataille.*

La Belladone forme la partie active de deux médicaments populaires : le baume tranquille et l'onguent populéum.

On prescrit la Belladone à l'intérieur et à l'extérieur. Outre les cas que nous avons déjà énumérés, elle s'emploie pour combattre les névralgies, la colique sèche ; pour calmer les douleurs qui accompagnent certaines maladies, la coqueluche, l'asthme, la bronchite nerveuse ; pour préserver de la scarlatine ; pour résoudre les contractions spasmodiques des divers organes. On l'a vantée, mais avec des résultats nuls ou douteux, contre la rage, la folie, le cancer, le choléra, l'épilepsie.

Parmi les préparations désignées pour l'usage interne, la poudre des feuilles ou de la racine, l'extrait du suc non clarifié, l'extrait alcoolique et la teinture éthérée ont longtemps mérité la préférence. Toutefois l'atropine l'emporte sur toutes les préparations, parce qu'elle offre plus de certitude et de constance dans ses effets.

A l'extérieur. — *Infusion :* 4 à 15 grammes par litre d'eau, pour lotions, fomentations, bains.

Lavements : 10 à 30 centigrammes de l'infusion ci-dessus, par 200 grammes d'eau.

Atropine et ses sels. — Un demi-milligramme, et progressivement, jusqu'à 2,3 milligrammes, et avec beaucoup de prudence.

Les sels d'atropine les plus usités sont le sulfate et le valérianate, qui s'emploient aux mêmes doses.

Papiers belladonés. — Ce sont des papiers sans colle, divisés en centimètres carrés et fractions de centimètre. Chaque centimètre a reçu une solution de 1 milligramme de sulfate d'atropine. De sorte qu'en découpant avec des ciseaux le papier correspondant à la quantité de principe actif qu'il est utile d'employer, on peut appliquer à l'instant même, sur l'œil ou ailleurs, le médicament tenu ainsi en réserve.

Les symptômes principaux de l'empoisonnement par la Belladone sont les suivants : nausées quelquefois suivies de vomissements ; sécheresse de la bouche et de la gorge, soif, déglutition difficile ou même impossible, anxiété, cardialgie, coliques, céphalalgie, vertiges, pâleur de la face, difficulté de se tenir debout, vision confuse, yeux rouges, saillants, hagards ; délire gai ou triste ; gesticulations variées, sourire niais, apparence d'ivresse ; voix frêle, enrouée.

Puis, si les symptômes s'aggravent, somnolence, coma, léthargie, respiration courte ; chaleur de la peau ; pouls fréquent, fort, vif ou rare, irrégulier ou faible ; éruption scarlatineuse, taches gangréneuses, syncopes ou convulsions ; tuméfaction et sensibilité du bas ventre ; pouls petit, filiforme ; froid des extrémités, chute des forces, prostration ; mort.

Ces symptômes n'existent pas au même degré, ils se succèdent ou alternent entre eux. Lorsque le malade résiste à l'action toxique de la Belladone, les accidents se dissipent peu à peu, après deux ou trois jours. Mais la dilatation des pupilles persiste longtemps après que les autres symptômes ont disparu.

Contre-poisons des Solanées vireuses. — Faire vomir et purger l'estomac pour chasser la substance toxique; administrer, soit de l'eau iodurée pour neutraliser le poison qui n'a pas été évacué, ou du thé, du café, mais préférablement de l'*opium* dont l'action est antagoniste.

Cette dernière substance doit être administrée à doses élevées et *fractionnées*, en se guidant sur l'apparition des symptômes physiologiques spéciaux à l'antidote, et surtout sur l'état de la pupille; celle-ci se *dilatant*, comme on sait, par la Belladone et se rétrécissant sous l'influence de l'opium. Il faut arrêter l'emploi de l'antidote aussitôt que son action a suffisamment contre-balancé celle du poison. Autrement, on empoisonnerait une seconde fois le patient au moyen du contre-poison.

On a utilisé aussi les propriétés neutralisantes du charbon animal dans l'empoisonnement par les Solanées vireuses.

Enfin on a vanté, comme très efficace, la fève de Calabar, un autre antagoniste de la Belladone, dont les effets se neutralisent réciproquement. On administre son extrait alcoolique par doses de 1 milligramme, jusqu'à effet. Costéré, dans un mémoire publié dans le *Recueil de médecine militaire*, établit les conclusions suivantes : L'ésérine (alcaloïde de la fève de Calabar) est l'antagoniste positif de l'atropine; l'action de l'ésérine est rapide et fugace; elle disparaît en deux heures, en moyenne. Elle peut être employée très utilement pour découvrir, dans les conseils de révision, les mydriases artificielles obtenues à l'aide de l'atropine, mydriases qui cèdent en moins d'une demi-heure, tandis que les amauroses vraies sont à peine modifiées.

Jusquiame.

La *Jusquiame* (Hyosciamus niger), vulg. *Hannebanne*, plante bisannuelle, croît par toute la France, autour des villages, des fermes, sur les bords des chemins, des fossés. Les chèvres et les vaches la broutent sans inconvénient, les porcs et les moutons en sont friands.

Fleurs d'un jaune triste, d'un pourpre noirâtre au centre, et veinées de la même couleur sur les lobes de la corolle, disposées en épi, et dirigées du même côté.

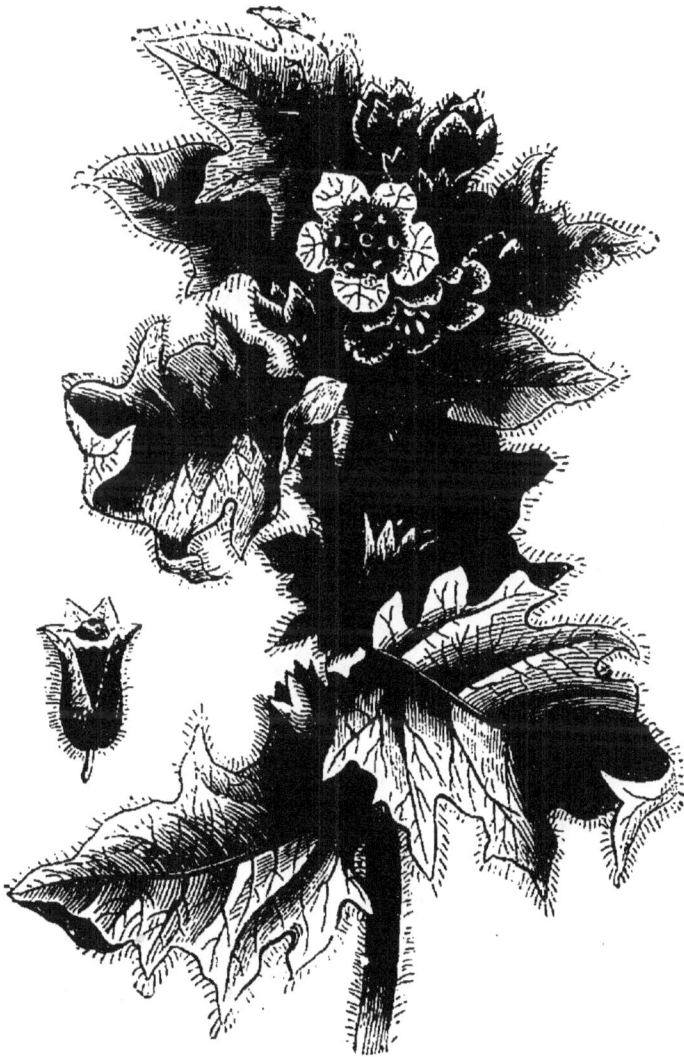

Jusquiame.

On utilise les semences, les feuilles qui sont cotonneuses et les racines épaisses et charnues. La récolte s'opère au moment où la plante est en pleine végétation, avant l'épanouissement floral.

La Jusquiame exhale, de toutes ses parties, une odeur fortement vireuse, repoussante, surtout lorsqu'elle est fraîche. Le principe actif, découvert par Brandes, a été nommé *hyosciamine;* ce principe existe dans tous les organes de la plante. Il est plus difficile à obtenir que l'atropine, parce qu'il est plus soluble dans l'eau. Les deux substances, d'ailleurs, ont la plus grande analogie ; leurs effets physiologiques et thérapeutiques diffèrent peu, seulement l'énergie de l'hyosciamine est moindre, il faut une dose triple de cet alcaloïde pour égaler les effets obtenus par l'atropine.

Malgré ce désavantage, la Jusquiame tend à se substituer à la Belladone pour les emplois à l'intérieur, parce que la première ne détermine pas l'inflammation de l'estomac reprochée à l'atropine et à son végétal. Cependant, d'après les observations d'Orfila, des doses élevées exercent, sur le système nerveux, cette violente excitation qui cause la stupeur, et peut aller jusqu'à l'aliénation mentale.

De plus, si les effets de l'hyosciamine sont plus lents à se manifester et moins énergiques, leur persistance bien constatée peut rendre les plus grands services. Les symptômes toxiques et les contre-poisons sont ceux indiqués à propos de la Belladone.

L'hyosciamine, qui se vend pour telle dans le commerce, est un produit impur, noirâtre, sirupeux, laissant apercevoir quelques rudiments de cristaux à l'examen au microscope. Il reste à trouver une bonne méthode d'isoler cet alcaloïde.

La *Jusquiame blanche*, qui croît dans le midi de la France ; la *Jusquiame dorée* et la *Jusquiame de scopole*, cultivées dans nos jardins, jouissent des mêmes propriétés.

Stramoine.

Plante annuelle, cultivée dans les jardins d'Europe, originaire de l'Inde, s'est semée d'elle-même, naturalisée et propagée partout; on la rencontre sur les talus des chemins, aux bords des habitations, dans les décombres et les lieux sablonneux.

Les noms sinistres dont le peuple l'a gratifiée indiquent sa triste renommée : *Pomme du diable;* — *Herbe aux sorciers;* — *Endormie;* — *Herbe des magiciens, des démoniaques;* — *Pomme épineuse.*

L'histoire de la *Stramoine* (Datura stramonium) offrirait de longs récits de forfaits et de drames épouvantables. C'était, avec la Mandragore, le poison favori du moyen âge, des Borgias et de leurs émules, qui tuait sur le coup, ou à échéance, rendait aveugle et fou, le principal ingrédient des filtres enchantés qui pervertissaient les sens et la raison.

Les sorciers se servaient de la Stramoine pour produire les hallucinations, faire assister au sabbat et procurer des jouissances imaginaires.

Les endormeurs mêlaient la poudre de sa semence dans le tabac, ou bien quelques gouttes de sa teinture dans la boisson des personnes qu'ils voulaient endormir, pour les dépouiller.

Les parties usitées de la Stramoine sont les feuilles, les fleurs et les semences. On récolte les feuilles en juillet; la dessiccation leur enlève l'odeur et la saveur nauséabondes qui les caractérisent, sans nuire à leurs propriétés.

Brandes a découvert dans les feuilles, mais plus concentré dans les semences, un principe actif, un alcaloïde, la *daturine*, qui se rapproche beaucoup de l'*atro-*

pine par sa constitution chimique, mais qui en diffère par l'intensité des effets produits et par l'exagération de certains phénomènes physiologiques. La daturine cristallise en prismes bien nets, incolores et très brillants.

On utilise peu ses préparations à cause de la violence

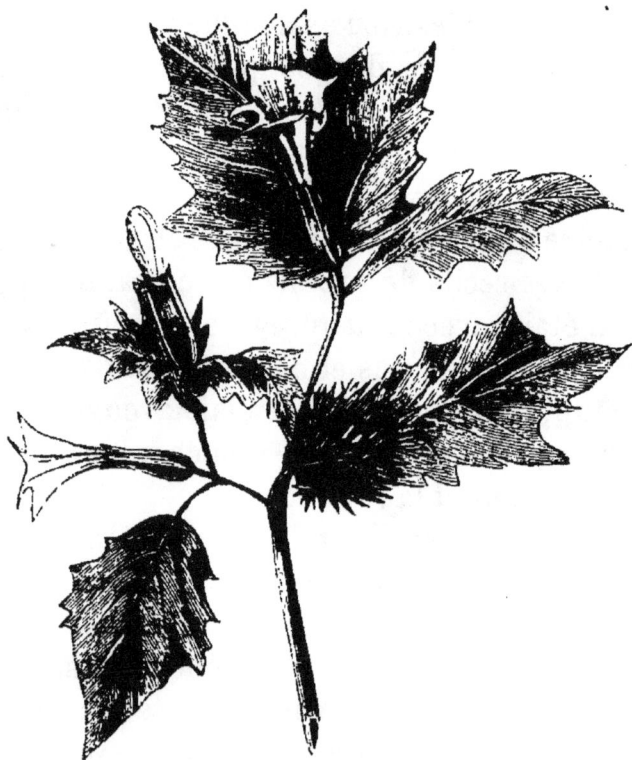

Stramoine.

des accidents qu'ils peuvent déterminer. Les praticiens préfèrent l'emploi de la Belladone.

La Stramoine est tellement à redouter que 30 à 40 grammes de ses feuilles en infusion peuvent donner la mort. La faible dose de 2 à 3 grammes provoque du délire, des vertiges et des hallucinations.

Quant à la *daturine*, elle se prescrit au début par un *quart* de *milligramme*.

La Stramoine absorbée à faible dose (5 à 15 centigrammes d'extrait par jour, représentant à peu près 50 centigrammes à 1^{gr},5 de feuilles) produit une action à peine sensible sur l'organisme, de légers vertiges et une propension au sommeil; cependant l'énergie musculaire a diminué, les sensations sont émoussées, la vision est troublée, on sent de la sécheresse à la gorge.

A plus forte dose, elle détermine une soif ardente, un sentiment de strangulation ; la face est rouge, l'œil animé, la pupille dilatée; les organes des sens sont pervertis, les muscles soumis à la volonté n'obéissent plus.

A plus forte dose encore, viennent les douleurs cardialgiques, la tuméfaction de l'abdomen, une sorte d'ivresse, un délire furieux, des convulsions ou le coma, quelquefois la paralysie des membres, la perte de la voix, la petitesse du pouls, des sueurs froides, la mort.

A l'autopsie, l'estomac est rouge, et le cerveau, fortement injecté, contient des grumeaux de sang.

Quand le malade a pu résister à l'action du poison, après douze ou vingt heures, les symptômes diminuent, mais il en est qui persistent plus longtemps, tels que la dilatation des pupilles, l'obscurcissement de la vue, la perte de la mémoire. Souvent l'aliénation mentale, la paralysie des paupières, la faiblesse et le tremblement des extrémités inférieures, se prolongent pendant des mois et des années.

Les contre-poisons de la Stramoine sont les mêmes que ceux de la Belladone.

L'emploi des feuilles de Stramoine en fumigations contre l'asthme est devenu populaire. On peut obtenir par ce moyen des succès de guérison dans l'asthme essentiellement nerveux, intermittent, presque toujours le soulagement dans les autres cas, et dans le catarrhe, pour calmer la toux et l'oppression.

Les inspirations de vapeur d'eau chaude chargée de Datura conviennent également, mais sont loin d'être aussi actives.

La meilleure manière d'administrer la Stramoine, pour les fumeurs, est de hacher les feuilles comme celles du tabac et d'en confectionner des cigarettes que l'on fume lorsque les avant-coureurs d'un accès se font sentir.

On diminue l'abondante fumée que dégage la Stramoine en arrosant, par exemple, 1 kilogrammes de feuilles avec une solution de 100 grammes de nitrate et laissant légèrement fermenter.

La pharmacie offre aux malades des papiers à cigarettes, et des tubes anti-asthmatiques dont la partie active est toujours la Stramoine seule ou accompagnée de potasse d'autres Solanées vireuses.

Un cataplasme de Stramoine rend souvent de grands services dans les cas de névralgies superficielles.

A part les cigarettes de Stramoine, on peut employer quelques fumigations et des cataplasmes pour calmer les douleurs, mais qui ne sont pas sans danger, si on les applique sur le derme mis à nu. Abstenez-vous d'user de la Stramoine sans prescription du médecin, et surtout cultivez-la loin de la main des enfants.

*
* *

Les trois Solanées vireuses que nous avons étudiées, d'après les travaux de Laurent, peuvent se classer ainsi, sous le rapport de l'intensité des effets toxiques :

Stramoine, Belladone, Jusquiame (*daturine, atropine, hyosciamine*). Les doses pour obtenir un même résultat doivent se prescrire dans les proportions suivantes : daturine, 1 ; atropine, 2 ; hyosciamine, 3.

Leur action s'exerce spécialement sur le système du grand sympathique.

A faible dose, cette action diminue la circulation capillaire ; à dose forte, elle détermine une paralysie vasculaire.

La tension artérielle et le nombre des pulsations augmentent par l'administration à de faibles doses ; cette tension diminue avec des doses toxiques.

L'hyosciamine régularise les mouvements du cœur ; l'atropine provoque des intermittences ; la daturine, des intermittences et des arrêts de cet organe.

Les trois alcaloïdes s'éliminent promptement dans l'espace de deux heures ; on les retrouve dans les urines.

Ils n'ont pas d'action directe sur le système nerveux de la vie de relation, ni sur l'excitabilité des muscles à fibres striées. A dose toxique, cependant, la sensibilité périphérique est émoussée.

A faible dose, ils accélèrent le mouvement de l'intestin ; à forte dose, ils le paralysent.

De faibles doses déterminent une augmentation de température ; de fortes doses diminuent la température centrale.

Mandragore.

Plante vivace, à racine épaisse, charnue, bi ou trifurquée, munie de radicelles minces, blanc-jaunâtre. — Feuilles radicales, grandes, entières, en rosette. Fleurs d'un blanc rougeâtre, solitaires, portées sur des tiges courtes, minces. — Calice à cinq sépales

acuminées, persistant. — Corolle campanulée à tube
ouvert, cinq lobes, velue en dehors. Cinq étamines à
filets dilatés et barbus à la base. — Baie ovoïde,
charnue, molle, de la grosseur d'un petit œuf de
poule, renfermant un grand nombre de graines réniformes, à épisperme chagriné (*Mandragore mâle*).

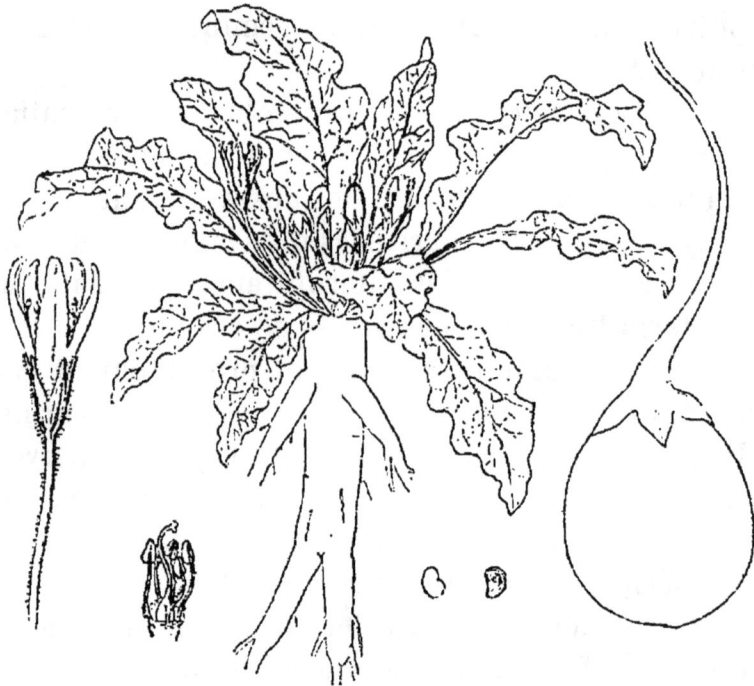

. Mandragore.

Il existe une variété de Mandragore dite femelle,
qui se distingue par des feuilles plus petites et étroites,
des fleurs pourpres et un fruit allongé.

Les racines se récoltent à l'automne, les feuilles au
moment de la floraison, les fruits à maturité.

La Mandragore participe aux propriétés de la Belladone. Sa rareté, les facilités de se procurer sa
congénère, et les accidents cérébraux qu'elle a souvent développés, ont fait renoncer à son emploi. Son

principe actif n'a pas été isolé; les anciens, Hippocrate, Celse, Galien, Dioscoride, la préconisaient
comme hypnotique et stupéfiante; ils avaient recours
à son emploi surtout avant de pratiquer des opérations
chirurgicales.

« On peut bien endormir les personnes avec la
Mandragore, dit Bodin (*Démonomanie des sorciers*,
édition de 1598), en sorte que la personne semblera
morte, et néanmoins il y en a qu'on endort si bien
qu'elles ne se réveillent plus, et les autres ayant pris
breuvage dorment quelquefois trois ou quatre jours
sans s'éveiller, comme on fait en Turquie pour pratiquer certaines opérations. »

Dans ces derniers temps, on s'est servi avec succès
de la racine en poudre, à la dose de 5 à 8 décigrammes,
contre l'aliénation mentale. La dose la plus forte n'a
jamais dépassé 1 gramme.

A l'extérieur, Boerhaave conseillait l'usage des
feuilles en cataplasmes sur les tumeurs scrofuleuses.

Si l'usage de la Mandragore et ses histoires sont
oubliés aujourd'hui, l'antiquité s'en est fort occupée.
C'est le *Similhomo*, la *Circée* ou enchanteresse de Columelle; l'*Apenum* des Égyptiens; l'*Hermiones* ou *gono-
geonos* des prophètes et des mages, la *Mala canina* des
Romains.

La grosse racine velue et bifurquée de la Mandragore a frappé l'imagination des anciens; ils y ont vu
quelque rapport avec le tronc et les extrémités inférieures du corps humain. On s'est emparé de ce
rapprochement forcé pour bâtir toutes sortes de
fables. Que le vulgaire les ait acceptées, rien d'étonnant, le merveilleux et les contes bleus ont toujours
eu le privilège de l'attirer. Mais que des hommes
remarquables par leurs connaissances les aient adop-

tées, voilà qui donne une triste opinion des vieux
temps. Passe encore pour Columelle, l'écho de toutes
les absurdités de son époque; mais Pythagore, Pline
et tant d'autres!

Le *Grand Herbier français*, ouvrage sans date, qui
nous vient du moyen âge, représente les deux variétés
de Mandragore sous les traits d'un homme et d'une
femme. Adam et Ève, dans le paradis terrestre, ornés
de feuillage et de fleurs.

Les charlatans contribuèrent beaucoup à la célébrité
de cette plante; ils savaient tailler ingénieusement sa
racine, lui donner des formes qui la rendaient précieuse, et la vendre fort cher, vu les qualités qu'ils lui
attribuaient.

Mais la Mandragore possédait surtout des vertus
extraordinaires lorsqu'elle avait été recueillie sous
un gibet, arrosée de l'urine d'un pendu. L'homme qui
avait la bonne chance de posséder ce talisman le
conservait avec soin dans un morceau de linceul;
c'était un trésor inestimable, un rempart contre les
maléfices; on croyait que le bonheur de la vie était
attaché à cette relique; on avait des manières de la
consulter dans les actions importantes de la vie.

Une plante qui possédait des vertus si merveilleuses ne pouvait être arrachée comme une racine
vulgaire. Des cérémonies étaient indispensables, et
les anciens ont eu soin d'y pourvoir.

Pour la rendre plus intéressante on lui a reconnu
de la sensibilité. Elle poussait des cris, paraît-il, quand
on l'enlevait de terre. Il faut, dit Théophraste, tracer
trois cercles avec la pointe d'une épée autour de la
Mandragore; alors l'homme assez osé pour se risquer
à l'enlever de terre doit se tourner vers l'orient et se
boucher les oreilles avec soin, parce que les plaintes

de la Mandragore glacent les plus courageux d'épouvante et les tuent net.

Mais il y avait un moyen de tourner la difficulté. On déchaussait la racine, on y fixait une corde attachée par son autre extrémité au cou d'un chien : on rouait la pauvre bête de coups ; les efforts qu'elle faisait pour se sauver finissaient par arracher la Mandragore.

Nous rions de ces superstitions de nos pères, et nous les tournons en ridicule. Peut-être conviendrait-il de nous montrer plus indulgents. Sommes-nous certains que telles doctrines et telles pratiques qui forment la monnaie courante de notre siècle ne prêteront pas à rire à nos arrière-neveux ?

Tabac.

Le *Tabac* (de Tabago) est originaire du Mexique, où il portait le nom indigène de Petun. Tout le monde sait son histoire ; les premières graines ont été envoyées en France (1560) par J. Nicot, ambassadeur de Portugal, à Catherine de Médicis ; d'où les noms de *Nicotine*, *Herbe à la reine Catherine*, par lesquels on le désigna tout d'abord.

Le végétal, suffisamment connu, nous dispense de toute description botanique.

En Europe, l'agriculture plante pour ses feuilles les variétés du « nicotiana tabacum » ; dans l'île de Corse, on préfère le « nicotiana rustica », qui s'est acclimaté chez nous. Cette variété se rencontre fréquemment, comme la jusquiame, autour des habitations, où elle n'atteint guère plus de un mètre de hauteur ; feuilles ovales, bosselées, munies d'un long pédoncule ; fleurs d'un jaune vert.

Les jardiniers cultivent pour l'ornement de nos

parterres le *tabac géant*, variété du « N. tabacum », et
le *petunia nyctaginiflora*, qui peut prendre sa bonne

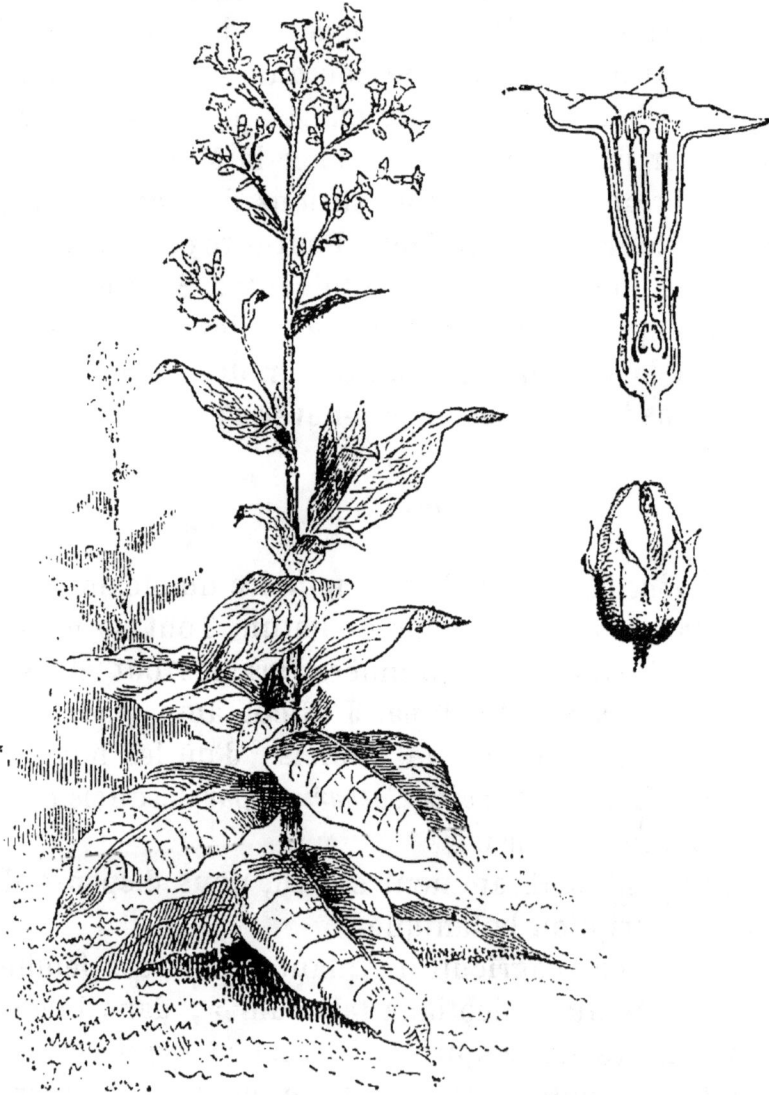

Famille des Solanées. — Le Tabac.

part du peu de bien et de tout le mal que nous aurons
à dire de l'herbe du sieur Nicot.

On sait, d'après les analyses faites par les chimistes

modernes, que les feuilles du tabac, avant toute fermentation, contiennent les substances suivantes, assez nombreuses pour rendre leur inventaire laborieux :

Bases minérales.

Potasse ;
Chaux ;
Magnésie ;
Oxyde de fer ;

Oxyde de manganèse ;
Silice ;
Ammoniaque.

Acides minéraux.

Acide azotique ;
— chlorhydrique ;

Acide sulfurique ;
— phosphorique.

Base organique.

Nicotine.

Acides organiques.

Acide malique ;
— citrique ;
— acétique ;

Acide oxalique ;
— pectique ;
— ulmique.

Autres corps organiques.

Nicotianine ou camphre du tabac ;
Résine jaune ou verte ;
Substance azotée ;

Cire ou matière grasse ;
Cellulose.

Enfin, les substances suivantes, produits de la fermentation et de la combustion, ont été extraites de la fumée de tabac :

1° Acide prussique (cyanhydrique) ;

2° Un alcaloïde à odeur agréable, mais dangereux à respirer, aussi mortel que la nicotine ;

3° Des principes aromatiques encore mal déterminés.

En résumé, on peut distinguer dans le tabac, d'abord, deux éléments caractéristiques : la *nicotine* et la *nicotianine*, toxiques violents. Plus tard, de l'*acide prussique* et un *alcaloïde* innommé, deux autres poisons aussi redoutables que les premiers ; enfin, des *principes aromatiques* à définir.

La *nicotine* est un alcaloïde naturel se présentant sous la forme d'un liquide oléagineux, incolore, lorsqu'elle est pure ; très soluble dans l'eau, l'alcool, les huiles grasses et l'éther qui la sépare avec facilité d'une solution aqueuse. Elle est très hygrométrique, peut absorber jusqu'à 177 p. 100 d'eau et la perdre complètement dans une atmosphère desséchée par la potasse.

La *nicotianine*, ou essence de tabac, est isolée par la distillation des feuilles fraîches ou sèches du tabac avec une certaine quantité d'eau. Au bout de quelques jours, apparaît une substance cristalline à la partie supérieure du liquide obtenu. Cette matière a l'apparence du camphre ; elle est volatile, insoluble dans l'alcool et dans l'éther. Elle possède une odeur faible, mais rappelant celle de la fumée de tabac ; la saveur est âcre et amère ; c'est la nicotianine.

L'*acide prussique* ou *cyanhydrique* est un autre poison d'une violence extrême ; c'est le principe actif du laurier-cerise, des amandes amères, des noyaux de pêches, abricots (Voy. *Rosacées*).

Berzélius a constaté qu'une seule goutte de *nicotine* tue un chien. Six à huit gouttes peuvent amener la mort d'un homme. Les animaux soumis à son influence sont aussitôt pris d'un tremblement général ; ils tombent en poussant un cri ; tout l'être est agité de convulsions violentes, la tête fortement ramenée en arrière ; la respiration s'embarrasse, la cage thoracique est agitée de mouvements désordonnés et violents, le cœur accélère ses battements. Bientôt, l'état convulsif cesse. Après la période d'excitation spasmodique, survient le calme qui précède la paralysie générale. On dirait que le système nerveux, violemment surexcité par le poison, dépense en quelques instants tout son pouvoir d'impulsion : puis, désarmé, impuissant, laisse la mort achever son œuvre.

L'empoisonnement par la nicotine, suivi d'une terminaison fatale, laisse des témoignages caractéristiques. Le sang artériel est noir ; les poumons, parsemés de taches livides, présentent à la coupe un tissu dense et résistant, où l'air n'a pu pénétrer. Les gros vaisseaux sont gorgés de sang noir, demi-fluide ; le cerveau et ses enveloppes présentent des taches injectées, d'une étendue variable. Les voies digestives sont intactes dans leur étendue.

Malgré sa parenté botanique avec la belladone, la stramoine et les autres solanées, on ne peut en rien assimiler l'action de la nicotine à celle de la famille. Les effets sur la pupille sont antimydriatiques ; il y a rétrécissement.

Contre-poisons. — Le traitement de l'empoisonnement par le tabac est à peu près le même que celui par la belladone. Cependant les vomissements violents, plus particuliers à l'action de cette solanée et de son alcaloïde, dispensent de l'emploi des vomitifs et réclament l'intervention de l'opium, quand la congestion cérébrale ne s'oppose pas à son usage. Il peut arriver des accidents secondaires qui nécessitent des saignées locales, les boissons mucilagineuses, les bains. Ici, plus que partout ailleurs, la nature des effets produits dirigera le médecin qu'il faut appeler au plus vite.

Les docteurs américains vantent le *sassafras* comme l'antidote du Tabac et de la Jusquiame. Si l'on fume, dit le docteur Thompson, du tabac additionné de quelques gouttes d'essence de sassafras, aucun accident fâcheux n'intervient. Le même médecin cite une jeune fille qui, ayant avalé un sirop renfermant 1ᵍʳ,62 d'extrait de jusquiame et 15 gouttes d'essence de sassafras, ne fut nullement incommodée ; la jusquiame n'amena pas le sommeil.

Lyle dit avoir administré avec succès l'essence de sassafras dans un empoisonnement par la stramoine : il avait ordonné inutilement un vomitif et des frictions chaudes. L'effet du sassafras se produisit après six doses de dix gouttes administrées toutes les demi-heures. Le malade prit ensuite une cuillerée à bouche d'huile de ricin.

On savait déjà que le sassafras est un insecticide puissant et un antidote très actif de la morsure du *trigonocephalus contortrix*, un des plus redoutables parmi les serpents.

Puisque l'occasion se présente de détruire une erreur, ouvrons donc une parenthèse pour dire que le venin des serpents, celui de notre vipère indigène en particulier, n'est pas un acide, mais un alcaloïde du groupe des ptomaïnes, et que l'ammoniaque ne peut avoir sur ce poison aucune action neutralisante.

Si des expériences réitérées venaient confirmer la bonne opinion que les Américains ont de lui, le sassafras serait, en résumé, l'antidote des solanées vireuses, du tabac, de la solanine, autre poison des solanées que nous examinerons tout à l'heure, des morsures de reptile et de l'homme en colère dont les glandes salivaires sécrètent aussi des ptomaïnes.

A l'exception de quelques cas rares qui ont eu le

crime pour mobile, l'empoisonnement par le tabac se manifeste, le plus souvent, lorsque cet agent a été introduit dans l'économie par une habitude volontairement contractée.

Alors les symptômes de l'intoxication se modifient chez beaucoup de fumeurs, l'estomac devient paresseux chez tous, l'action du toxique a sur les mouvements du cœur une action réelle. Le pouls devient intermittent, et le danger grandit lorsque l'organe central de la circulation est déjà le siège d'une affection plus ou moins grave. L'usage du tabac précipite le mal et rapproche de beaucoup le terme fatal.

La circulation capillaire se trouve aussi impressionnée ; les joues se colorent, les conjonctives se congestionnent ; il n'est pas rare d'observer des apoplexies qui n'ont pas d'autre cause.

Mais c'est sur le système nerveux que l'action délétère se porte avec le plus d'intensité, et les griefs qu'on a relevés contre l'abus peuvent se résumer ainsi : hébétude momentanée, dans laquelle se plonge, s'absorbe le fumeur, puis engourdissement de l'intelligence, perte de la mémoire, congestions, vertiges, affaiblissement nerveux, paralysie des extrémités inférieures.

Bertillon, qui s'est fort occupé de statistique, a donné la preuve de l'incompatibilité de l'intelligence et du tabac. Il a montré que dans les classements qui ont lieu trois fois l'an à l'École Polytechnique, les grands fumeurs occupaient toujours les dernières places.

L'ensemble des phénomènes qui constituent l'intoxication chronique par le tabac, phénomènes portant tantôt sur la digestion, tantôt sur la circulation, l'innervation, ou sur toutes ces fonctions à la fois, a reçu le nom de *nicotinisme*.

Cependant, les dangers de l'abus du tabac sont moindres chez les sujets lymphatiques ayant de l'embonpoint, plus grands chez les gens nerveux, bilieux, délicats, d'une constitution sèche.

Existe-t-il un moyen pratique de réprimer l'abus dans notre société, de faire perdre à celle-ci l'habitude de s'abrutir ? Évidemment non, puisque, malgré les louables efforts de la « Société contre l'abus du tabac », le mal grandit et se propage. Le gouvernement qui fabrique, patronne et monopolise à son profit la vente du poison, pourrait au moins apporter un palliatif, et il s'en garde bien. L'accusation est grave : expliquons-la.

La *nicotine*, qu'il ne faut pas confondre avec les principes odorants, est la substance qui influe le plus généralement sur la force du tabac ; mais c'est aussi le poison le plus à redouter. Cette nicotine, qui n'existe pas dans les jeunes plantes, se produit pendant la végétation, et acquiert son maximum de condensation dans les feuilles bien développées et venues à maturité. Voici un exemple de dosages successifs opérés par M. Schlœsing, qui met cette affirmation hors de doute.

	Nicotine p. 100 des feuilles sèches.
25 mai (feuilles très jeunes)	0.79
18 juillet	1.21
5 août	1.93
27 août	2.27
8 septembre	3.36
20 septembre	4.32

La régie fait procéder à la récolte des feuilles lorsque celles-ci se boursouflent et commencent à se dessécher vers l'extrémité, c'est-à-dire à l'époque de la plus grande concentration du poison.

En avançant la cueillette de deux à trois semaines, elle pourrait diminuer de moitié la quantité de nicotine. Les essais de culture installés à Boulogne, au jardin d'essai, ont prouvé que la qualité des feuilles ne serait nullement amoindrie.

C'est le procédé usité à Cuba, où les feuilles pour capes sont enlevées aussitôt que leur développement superficiel est achevé. Ces feuilles contiennent de 2 à 2 1/2 p. 100 d'alcaloïde; elles en fourniraient de 6 à 8 p. 100 si on les laissait parvenir, comme chez nous, à ce point de végétation qu'on appelle *maturité*, expression conventionnelle, puisque les feuilles sont encore vertes.

Mais la récolte serait plus légère d'un dixième. Alors il faudrait indemniser le planteur ou payer plus cher. Mais la Régie ne consentira jamais à diminuer d'un sou le bénéfice des 800 à 900 p. 100 qu'elle prélève sur les fumeurs. Mieux vaut continuer à les empoisonner.

Douce-amère.

Le genre *Solanum*, de la puissante famille des solanées, se caractérise, au point de vue médical, par la présence d'un alcaloïde, la *solanine*, qui se rencontre surtout, parmi les plantes communes sous nos climats, ou cultivées pour leur utilité ou pour leur agrément, dans les organes de la Douce-amère (*Solanum dulcamara*), de la *Morelle* et de ses variétés (*S. nigrum, S. villosum, S. miniatum*); dans les germes de la *Pomme de terre* poussés sous l'influence d'une cave humide et sombre, dans les tubercules du même végétal verdis au contact de la lumière, ou trop jeune ou trop vieux; enfin à plus faible dose dans les fruits de la

Tomate (S. lycopersicum), de l'*Aubergine* (S. melongena),
de la *Pondeuse* (S. ovigerum), du *Cerisier d'amour* (S.
pseudo-capsicum).

Parmi les espèces exotiques connues pour renfermer une forte dose de ce principe toxique, on distingue le *S. ferox* et *S. verbascifolium*.

La solanine est facilement éliminée de toutes ces plantes par la coction. Cet alcaloïde diffère essentiellement des principes actifs contenus dans les solanées vireuses. Il ne dilate pas la pupille, ne narcotise pas, parce qu'il n'a pas d'action sur les hémisphères cérébraux ; il est simplement sédatif du pneumogastrique. Les effets primitifs se font surtout remarquer sur le tube digestif ; l'irritation révulsive qu'il y détermine étend son action secondaire sur le rein, le cerveau et le système nerveux.

Douce-amère.

A dose toxique, la solanine produit une sensation d'âcreté, une salivation abondante, des nausées et des vomissements ; puis elle porte son action sur la moelle allongée, amène la paralysie des membres postérieurs et la mort par asphyxie, en paralysant les muscles de

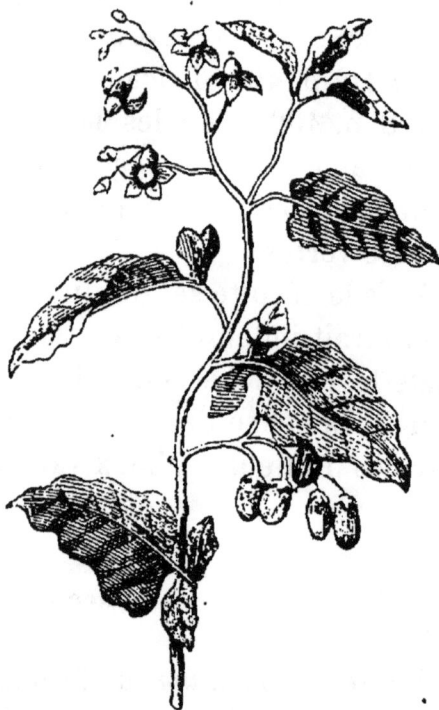

14

la respiration. Son action excitante sur la sécrétion rénale est bien marquée.

L'effet secondaire à dose non toxique (de 1 à 5 centigrammes) est caractérisé par l'assoupissement et la somnolence.

Ces indications font pressentir l'emploi et l'efficacité de la solanine dans les affections spasmodiques de l'appareil respiratoire, asthme, coqueluche, toux nerveuse simple. Un état inflammatoire n'est pas une contre-indication de son usage. C'est à l'excitation rénale, causée par la solanine, que la Douce-amère doit une partie de sa réputation dépurative dans la goutte, dans certaines maladies constitutionnelles, dans les affections chroniques de la peau.

La dose de la solanine varie entre 1 et 5 centigrammes pour adulte.

La Douce-amère est un sous-arbrisseau qui se trouve par toute la France, aux bords des fossés humides, où ses rameaux grêles et flexibles sont soutenus, entrelacés dans les branches des buissons. Sa tige ligneuse s'élève ainsi jusqu'à trois mètres du sol; les feuilles, d'un vert foncé, sont entières, les supérieures à trois segments. Les fleurs assez petites sont disposées en corymbes rameux, longuement pétiolées; la corolle est violette, à lobes réfléchis, les anthères sont charnues, d'un beau jaune; les baies rouges à maturité s'étagent en pendentifs gracieux.

La Douce-amère est broutée par les chèvres et les moutons. Son odeur attire les renards. On en met dans les appâts qu'on leur prépare.

Les tiges de la Douce-amère, sèches surtout, sont seules en possession d'une énergie bien constatée. Leur action toxique indique qu'elles contiennent un

principe autre que la solanine, se rapprochant par ses
effets mydriatiques de la belladone et de la jusquiame,
puisque de fortes doses produisent la dilatation de la
pupille.

Les fruits et les feuilles bouillies, retenant seulement
des quantités minimes de principes toxiques, restent
d'excellents émollients, des adoucissants, des sédatifs.

Les jeunes pousses ont été heureusement employées
par le docteur Ray, dans la composition d'un cataplasme qui jouit d'une grande faveur pour faire résoudre rapidement les furoncules, les tumeurs et les engorgements des mamelles.

Il est formé de :

Feuilles et sommités pilées..........	4 poignées.
Farine de lin.....................	125 grammes.
Saindoux haché menu.............	200 —
Bon vin rouge...................	1 litre.

Faites bouillir jusqu'à consistance de cataplasme et
appliquez chaud.

Extérieurement, les décoctions des feuilles de Douce-amère s'emploient avec avantage pour lotionner les
plaies, les ulcères. On a recommandé les bains de tiges
dans les affections de la peau.

A l'intérieur, la décoction des rameaux se prescrit
dans la proportion de 8 à 10 grammes, par litre d'eau,
réduit par l'ébullition.

Le docteur Bretonneau indique le mode d'administration suivant, comme le meilleur dépuratif, supé-
rieur à la salsepareille, dans les cas d'affection chronique de la peau, dartres, lèpres, etc. — Pendant une
semaine, décoction de 8 grammes de tiges de Douce-
amère dans un litre d'eau, quantité prise chaque jour,
dans l'intervalle des repas, sans qu'il soit besoin de

rien changer à son régime. Le huitième jour, prendre 16 grammes en décoction, continuer cette dose pendant une autre semaine. Augmenter ainsi par périodes hebdomadaires de 8 grammes ; arriver à 40 grammes, et au delà s'il est besoin, jusqu'à ce que le médicament détermine quelque trouble dans les idées et des étourdissements. Ces phénomènes indiquent qu'il convient d'arrêter les doses ascendantes. Diminuer alors successivement les quantités dans les mêmes proportions, et terminer par 8 grammes chaque jour, dans la dernière semaine.

Beaucoup de praticiens ont employé la Douce-amère avec des succès bien constatés dans l'ictère ou jaunisse, dans l'hydropisie. — Une poignée de Douce-amère dans une pinte d'eau ; prise en deux fois, chaque matin (Dr Wautber's).

Selon Hufeland, le meilleur de tous les moyens pour guérir le catarrhe chronique serait la potion suivante :

Lichen	24	grammes.
Douce-amère (bois)	12	—
Eau de fontaine	500	—
Faites bouillir et réduisez à	250	—
Ajoutez sirop balsamique	30	.

Deux cuillerées à bouche, quatre fois par jour.

Le principe amer-sucré de la Douce-amère, qui n'est pas la Solanine, a été isolé par Pfaff sous le nom de Dulcamarine.

Morelle noire.

Plante annuelle, commune dans les lieux cultivés, les terrains incultes, les décombres. Tige anguleuse, her-

bacée, glabre, rameuse, longue d'environ 50 centimètres. —Feuilles d'un vert noirâtre, lisses, pétiolées,
ovales-aiguës. — Fleurs blanches, disposées en petits
corymbes pendants (juillet-août). — Fruits : petites
baies globuleuses,
vertes d'abord, puis
noires à maturité.

Parties usitées. —
L'herbe entière, les
baies.

La récolte se fait à
l'automne, lorsque
les fruits sont mûrs ;
la plante jouit alors
d'une grande énergie
qui augmente cepen-
dant après dessicca-
tion. Il est nécessaire
de faire sécher à l'é-
tuve, à cause des
principes mucilagi-
neux qu'elle contient.

La Morelle noire
décèle une saveur

Morelle noire.

herbacée et fade, une odeur légèrement fétide. Émolliente, lorsqu'elle est jeune et pendant la floraison,
elle devient narcotique lors de la maturité des baies.
Depuis l'antiquité, la Morelle noire est recherchée
comme alimentaire dans certaines contrées où ses
feuilles remplacent celles des épinards et leur sont préférées. La plante perd par la cuisson son odeur désagréable, les principes actifs qu'elle pourrait contenir,
et devient comestible. D'ailleurs, nous savons qu'elle
n'est toxique qu'à une époque où on ne la mange plus.

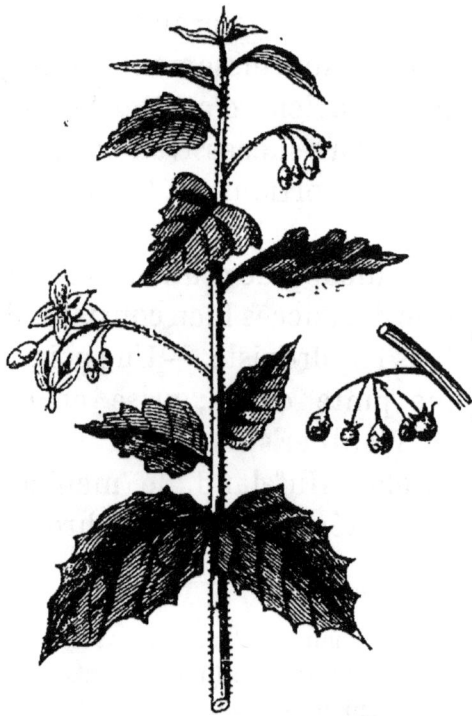

L'usage de la Morelle à l'intérieur n'est pas entré dans la pratique médicale. A l'extérieur, on l'utilise dans les mêmes cas que la douce-amère.

La plante et ses baies s'emploient, comme cataplasme sédatif, avec des succès très marqués dans les névralgies, le cancer, la métrite chronique, les inflammations et éruptions cutanées douloureuses, les hémorrhoïdes, les fissures des mamelons, les panaris, les furoncles, les brûlures, les dartres vives.

La décoction est précieuse pour laver les parties enflammées, tuméfiées, douloureuses.

Le docteur Borie rapporte qu'il est parvenu à faire disparaître un tic douloureux de la face ayant résisté à tous les autres moyens, par l'application de cataplasmes préparés avec la Morelle.

Beaucoup de praticiens obtiennent d'excellents résultats pour calmer les douleurs du rhumatisme articulaire aigu, par la Morelle noire broyée et appliquée sur la partie malade.

Préparation et doses. — *A l'extérieur.* Décoction de 50 à 60 grammes par litre d'eau pour lotions, injections, bains. Pulpe de feuilles et fruits broyés en cataplasme. Extrait 4 à 8 grammes par 30 grammes d'axonge en pommade. Huile (1 de feuilles sur 2 d'huile d'olive) 30 à 60 grammes par liniment. La Morelle noire peut rendre les plus signalés services à la campagne, où elle est toujours sous la main. Si ses vertus calment les douleurs des gens, elles guérissent aussi les plaies, les contusions, les efforts des animaux, plus heureusement que tout autre remède; donc faisons-la connaître à nos fermiers et métayers. C'est la Providence des champs,

Pomme de terre.

Nous avons dit que la solanine se rencontre surtout dans les jeunes pousses de pommes de terre, dans la pellicule des tubercules trop jeunes ou trop vieux, ou verdis. On la trouve aussi, mais en plus petite quantité, dans les tiges, les feuilles et les fruits.

Les pommes de terre contenant de la solanine sont rendues inoffensives par la coction, puisque cette substance toxique est très soluble.

C'est par la même raison qu'il nous est permis de manger impunément les fruits de la *Tomate* qui contiennent une quantité notable de solanine, et l'*Aubergine*. Mais il serait dangereux d'utiliser l'eau de la cuisson de ces plantes pour préparer la nourriture des bestiaux.

Cependant les poules se montrent avides de Tomates crues, et n'éprouvent pas d'accidents. Il ne faudrait pas inférer de là que ces fruits sont dépourvus de principes vénéneux. Les animaux inférieurs mangent aussi la belladone sans en être incommodés, et la quantité de feuilles qu'un lapin peut brouter impunément suffirait pour tuer plusieurs hommes.

La Pomme de terre n'est pas sans propriétés thérapeutiques. Ainsi le scorbut est devenu beaucoup plus rare sur les navires à long cours, depuis qu'on fait usage de ce tubercule. Le procédé le plus actif pour guérir de la maladie consiste à manger la Pomme de terre crue. Son usage habituel à l'état cuit suffit pour prévenir et guérir.

On se sert souvent, dans les campagnes, de Pommes de terre râpées en cataplasme sur la brûlure simple. Le moyen agit surtout par le froid et la privation d'air,

Mieux vaudrait recourir à la morelle, ou au collodion qui refait une peau factice et impénétrable.

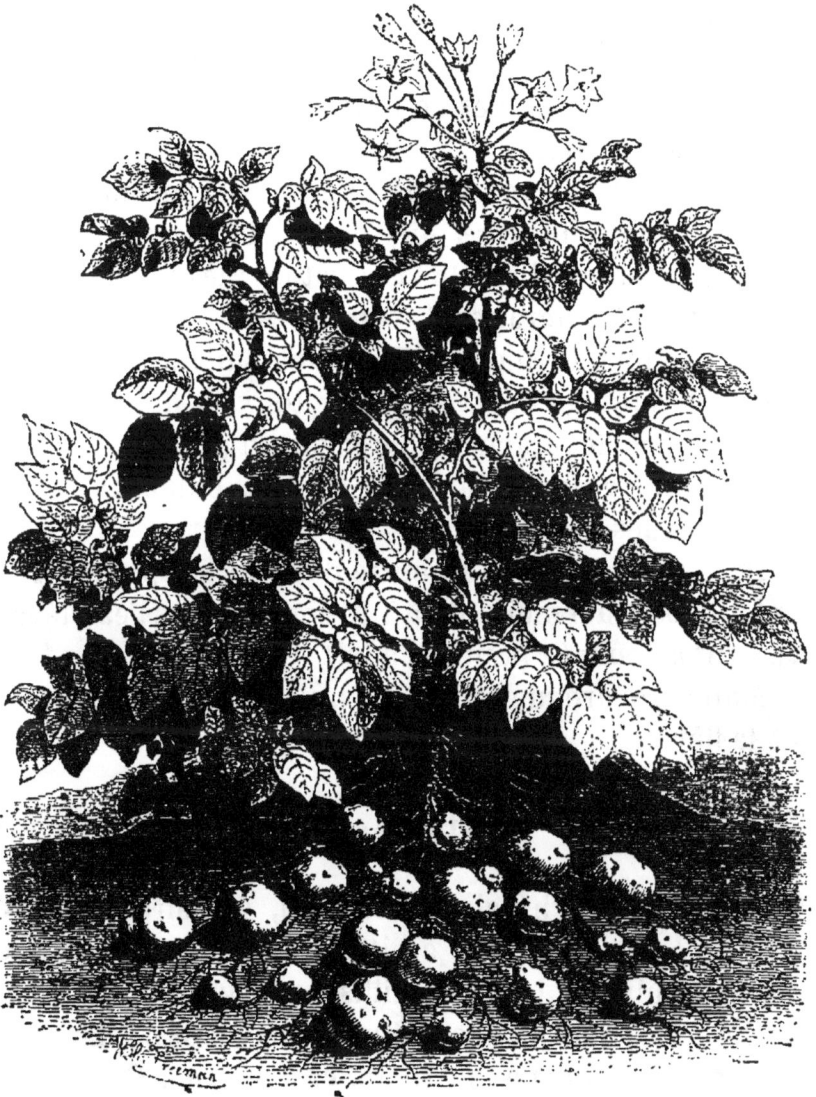

Pomme de terre.

L'alcool de Pomme de terre dont on inonde la consommation est insalubre, à cause de la substance particulière qu'il renferme et dont il est difficile de le purger totalement. On connaît cette substance sous le nom d'essence de Pomme de terre ou *alcool amylique*. Les expériences sur les petits animaux inférieurs ont prouvé que c'est un poison irritant très actif. L'inspiration de sa vapeur cause des douleurs spasmodiques dans la poitrine, suivies de toux pénible, de nausées et de vomissements.

Cependant les médecins américains ont introduit l'alcool amylique, *fusel oil*, dans leur thérapeutique. D'après Wimon, il excite la nutrition ; les malades qui en prennent engraissent comme s'ils prenaient de l'huile de foie de morue. Bowditch lui reconnaît, en outre, l'avantage de modérer la toux et de diminuer l'abondance des crachats ; ce médecin prétend en retirer les plus grands avantages chez les enfants scrofuleux, débiles, émaciés.

Dose : 1/2 goutte à 1 goutte dans du sirop, pour les enfants de 5 à 6 mois ; de 5 à 10 gouttes dans l'eau légèrement alcoolisée pour les adultes.

Mauvaise drogue, au fond, qui donne des nausées et la fièvre.

Alkékenge.

L'*Alkékenge* (Physalis alkekengi), vulgairement *coqueret, herbe à cloques*, croît spontanément dans les champs cultivés, les bois taillis, les vignes du midi et de l'ouest de la France. Spontanée, aussi, dans le midi de l'Allemagne, en Italie, en Espagne. On la cultive dans les jardins. Elle a quelque ressemblance avec la belladone, dont elle diffère totalement par l'innocuité de son action physiologique et ses propriétés thérapeutiques.

Description. — Racine articulée, jetant des fibres

grêles, traçant au loin. Tige, 30 à 35 centimètres de hauteur, dressée, anguleuse, un peu velue, rameuse, verte d'abord, puis rougeâtre, prenant de la consistance à l'automne. — Fleurs petites, solitaires, portées sur de longs pédoncules axillaires, inclinées vers la terre. — Calice monophylle, à cinq découpures, velu, se développant et devenu, à l'époque de la maturité, un cornet membraneux rouge écarlate, recouvrant complètement la baie, globuleuse, de même couleur et contenant un grand nombre de petits grains uniformes, aplatis, chagrinés, réniformes.

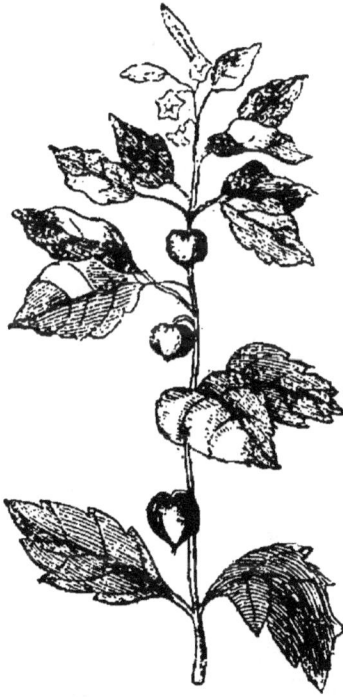

Parties usitées : baies, tiges et feuilles.

Acidulées, mucilagineuses, rafraîchissantes et diurétiques, les baies d'Alkékenge se servent aux repas en Suisse, en Allemagne, en Angleterre.

Alkékenge.

Les médecins d'autrefois, Dioscoride, Arnaud de Villeneuve, Roy, Gilibert, ont employé l'Alkékenge contre la gravelle, les rétentions d'urine, les hydropisies, l'ictère ou jaunisse et la goutte.

Les habitants des campagnes ont toujours récolté les baies avec soin pour servir dans les rétentions d'urine. Ils donnent la plante en décoction à leurs bestiaux atteints de dysurie. Beaucoup de médecins ont employé l'Alkékenge avec succès pour combattre les fièvres intermittentes, les infiltrations séreuses qui suivent la scarlatine, l'albuminurie, les affections graves des reins et de la vessie. Son emploi semble être indiqué toutes les fois qu'il s'agit d'hydropisies et d'engorgements passifs des tissus et des organes, de cachexie paludéenne.

Toutes les parties, feuilles, tiges, calices et baies sont diurétiques. Un remède populaire employé dans les cas que nous venons de citer consiste à prendre le matin, à jeun, un verre de vin blanc dans lequel on a écrasé sept ou huit baies d'Alkékenge. On y joint l'infusion pour boisson.

L'Alkékenge agit-elle seulement comme diurétique? Contient-elle un principe actif, spécial, qui n'a pas encore été isolé? Peut-être. La faveur populaire est un indice qu'il ne faut pas toujours négliger.

Doses: A l'intérieur. Baies fraîches et mûres, de 6 à 20 grammes par jour.

Infusion de baies, 15 à 60 grammes par kilogramme d'eau.

Vin (30 grammes de feuilles, tiges, ou fruits macérés pendant huit jours dans un litre de vin); 15 à 30 grammes comme diurétique;

60 à 100 grammes comme fébrifuge.

A l'extérieur, 60 à 120 grammes par litre d'eau, pour lotions, injections calmantes.

Les pilules anti-goutteuses de Laville ont pour base l'extrait d'Alkékenge. On y ajoute une solution de silicate de soude à 80°, dans la proportion d'une partie pour trois d'extrait. Le mélange rendu consistant au moyen de la poudre de *V. Chamædrys* est divisé en pilules de 30 centigrammes; 2 à 6 par jour.

Les baies d'Alkékenge entrent encore dans le sirop composé de chicorée.

De fortes doses d'Alkékenge données une fois par jour réussissent moins que les prises fractionnées et répétées dans les vingt-quatre heures.

L'absorption d'une trop forte dose produit un sentiment de pesanteur à la région gastrique et de la constipation.

Piment.

Le *Piment annuel* (Capsicum annuum) cultivé depuis longtemps dans nos jardins croît spontanément dans les Indes et en Amérique ; ses fruits sont usités comme condimentaires et médicamenteux. C'est un des excitants les plus énergiques.

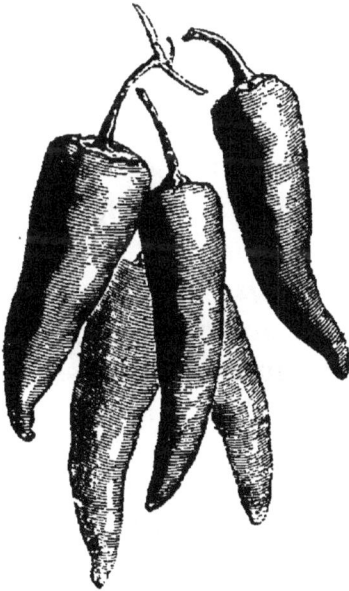

Introduit dans l'estomac, il provoque bientôt un sentiment de chaleur qui se répercute dans toute l'économie. Frais et réduit en pâte, il rubéfie la peau comme la moutarde ; mais son application est moins douloureuse et ses effets de plus longue durée. A petite dose et associé aux amers, on donne le Piment dans la dyspepsie, l'hydropisie, la paralysie, la goutte atonique. Les Anglais le prescrivent dans certains cas de variole, rougeole, scarlatine, quand l'éruption languit par défaut d'action vitale.

Piment.

Allègre a proposé, à l'Académie de médecine de
Paris (septembre 1855), le Piment comme moyen de
traitement des hémorrhoïdes. Jobert l'administrait
sous forme de pilules, à la dose de 75 centigrammes,
répétée deux ou trois fois par jour.

Doses : à l'intérieur : Vinaigre (1 sur 6 de vinaigre
et 6 d'eau-de-vie); de 2 à 4 grammes dans une décoction appropriée.

A l'extérieur. Poudre, 16 à 20 grammes pour cataplasme rubéfiant.

Bouillon-blanc.

Le *Bouillon-blanc* ou *Molène* (Verbascum thapsus)
a été classé par quelques botanistes dans la famille
des solanées, dont nous avons passé en revue les
sujets indigènes les plus remarquables. D'autres ont
rangé cette plante parmi les scrofulariées. Enfin des
auteurs non satisfaits par l'une ou l'autre solution ont
pris le Bouillon-blanc pour type d'une famille intermédiaire, sous le nom de *Verbascées*.

Le Bouillon-blanc est une belle plante bisannuelle,
à feuilles ornementales, couvertes d'un épais duvet.
La tige, qui porte des fleurs jaunes disposées en
grand épi terminal, très compact, s'élève droite jusqu'à 2 mètres.

On rencontre le Bouillon-blanc, très commun en
France, dans les endroits pierreux, sur les bords des
chemins, dans les décombres et les ruines. Il acquiert
tout son développement dans les terrains légers,
chauds et bien exposés au soleil.

On utilise les feuilles et les fleurs. Celles-ci doivent
être cueillies aussitôt qu'elles sont épanouies, et séchées rapidement, afin de les empêcher de brunir.

Feuilles et fleurs sont pectorales, adoucissantes, antispasmodiques, émollieutes. Le Bouillon-blanc est un remède tout à fait domestique et généralement mis en usage, par les habitants des campagnes, intérieurement et extérieurement dans tous les cas où

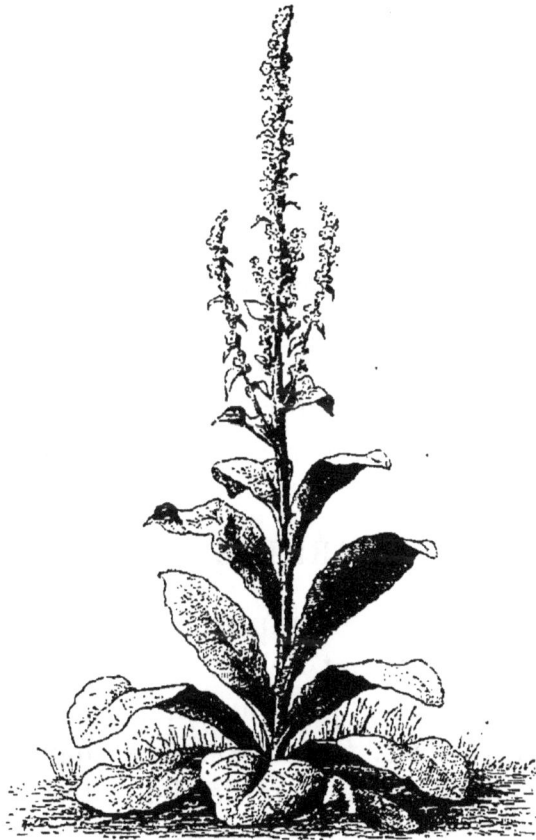

Bouillon-blanc.

les émollients et les adoucissants sont indiqués. Cette plante est plus adoucissante que tous les autres émollients, à cause de sa parenté avec les Solanées dont elle conserve quelques principes.

A l'intérieur, l'infusion des fleurs convient dans les inflammations gastro-intestinales, le catarrhe pulmonaire, la toux, le crachement de sang, la phthisie. On l'a vantée contre la diarrhée, la difficulté d'uriner.

Les feuilles bouillies dans du lait forment un excellent cataplasme adoucissant, surtout si l'on ajoute une égale quantité de feuilles de *Morelle* (Solanum nigrum).

Il est nécessaire de passer l'infusion du Bouillon-blanc avant de le prendre, parce que les poils qui accompagnent les fleurs pourraient occasionner de l'irritation et de la toux.

Le *Bouillon-noir* (Verbascum nigrum), moins commun, jouit des mêmes propriétés.

Doses : à l'intérieur. Infusion 10 à 30 grammes par litre d'eau.

A l'extérieur : décoction de 30 à 60 grammes par litre d'eau, pour lotions, fomentations, lavements.

Feuilles : quantité suffisante pour le cataplasme.

ANTIRRHINÉES

Les Antirrhinées, ou Scrufulariées, ou Personnées (Rob. Brown), renferment des poisons redoutables et des médicaments énergiques, auxquels le praticien a constamment recours. Cependant une plante de la famille, la Digitale, domine toutes les autres espèces par son énergie sur l'organe de la circulation sanguine, par son action rapide, et par les services qu'elle est appelée journellement à rendre.

Digitale.

La *Digitale pourprée* (Digitalis purpurea) est une belle plante bisannuelle qui croît dans les bois de la zone parisienne. Du sein de ses larges feuilles radicales, se dégage, au printemps de la seconde année, une tige robuste, solitaire, qui s'élèvera jusqu'à un mètre et demi. Cette tige se courbe légèrement vers la partie supérieure, sous le poids d'une masse de grandes fleurs purpurines réfléchies les unes sur les autres, comme les tuiles d'un clocher aigu.

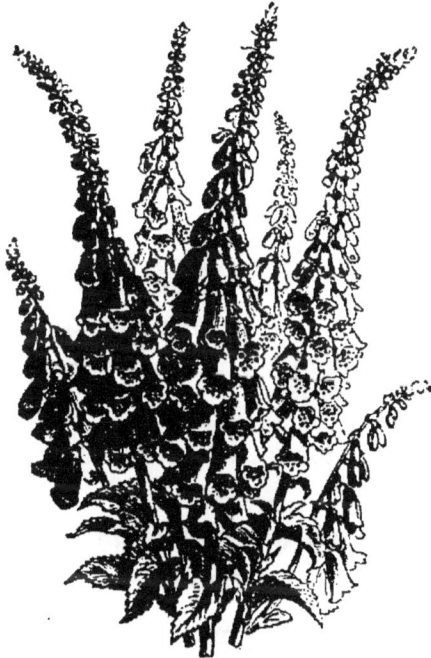

Les rameaux de la Digitale ornent à profusion, de juin à fin août, les clairières des forêts normandes et la lisière des bois. Ils atteignent toute leur magnificence dans les terrains secs et élevés.

Séduits par les vives couleurs qui se détachent merveilleusement sur le fond sombre des futaies, les horticulteurs ont essayé de transporter la Digitale dans nos jardins, et de l'améliorer par la culture. Efforts stériles, la plante sylvestre s'étiole loin du couvert de ses robustes voisins les arbres touffus, et les variétés obtenues en plein soleil ne portent que des fleurs pâles et dégénérées.

Digitale.

La Digitale est un de nos médicaments indigènes les plus actifs : elle est fort employée. Mais à cause de son énergie, il serait imprudent de l'utiliser dans la thérapeutique domestique ; le médecin seul doit l'ordonner et régler les doses. On se sert surtout des feuilles que l'on récolte en juin, quand les fleurs commencent à monter. La plante qui croît dans les lieux élevés, ayant subi l'influence indispensable de quelques rayons de soleil, est préférée à celle qui végète constamment à l'ombre. La différence est tellement sensible que la première peut être fort active et la seconde absolument inerte. Dans de telles conditions le médecin ne peut être sûr d'obtenir la réaction qu'il désire. Aussi lorsqu'on emploie la poudre, l'infusion ou l'extrait des feuilles, est-on obligé de marcher à l'aventure et de procéder par doses progressives.

C'est pour parer à ce grave inconvénient que MM. Homolle et Quévenne ont recherché le principe actif qu'ils ont nommé *Digitaline.* Leur substance isolée se présente sous la forme d'une poudre blanche, amorphe, inodore, d'une saveur très amère, à peine soluble dans l'eau froide et dans l'éther, un peu soluble dans l'eau bouillante, se dissolvant en toute proportion dans l'alcool.

Plus tard, M. Nativelle obtenait une autre *digitaline* constituée par des cristaux microscopiques lamellaires, prismatiques, à peu près insolubles dans l'eau.

De sorte qu'il existe maintenant, dans les officines françaises, au moins deux digitalines : une amorphe, une autre cristallisée.

Plus tard encore, sont venus les travaux de M. Hosmon, pharmacien à Nancy, et de M. de Laire qui considèrent la digitaline comme un glucoside, très soluble dans l'eau et même hygroscopique.

On considère la digitaline d'Homolle et Quévenne comme cent fois plus active que la poudre de feuilles; la digitaline cristallisée est elle-même dix fois plus active que l'amorphe.

La digitaline de Nativelle s'administre par granules de *un quart de milligramme*, en commençant par un et allant jusqu'à trois et quatre, dans les vingt-quatre heures, selon les effets obtenus.

Avec les digitalines ou la plante elle-même, il y a accumulation du principe toxique dans l'économie, il est donc prudent de veiller à diminuer les doses plutôt qu'à les augmenter. Prise à haute dose la digitale purge et fait vomir ; à petite dose, elle produit deux effets pour lesquels on l'emploie le plus souvent : effet sur la sécrétion des urines ; effet sur la circulation, sur le cœur notamment. Aussi Claude Bernard l'a-t-il rangée parmi les poisons du cœur, dont elle anéantit les battements, à doses fortement toxiques.

On administre la digitale dans les hypertrophies du cœur, dans les palpitations nerveuses ; et, à cause de son action diurétique, dans l'anasarque et les hydropisies.

Gratiole.

La *Gratiole* (Gratiola officinalis), vulg. *herbe au pauvre homme, à la fièvre*, plante vivace, se trouve dans les terrains humides, aux bords des ruisseaux. Caractères les plus saillants : tiges droites, simples, noueuses, d'environ 30 à 40 centimètres de hauteur, présentant, entre chaque paire de feuilles, deux sillons opposés alternativement ; fleurs d'un blanc jaunâtre, un peu rosées, axillaires, portées sur de longs pédoncules filiformes.

Les feuilles et les racines ont des propriétés émétocathartiques très énergiques, usitées autrefois, oubliées de nos jours. Dose : 4 à 12 grammes pour un litre d'eau ou de vin, par cuillerées.

A trop forte dose, la Gratiole est irritante et produit l'empoisonnement à la manière des drastiques.

Cet empoisonnement est rare, parce que l'herbe ne ressemble à aucune plante alimentaire. D'ailleurs, sa saveur amère, nauséeuse, désagréable, avertirait bien vite l'imprudent qu'il a commis une méprise. Le traitement se réduirait à gorger le malade d'eau tiède, pour aider à l'expulsion du poison. On administrerait des boissons calmantes et mucilagineuses. Le médecin agirait ensuite selon les circonstances.

Scrofulaires.

Il y a deux Scrofulaires usitées en médecine, la Grande et la Petite. Cette dernière paraît jouir de propriétés plus énergiques.

La *Grande Scrofulaire* (Scrophularia aquatica), vulg. *herbe du siège*, tire son nom populaire du long siège de la Rochelle sous Louis XIII, pendant lequel les chirurgiens firent un grand usage de cette plante pour guérir toutes sortes de blessures.

On reconnaît facilement la Grande Scrofulaire à ses tiges droites, quadrangulaires, glabres, hautes d'un mètre; à ses fleurs petites, d'un rouge brun, disposées en une mince grappe terminale.

La *Petite Scrofulaire* (Scrophularia nodosa) diffère de la précédente par sa tige à quatre pans obtus et ses dimensions plus petites, car elle n'atteint pas au delà de 60 centimètres de hauteur. Autre signe caractéristique, ses racines noueuses, rampantes, sont renflées, près de la tige, imitant de petits tubercules.

Les scrofulaires sont excitantes, toniques, purgatives, vermifuges, résolutives. On les a vantées contre les scrofules, les hémorrhoïdes, la gale, les dartres, les maladies de la peau et contre la rage. C'est trop de vertus. Les enthousiastes des Scrofulaires les ont fait abandonner, précisément en exagérant leurs mérites. La réaction est venue ; on les a oubliées. Cependant la Petite Scrofulaire n'est pas sans mérite, en tisane, on l'administre à la dose de 12 à 20 grammes par litre d'eau.

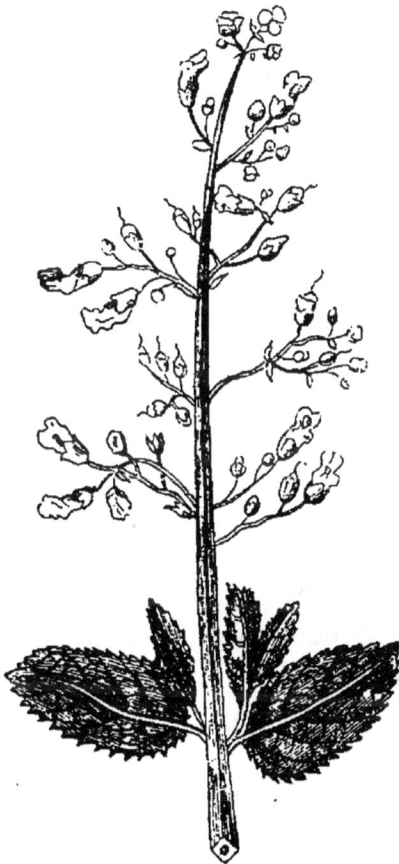

Nous avons entendu des personnes convaincues affirmer l'action efficace de la Petite Scrofulaire contre la rage ; on nous a cité des exemples de guérison et raconté, à ce propos, des histoires fort édifiantes. Voici d'ailleurs la recette que nous donnons pour ce qu'elle vaut :

« Prendre tous les matins, à jeun, une mince tartine de beurre, grande comme la moitié de la main, saupoudrée avec les nodosités râpées des racines de la Scrofulaire à nœuds.

Scrofulaire.

« Après la tartine, avaler deux verres d'eau pure.

« Puis couvrir le patient de couvertures de laine, le contraindre à une marche rapide et longue en le soutenant, si besoin est, afin d'obtenir une sudation considérable.

« Continuer le traitement pendant neuf jours. »

Nous insérons ici une autre recette contre la rage, parce qu'il est question d'une plante indigène, et que cette recette a fait quelque bruit.

Sommités et feuilles d'ayapana (plante (exotique)......................	3 grammes.
Sommités et feuilles de guaco (plante exotique)......................	3 —
Sommités et feuilles d'eupatoire chanvrin (plante indigène)...............	3 —

Une tasse tous les matins à jeun.

Comme dans la recette précédente, le traitement doit être continué pendant neuf jours et complété par des sudations énergiques de rigueur dans les deux prescriptions.

Ce sont, paraît-il, des remèdes préventifs, qui doivent être commencés dès que la morsure a été reçue, parce que les premiers accès du mal exercent de tels ravages dans l'économie, que tout espoir de guérison a dès lors à peu près disparu.

Ces remèdes chaudement préconisés en dehors de la faculté ont-ils une valeur réelle? Peut-être.

Il n'y aurait danger ou imprudence à les essayer que dans le cas où, comptant sur leurs bons effets, la personne contaminée négligerait les précautions usitées.

En ce qui nous concerne, voici de quelle façon

nous procéderions si nous avions le mauvais quart d'heure d'être mordu par un chien enragé.

Lavage immédiat de la plaie avec acide phénique pur; compression; ventouse ou succion, si l'on ne peut attaquer immédiatement par le fer chaud.

Chaque matin, pendant quinze jours, infusion d'ayapana, bain de vapeur très chaud et prolongé.

Injections sous-cutanées d'acide phénique; le soir, tartine à la scrofulaire. Trois précautions valent mieux qu'une.

Pour boisson, pendant les repas :

Acide phénique pur, cristallisable....	1 gramme.
Cognac ou rhum....................	10 grammes.
Sucre...........................	10 —
Eau	1 litre.

Avec ce régime-là, nous serions fort tranquille. Nul fantôme grimaçant, l'effroyable mal de la peur, ne viendrait hanter notre sommeil et troubler nos paisibles nuits.

Mufliers.

Le *Muflier linaire* (Antirrhinum linaria), dont les feuilles ressemblent à celles du lin, se fait remarquer, en été, sur les bords des chemins et les lisières des champs, à cause de ses grandes fleurs jaune safran, groupées en épi, sur une tige atteignant de 40 à 50 centimètres de hauteur.

La plante est vivace et très commune dans toute l'Europe.

La Linaire passe pour émolliente, adoucissante et un peu narcotique.

La *Linaire auriculée* ou *velvote* (A. spurià), annuelle, très commune dans les jardins, possède une amertume assez prononcée. On la vantait autrefois comme vulnéraire, détersive et légèrement purgative.

La Cymbalaire (**A.** *Cymbalaria*) que l'on aperçoit dans les fentes des vieux murs, d'une saveur amère, aigrelette-poivrée, est un tantinet vulnéraire, astringente, excitante. Absolument délaissée comme médicament.

RHINANTÉES

Des herbes à tisanes et à infusions théiformes, légèrement toniques, amères, excitantes. Des remèdes anodins pour des bronchites sans gravité. Des occasions de siroter des boissons sucrées et balsamiques.

Citons les plus recommandables de la famille.

* *

Pédiculaire (Pedicularis palustris), vulg. *herbe aux poux*. On n'est pas d'accord sur l'origine de ce nom. Les uns disent que les animaux qui s'en nourrissent sont, peu de temps après, couverts de vermine. Les autres affirment que, grâce à son âcreté, elle détruit, au contraire, les insectes parasitaires. Astringente, légèrement excitante et vulnéraire, cette plante est une de celles qui ne peuvent faire grand mal et dont la médecine peut fort bien se passer. Son qualificatif latin indique qu'elle vit dans les marais.

* *

Euphrasie officinale (Euphrasia officinalis). Croît sur les pelouses, aux bords des ruisseaux, parmi les mousses; tiges de 10 à 20 centimètres. Fleurs blanches ou bleuâtres, marquées de lignes violettes. Parasite douteux.

Son nom indique la joie et le plaisir. Sa saveur est amère, astringente. On l'a vantée avec tout le sérieux possible, pour guérir les maladies des yeux les plus rebelles, voire même la cataracte et les ophthalmies les plus graves. L'erreur vient de loin, sans que nul praticien, parmi les anciens, ait eu le courage de démentir une réputation qui n'a pu être justifiée par le succès. Cette renommée a pris naissance dans les âges reculés où l'absurde système *des signatures* était en vigueur. On était persuadé que la nature avait marqué d'un signe caractéristique les plantes destinées à la guérison des hommes, et que la forme, la position de ce stigmate, par une attention délicate de la Providence, indiquaient clairement la mission confiée à telle partie du végétal. Ainsi, la racine de la Petite Scrofulaire, à cause de sa conformation, était destinée fatalement à guérir les écrouelles. Les feuilles de Lierre terrestre devaient, bon gré, mal gré, soulager les poitrinaires ; c'était écrit, destiné! Or, l'Euphrasie possède sur sa corolle une remarquable tache jaune, plus foncée vers le milieu, et les augures antiques y ont vu la forme d'un œil. D'où ils ont conclu que l'Euphrasie était prédestinée pour la guérison infaillible des yeux.

* * *

Les *Véroniques* (Veronica officinalis), vulg. *Véronique mâle, thé d'Europe;* la *Véronique petit chêne* (V. chamœdris); la *Véronique à épis* (V. spicata); la *Véronique germandrée* (V. teucrium); la *Véronique mouron* (V. anagallis); la *Véronique à feuille de lierre* (V. hederæfolia), —

sont légèrement toniques et excitantes. On les emploie
souvent en infusions théiformes, dans les catarrhes

pulmonaires chroniques,
la dyspepsie, les flatuosités, l'asthme et les bronchites. L'infusion de Vé-
ronique petit chêne est la
plus agréable. Vantée par
F. Hoffmann, pour rem-
placer le thé de la Chine,
cette plante a peut-être
flatté des palais allemands,
malgré son âpreté, mais
en France nous avons vai-
nement cherché dans sa
préparation cette saveur
aromatique, ce parfum
spécial, qui caractérise la
plante exotique. La *V. petit chêne* est une charmante
plante qui réjouit l'œil au
printemps, et tapisse de
ses fleurs d'un bleu

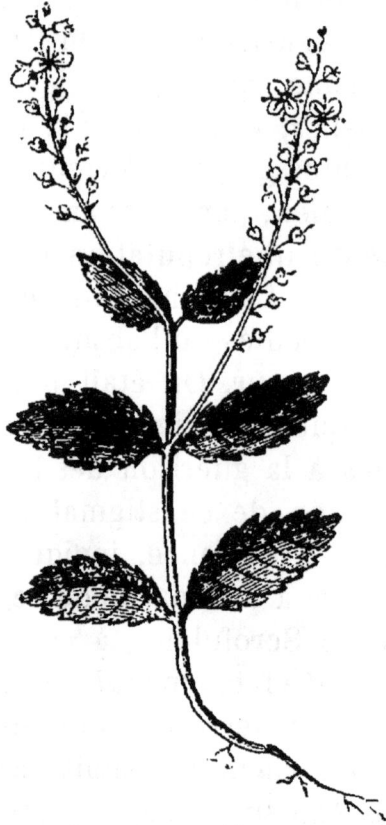

Véronique officinale.

pâle le bord des haies et les lisières des taillis.

LABIÉES

Autre famille à tisanes amères et aromatiques.
Leurs propriétés toniques, fébrifuges, stimulantes
sont dues, pour une part, à la présence d'une huile
essentielle contenant du camphre en dissolution,
emmagasinée dans des utricules ou sachets spéciaux
logés dans le tissu des feuilles et des fleurs. Pas un
poison à signaler de près ou de loin.

Rappelons seulement les espèces les plus usitées. La plupart sont cultivées dans les jardins, et connues de tout le monde.

En général, les Labiées sont négligées des bestiaux, mais recherchées par les abeilles d'où elles tirent le miel de choix.

* * *

La *Sauge officinale*, ou *Grande Sauge* (Salvia officinalis) est un sous-arbrisseau qui croît naturellement dans les départements méridionaux de la France.

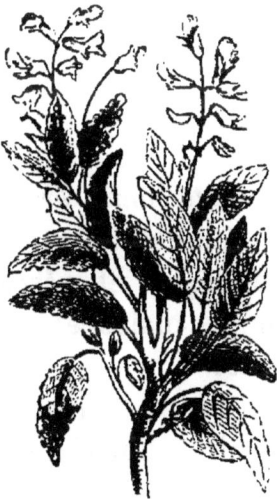

Les vertus de cette Sauge ont été célébrées par tous les médecins depuis Hippocrate.

Elle réunit au plus haut degré les propriétés bienfaisantes de la famille des Labiées. Elle est stimulante et tonique; provoque de la chaleur à l'estomac, facilite les digestions, excite les sécrétions, exerce une impression favorable sur l'encéphale, et modifie le système nerveux, à la manière des antispasmodiques, diffusibles ou stimulants. Ses applications deviennent donc très nombreuses, lorsqu'il s'agit de guérir ou de soulager les malades atteints par l'une de ces petites ou grosses misères qui accablent notre pauvre humanité : atonie des voies digestives, diarrhées anciennes, dyspepsies, vomissements nerveux, rhumes, catarrhes, fièvres nerveuses et typhoïdes, goutte atonique, rhumatismes chroniques, etc. Doses : 15 à 30 grammes par litre d'eau,

Sauge.

en infusion théiforme. Vin, de 60 à 100 grammes.

Trousseau et Pidoux rapportent qu'ils ont vu plusieurs fois les ulcères atoniques des jambes se fermer, se cicatriser, par l'application de compresses imbibées de vin cuit avec la sauge et le miel.

*
* *

La *Sauge des prés* (S. pratensis), qui dresse ses rameaux bleus au milieu des prairies sèches et des collines arides, porte une odeur désagréable, et n'a pas été usitée en médecine. Il n'en est pas de même de l'espèce suivante.

*
* *

La *Sauge sclarée* (S. sclarea), vulg. *toute bonne*, *herbe aux plaies*, peut remplacer la Sauge officinale ; elle est balsamique, stimulante, antispasmodique et résolutive. Recommandée surtout pour les plaies et les engorgements œdémateux des jambes.

Une pincée de feuilles de Sauge infusées dans une tasse de lait forme un remède populaire abortif d'un rhume au début.

Cette espèce vient par toute la France, dans les terrains rocailleux, au pied des vieux murs ; dans le Nord elle choisit pour habitat les endroits abrités bien exposés au soleil. Son odeur forte, pénétrante, rappelant la senteur du baume de Tolu, la fait reconnaître facilement. Ettmuller affirme que son infusion dans le vin blanc donne à cette liqueur la saveur du muscat et la rend très enivrante. On assure qu'elle contient des benzoates.

*
* *

Germandrée maritime (Teucrium mœrum), vulg. *herbe aux chats*. Sous-arbrisseau commun sur les bords de la Méditerranée, remarquable par sa blancheur. Cultivé dans les jardins. Feuilles opposées très petites; fleurs purpurines, en épis terminaux, allongés, grêles; fleurit en été.

Les chats éprouvent pour cette plante et pour la Cataire dont nous donnerons tout à l'heure la description, cette passion frénétique que nous avons déjà remarquée à propos de la Valériane; ils se roulent dessus, la lèchent, la déchirent de leurs dents et la baignent de leur urine.

L'odeur de la Germandrée maritime est pénétrante, camphrée, sternutatoire; sa saveur est chaude et amère; son action tonique, excitante. C'est un succédané de la grande Sauge. On peut encore lui substituer les espèces suivantes :

Germandrée-Ivette (T. chamæpitis), plante annuelle, qui croît dans les terrains sablonneux, arides. Fleurs jaunes.

Ivette musquée (T. iva), une variété de la précédente, qui en diffère par ses feuilles plus ovales, dentées, plus velues, par ses fleurs roses, son odeur plus balsamique. Spéciale au midi de la France.

Germandrée botrys (T. botrys); indigène par toute la France. Fleurs purpurines en grappes; trois ou quatre dans chaque aisselle, portées sur de courts pédoncules.

La *Germandrée sauge des bois* (T. scorodonia), qui a pris pour habitat les bois montagneux, se laisse brouter par les vaches, les chèvres, les moutons. Son odeur rappelle celle de l'ail; sa saveur est amère, légèrement aromatique. Ses fleurs sont jaunes, solitaires, disposées en grappes lâches, unilatérales et terminales.

Germandrée officinale (T. chamædris), vulg. *petit chêne, chasse-fièvre*, croît spontanément par toute la France. Habitat, les terres calcaires, les bois montueux, les côteaux arides, sablonneux. Tiges de 15 à 25 cent., nombreuses, grêles. Feuilles opposées, oblongues. Fleurs purpurines, rosées, quelquefois blanches, réunies par deux ou trois en grappes terminales, feuillées, et portées sur de courts pédoncules. C'est un tonique amer, qui a joui d'une grande réputation et peut intervenir dans tous les cas où une légère médication tonique est indiquée.

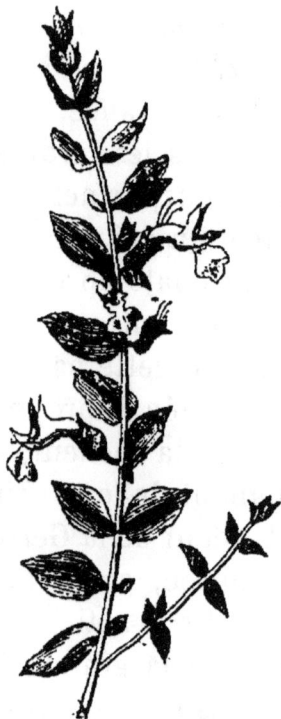

Germandrée maritime.

L'Hyssope (*Hyssopus officinalis*) se rencontre un peu partout sur le sol de la France, à bonne exposition, dispersé par touffes rares sur les pentes des côteaux arides. On le cultive pour les besoins de la pharmacie et de la parfumerie. Tous les jardins de la ferme possèdent au moins un pied de ce sous-arbrisseau. Son odeur balsamique et sa saveur annoncent son énergie. Hippocrate le considérait comme stimulant, diurétique, stomachique, sudorifique ; les livres saints ont exalté ses vertus.

L'Hyssope peut être administré quand il s'agit d'exciter ou relever la fonction vitale ; dans l'inappétence par atonie, dans la débilité des voies digestives. Doses : 8 à 15 grammes des sommités fleuries dans un litre d'eau, en infusion théiforme, et vase clos.

.·.

La *Cataire* (Nepeta cataria), vulg. *herbe aux chats*, *menthe des chats*, est l'ennemie des rats qui la détestent, et l'amie des chats qui ont pour cette plante une prédilection singulière que nous avons déjà remarquée à propos de la valériane et de la germandrée maritime.

On peut former avec les feuilles de Cataire un cordon sanitaire que les rats ne franchiront jamais ; c'est un rempart qui peut mettre en sûreté, contre leurs entreprises, les reliefs les plus appétissants.

La Cataire, tonique, excitante, stomachique, est délaissée pour les menthes et les mélisses, de saveurs plus agréables.

.·.

Le *Marrube blanc* (Marrubium vulgare), que l'on rencontre aux bords des chemins, dans les décombres des terres calcaires, traité par le sulfure de fer, donne une teinture noire, aussi intense que la noix de galle. Ses propriétés sont celles de la famille.

Le *Marrube noir* (Ballota œtida) est moins utilisé, à cause de son odeur détestable.

.·.

La *Bétoine* (Betonia officinalis), plante vivace, se

rencontre dans les lieux ombragés, les bois, les prairies humides; ses fleurs purpurines, en verticelles très rapprochés, forment un épi terminal. Sa saveur est amère et nauséeuse.

Les anciens ont dressé un inventaire exact, complet des vertus de la Bétoine, document certifié conforme, apostillé par Dioscoride, Gallien et consorts. La Bétoine guérissait bel et bien de 46 maladies, dont plusieurs incurables, témoin la paralysie. Que le lecteur veuille nous pardonner de ne pas faire ici le dénombrement des 45 autres. Les Italiens, héritiers des traditions de leurs ancêtres, ont un proverbe pour distinguer les personnes douées de grandes qualités ; ils disent : *He piu virtù che Bettonica.*

Aujourd'hui, tout ce bagage méritoire est oublié, dédaigné. La bétoine, réduite à l'état de non-valeur, n'est plus exploitée que par les mauvais plaisants : une pincée de sa poudre provoque autant de spasmes sternutatoires qu'on lui comptait de mérites au temps passé.

*
* *

Le *Lamier blanc* ou *Ortie blanche* (Lamium album) jouit de la faveur populaire, malgré son odeur forte et désagréable. C'est un tonique spécial et un astringent. On utilise les feuilles et les fleurs vertes ou sèches, en infusion saturée, soit 25 grammes, ou moins, par litre d'eau.

La *Crapaudine* (Stachys recta) est en possession des mêmes qualités. Très employée en Alsace.

*
* *

Une mention honorable pour le *Lierre terrestre* Glecoma hederacœa) que l'on trouve partout sous la main, autour des maisons, dans les haies, sous les taillis. Son infusion aromatique exerce une influence manifeste dans l'atonie des organes respiratoires. A

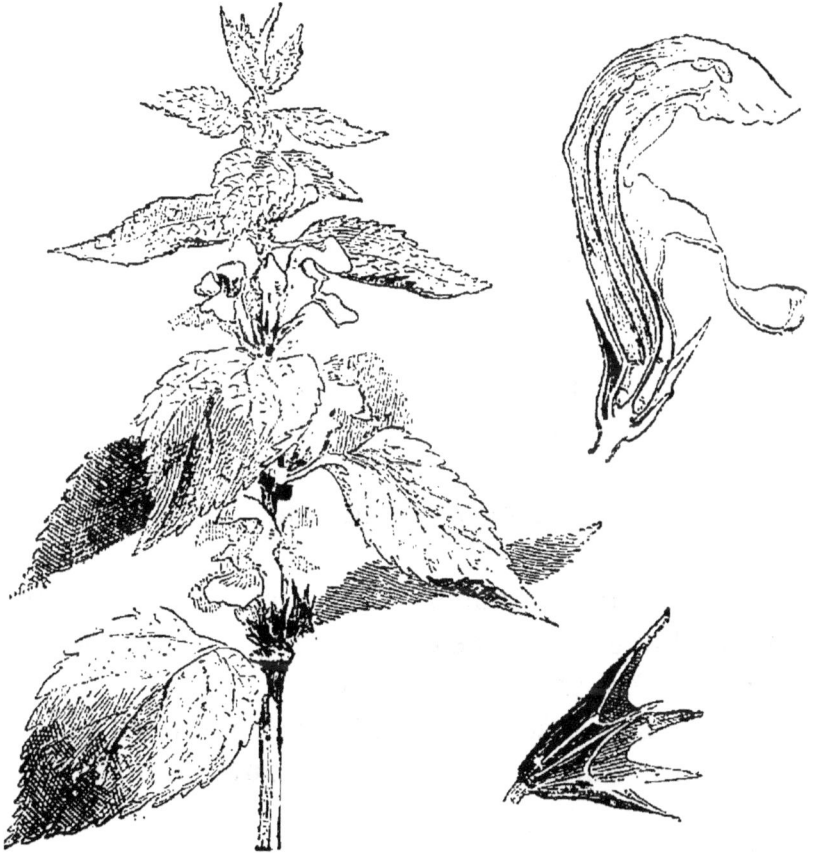

Famille des Labiées. — Ortie blanche.

prendre par tasses chaudes et sucrées, matin et soir, en infusion.

Menthes.

On connaît au moins une douzaine d'espèces de menthes qui garnissent les bords de nos ruisseaux et se répandent dans les champs et les prairies humides.

Nous considérons comme type médical la *Menthe poivrée* (Mentha piperita), et ce que nous dirons d'elle peut s'appliquer à ses congénères, moins l'intensité d'action.

Les anciens ont utilisé la Menthe à titre de parfum et de médicament. La Bible enseigne que les Hébreux en faisaient une grande consommation. C'est parce que les Pharisiens se parfumaient avec son essence que le Christ leur a reproché les sommes énormes qu'ils dépensaient pour s'en procurer.

Les Grecs et les Romains ont abusé de cette plante.

Pline rapporte qu'ils se couronnaient de Menthe crépue dans les festins et que ses tiges feuillues ornaient la table des repas champêtres. Les cordons bleus de Rome fourraient la Menthe poivrée dans toutes les sauces, et aromatisaient le vin avec son infusion.

Les matrones romaines composaient avec la Menthe et le miel une substance demi-solide, très estimée, qui se vendait fort cher.

Les femmes mâchaient cette pâte pour se donner une haleine fraîche, suave, et masquer leur passion pour le vin, à l'époque où la loi punissait de mort toute femme convaincue d'avoir porté à ses lèvres la **coupe vermeille**.

La Menthe poivrée est un stimulant **général**, dont l'action peut être comparée à celle de **l'éther et du camphre**. Son action énergique sur le système nerveux l'a mise au rang des plus puissants anti-spasmodiques. La vive excitation qu'elle exerce sur l'appareil digestif, excitation qui se répercute sympathiquement sur tous les organes, indique un stimulant de grande valeur. Outre les cas de débilité générale ou locale, les Menthes, la crépue et l'aquatique surtout, s'emploient en cataplasmes pour arrêter les sécrétions du lait, et l'essence de Menthe poivrée pour calmer la douleur des dents cariées.

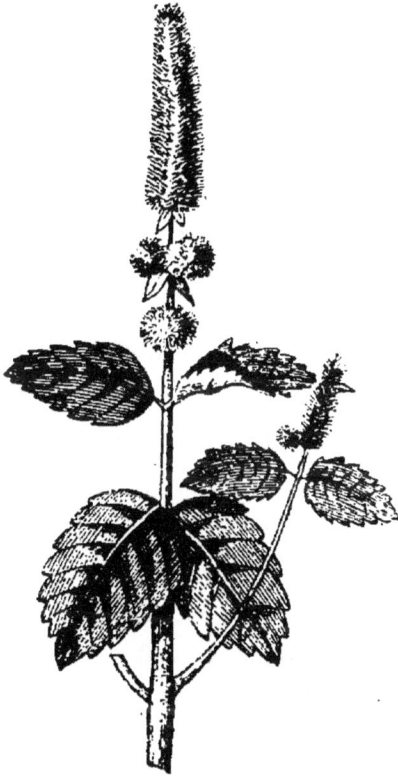

On connaît les pastilles de Menthe que l'on dépense en quantités indéterminées. L'infusion des feuilles sèches se fait à vase cios, 20 grammes par litre d'eau, à prendre sucrée, par petites tasses, et de temps en temps, jusqu'à effet sédatif.

Les Romains usaient beaucoup de la Menthe à l'extérieur en infusions, en lotions. Sénèque est mort dans un bain aromatisé avec la Menthe crépue.

Menthe poivrée.

Thym.

Excellent condiment de nos sauces et de nos ragoûts. Très employé comme agent de conservation par nos cuisinières et pour relever la saveur des viandes fades. Un stimulant général, dont les propriétés sont partagées par notre *serpolet* (thimus serpyllum), si cher aux lapins.

L'essence de Thym est constituée, environ pour moitié, par un phénol, le Thymol, dont les propriétés antiseptiques ont acquis une grande réputation. On le substitue à son congénère, l'acide phénique, dans un grand nombre de cas, à cause de l'odeur peu agréable de ce dernier.

Les deux agents s'emploient aux mêmes doses 1 gramme p. 1000 d'eau ou autre véhicule, en boisson et pour le lavage des plaies. Eau commune 1 litre, phénol 10 grammes, comme désinfectant des foyers putrides, des matières fécales. On peut ajouter à cette dernière formule : sulfate de zinc 3 grammes.

Eau phénolée ou *thymolée pour la toilette.*

Prenez : acide phénique ou thymol purs, 10 grammes ; essence de menthe, 1 gramme ; teinture de *quil.aya saponaria*, ou de saponaire, 25 grammes ; eau de fontaine, 1 litre. Mêlez. Cette eau pour la toilette ne doit pas être employée pure. Mélangée à 10 parties d'eau, elle agit comme désinfectant et peut être employée pour prévenir les maladies contagieuses. Elle sert à laver les mains, lorsqu'elles ont touché des tissus ou des humeurs en putréfaction.

Une cuillerée à café de cette liqueur, dans un quart de verre d'eau, nettoie les dents à l'aide de la brosse, sans les altérer, et enlève le tartre. L'une ou l'autre de ces substances détruit les animalcules qui se développent souvent dans la bouche, enlève l'odeur putride, raffermit les gencives et les empêche de saigner. Aucun dentifrice ne vaut celui-là.

Le thymol ou l'acide phénique alcoolisé à 50 p. 100 sont de puissants modificateurs des plaies charbonneuses et gangréneuses ; on peut employer l'une ou l'autre de ces solutions, avec avantage, contre les piqûres et les morsures d'animaux venimeux ou hydrophobes, et comme moyen abortif des pustules de la variole, de l'acné et des piqûres anatomiques.

En résumé, le thymol et le phénol sont notre sauvegarde contre les maladies contagieuses.

Mélisse.

La *Mélisse* (Melissa officinalis) évoque immédiatement les souvenirs du cloître et les pharmacopées plus ou moins authentiques des Jacobins et des Carmes. Les réclames industrielles de quelques charlatans modernes ont gratifié cette pauvre plante d'une kyrielle de vertus dont elle est parfaitement innocente. On en a fait bien à tort une panacée universelle. Réduisons son intervention à de plus modestes proportions.

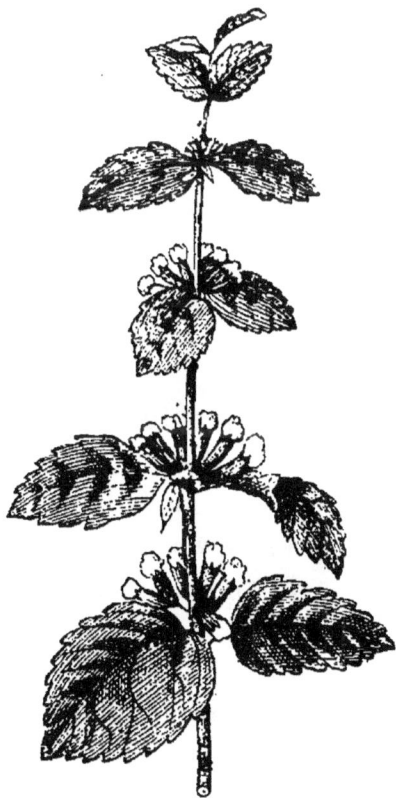

La Mélisse est stimulante et antispasmodique. On peut employer son infusion ou son alcoolat pour combattre les dispositions atoniques générales ou locales, dans les affections nerveuses, telles que l'hystérie, les spasmes, les palpitations, la cardialgie, l'hypocondrie, la migraine. Dose, infusion théiforme : 4 à 10 grammes dans 1 litre

Mélisse.

d'eau. Voici la formule de l'Alcoolat de mélisse composé (Eau des Carmes) : mélisse fraîche en fleurs, 900 grammes; zestes frais de citron, 150 grammes; cannelle de Ceylan, 80 grammes ; coriandre, 40 grammes; girofle, 80 grammes; muscade, 80 grammes; racine d'angélique, 40 grammes ; alcool à 90°, 4 litres. Faites infuser 12 jours. Distillez. — 4 à 8 grammes dans une potion.

La *Mélisse bâtarde* (Melitta melissophyllum) à grandes fleurs blanches, qui croît sous les bois ombragés, possède les mêmes vertus, mais à un plus faible degré. Cette espèce développe, par la dessiccation, une senteur très prononcée de coumarine qu'elle conserve longtemps.

PRIMULACÉES

Le *Mouron* (Anagallis phœnicea), plante annuelle, commune dans nos champs et nos jardins, qui tue les petits oiseaux, est un violent drastique pour l'homme et les grands animaux. A dose très élevée, le Mouron peut même leur donner la mort; il agit comme un poison narcotico-âcre. Le traitement à suivre est le même que pour l'empoisonnement par la Chélidoine.

Le Mouron rouge n'est pas utilisé en médecine. La variété à fleurs bleues (A. cœrulea) possède les mêmes principes délétères.

La Primevère, que nous saluons avec tant de plaisir au printemps, n'a pas grande vertu thérapeutique,

malgré sa qualification d'officinale (Primula officinalis). Cependant ses fleurs en tisane sont calmantes,
antispasmodiques et peuvent remplacer avantageuse-
ment celles du tilleul. L'infusion est d'un beau jaune
d'or qui prévient en sa faveur, le parfum qu'elle exhale
est attrayant et la saveur exquise. Pas n'est besoin
d'être malade pour en boire.

CHÉNOPODÉES

Plantes émollientes et alimentaires, parmi lesquelles nous distinguerons les suivantes.

La *Bette vulgaire* (Betta vulgaris) ou *poirée*, bien
connue à cause de ses feuilles employées pour pan-
ser les vésicatoires et de ses pétioles qu'on mange
sous le nom de *cardes*.

La variété dite *betterave* (B. rapacea) est employée
comme alimentaire et pour faire du sucre.

Puisque l'occasion vient à nous, causons un peu de
cette substance si employée dans l'alimentation.

Le sucre est adoucissant, relâchant à l'état de cas-
sonnade, très nutritif, en ce sens qu'il apporte à l'é-
conomie l'élément chaleur, avantage qu'il partage
avec les fécules, les amidons et les corps gras.

On a reproché au sucre d'attaquer l'émail des dents,
et par conséquent d'en déterminer la carie, à cause
de sa transformation en acide lactique, sous l'influence de la salive. C'est, à peu près, tout le mal qu'il
peut faire.

L'observation a constaté que ceux qui font usage
du sucre sont tout aussi bien portants que ceux
qui n'en mangent pas. De sorte que la grande consommation de sucre « ne ferait du tort qu'à la bourse »,
a dit avec beaucoup de sens un vieux praticien. Cepen-

dant l'abus de cette substance peut être nuisible comme celui des meilleures choses. Les diabétiques doivent supprimer totalement le sucre.

D'une suite d'expériences dirigées par Magendie, il résulte que l'urine des chiens, auxquels on avait administré une certaine quantité de sucre, était alcaline et ne contenait pas trace d'acide urique. D'où l'on a conclu que le sucre peut être employé avec succès contre les affections calculeuses.

*
* *

Les feuilles d'*Épinard* (Spinacia inermis) et les feuilles d'*Arroche* (Atriplex hortensis), vulg. *bonne-dame*, sont émollientes et se mangent cuites. On en met dans le bouillon de veau et de poulet prescrits dans les maladies inflammatoires des organes digestifs et des voies urinaires. « La Bonne-dame, la laitue, la poirée, l'oseille et le jarret de veau, voilà, dit Roques, de quoi faire d'excellent bouillon. En le continuant trois ou quatre jours, on sera dispensé de prendre médecine. »

La graine de l'arroche est éméto-cathartique.

*
* *

L'*Ansérine* (Chenopodium bonus henricus), vulg. *Bon-Henri, toute-bonne, épinard sauvage*, que l'on rencontre aux bords des chemins, dans les terrains humides, incultes, à odeur herbacée et saveur visqueuse, est émolliente et laxative, comme l'épinard.

*
* *

La *Salicorne* (Salicornia herbacea), plante annuelle

qui croît sur les plages maritimes, dans les endroits
un peu fangeux, est alimentaire et on la mange confite
dans le vinaigre, comme assaisonnement, et quelquefois crue, en salade. Au point de vue thérapeutique,
la Salicorne est un excellent antiscorbutique ; on la
prépare en conserve pour l'approvisionnement des
navires au long cours.

POLYGONÉES

Famille sans caractères thérapeutiques bien tran-
chés. Il y a des espèces un peu pour toutes les maladies, des astringentes, des laxatives, des stimulantes,
des émollientes, des antispasmodiques, des rafraîchissantes, des purgatives ; enfin une graine est alimentaire : on en fait du pain et de la galette ; c'est le
blé noir ou sarrasin.

Renouées.

La *Renouée bistorte* (Polygonum bistorta), plante vivace, commune dans les pâturages et les prés, est avi-
dement broutée par les bestiaux. Le cheval seul n'y
touche pas. Ce nom de bistorte lui vient de la forme
de sa racine, longue comme le doigt, dure, fibro-tu-
béreuse, torse et contournée deux ou trois fois sur
elle-même. C'est la partie active de la plante, un puissant astringent. A petite dose, elle agit seulement sur
l'estomac ; à plus forte dose, son influence s'étend sur
tout l'appareil organique. Un succédané du ratanhia.
Dose : 30 à 50 grammes par litre d'eau, en décoction.

La Persicaire âcre (*P. hydropiper*), dont les feuilles
ressemblent à celles du pêcher, se rencontre communément dans les terrains humides, les marais, les

fossés. Ses feuilles et ses racines sont stimulantes et diurétiques. On connaît encore la Persicaire sous les noms vulgaires de *Poivre d'eau, curage, piment d'eau, herbe Saint-Innocent.*

*
. .

La *Renouée aviculaire* (P. aviculare), ainsi nommée parce qu'elle est très recherchée des petits oiseaux, pousse un peu partout, jusque dans nos paisibles villes de province, entre les pavés des rues, où le pied du rare passant n'arrête pas la végétation herbacée. Cette Renouée a cent noms vulgaires que nous ne pouvons rapporter. En voici quelques-uns, pour échantillon : *tire-goret, traînasse, herbe de pourceaux, herbe à cent nœuds, langue de Passereau.* On eût pu l'appeler aussi herbe aux lapins, car ces rongeurs en sont friands.

Les anciens employaient cette Renouée dans le crachement de sang, les flux du ventre, les dysenteries chroniques. — Elle peut être employée avec avantage contre l'hématurie des vaches.

*
. .

La moitié du groupe « Rumex » qui a pour type la *Patience* cultivée dans nos jardins, et dont les différentes espèces ont reçu les noms vulgaires de *Patience officinale, grande Patience, Parelle, Doche, Oseille aquatique, Sandragon,* se distingue par ses racines toniques, dépuratives et laxatives à fortes doses. Celles du *faux ropontic* (Rumex alpinus) sont purgatives. Les feuilles du groupe sont légèrement astringentes.

L'autre moitié du groupe « Rumex » représenté par

l'*Oseille* de nos potagers (*rumex acetosella*), possède des racines rafraîchissantes et diurétiques. Les feuilles sont acidules, tempérantes, diurétiques et antiscorbutiques.

L'acidité des oseilles est due à la présence de l'acide oxalique, dont nous avons traité des effets curatifs et toxiques, à propos de l'*Oxalis acetosella* (oxalidées).

Les tempéraments échauffés, constipés, usent de l'Oseille comme aliment. Cependant l'usage continué longtemps et assidûment peut entraîner un grave inconvénient, celui de provoquer dans les urines la formation d'oxalate de chaux, sous la forme de pierres ou gravelles.

Les feuilles d'Oseille cuites sous la cendre, et mêlées avec égale partie de saindoux ou de beurre, forment un excellent cataplasme maturatif et résolutif.

Les feuilles d'Oseille jouissent encore de la propriété, souvent très utile, de neutraliser presque instantanément les accidents produits par les substances végétales âcres, telles que les sucs d'arum, d'euphorbe, de bryone.

THYMÉLÉES.

Famille représentée en France par les Stellaires et les Daphnés. Du premier groupe, rien à dire. Mais les Daphnés réclament notre attention.

Ce genre renferme le *Garou*, type du groupe (Daphne guidium), le *Bois-Joli* (D. mezereon); et la *laureole* (D. laureola).

A haute dose, les Daphnés sont des poisons irritants. Introduits dans l'estomac, ils ne tardent pas à déterminer une ardeur brûlante, qui s'étend à toutes les parties mises en contact avec la substance, depuis le pharynx jusqu'à la poche stomacale ; bientôt arrivent de violentes tranchées, la cardialgie, la superpurgation, l'épuisement des forces, et quelquefois la mort.

Les fruits du Bois-Gentil sont très délétères. Cependant les oiseaux les mangent impunément et avec avidité.

Contre-poisons. Les accidents par les Daphnés ne peuvent venir que d'erreurs dans l'emploi d'un médicament. Leur intro-duction dans les voies digestives produit les mêmes lésions anato-miques que les poisons végétaux irritants, tels que les Clématites, la Bryone. Le traitement serait le même que ceux déjà indiqués. Cependant les Daphnés ont un antidote spécial, inexpliqué : c'est la décoction de chénevis.

Le Garou, le Bois-Gentil, la Lauréole, sont des médicaments dangereux, qu'il est prudent d'abandonner à la médecine vétérinaire. Leur action est purgative, diurétique, sudorifique et dépurative.

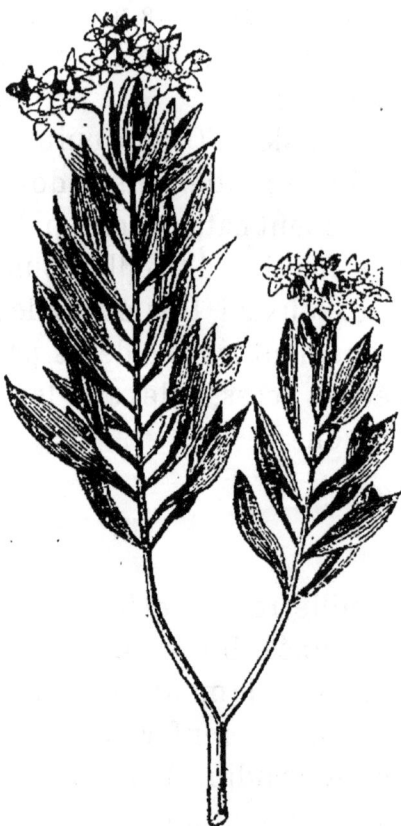

Garou.

Les médecins du seizième siècle employaient leurs bois et leurs baies, macérées pendant vingt-quatre heures, à une dose plus ou moins grande, selon les cas, dans un mucilage ou dans du petit-lait, contre certaines affections invétérées et réfractaires à tout autre traitement. C'était le remède « in extremis ». Qu'il crève ou qu'il vive. La macération de l'écorce de Garou est un des ingrédients de la fameuse médecine de Leroy.

A l'extérieur, l'écorce de Garou est utilisée pour établir un exutoire, lorsqu'on redoute l'intervention des cantharides sur les voies urinaires. Son action est lente ; elle ne produit la rubéfaction qu'au bout de vingt-quatre heures, et la vésication qu'après quarante-huit heures. Elle occasionne souvent une démangeaison insupportable ; mais la sécrétion est d'une abondance extraordinaire, et n'entraîne pas l'enlèvement de l'épiderme.

ARISTOLOCHÉES

Les Aristoloches sont de violents purgatifs, abandonnés de nos jours. Toutes les espèces, et particulièrement l'Aristoloche Clématite (*Aristolochia Clematitis*), peuvent, à dose trop forte, causer des crampes d'estomac, de vives douleurs intestinales, des vomissements, des superpurgations.

*
* *

La racine et les feuilles d'Asaret (Asarum europœum), vulg. *Cabaret*, sont excitantes, émétiques, anthelminthiques et sternutatoires. Linné a constaté que ses feuilles, réduites en poudre très fine, ont des propriétés vomitives plus énergiques que l'ipécacuanha.

L'Asaret est une plante vivace qui prospère dans les lieux ombragés, on la rencontre par toute l'Europe. La tige très courte, simple, garnie d'écailles membraneuses, se termine par deux folioles. Les feuilles sont

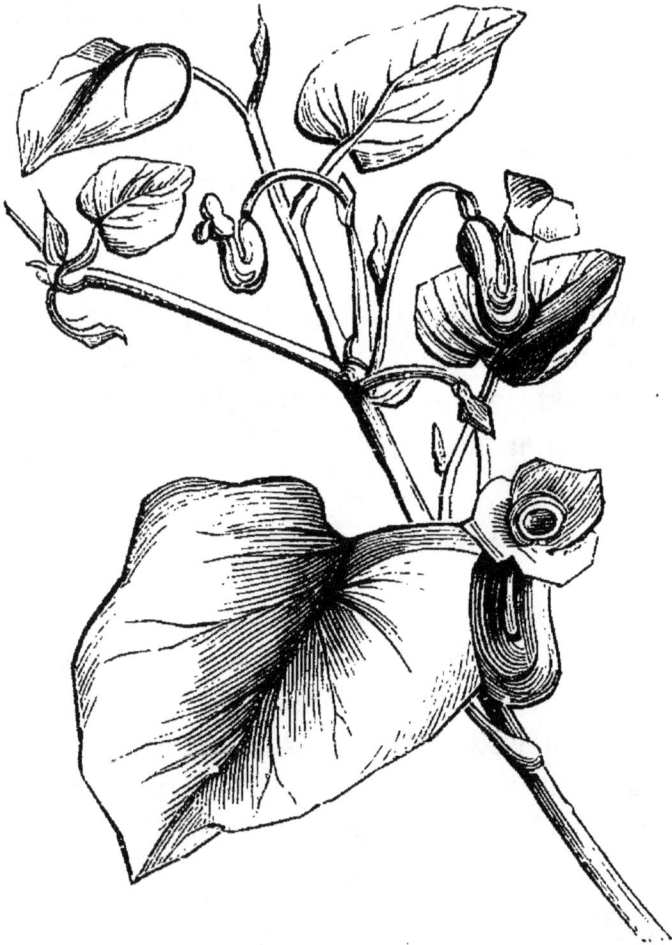

Aristoloche.

portées sur de longs pédoncules ; elles sont réniformes, coriaces, d'un vert foncé et luisant en dessus, d'un vert pâle en dessous, recourbées en dedans. Fleurs solitaires, petites, d'un pourpre noirâtre, portées sur un court pédoncule.

Le nom de *Cabaret* lui vient, paraît-il, de l'usage que les ivrognes faisaient autrefois de cette plante. Ils l'employaient comme vomitif, afin de recommencer à boire avec une nouvelle ardeur.

Les maréchaux de nos campagnes qui exercent l'art vétérinaire selon les traditions et la routine regardent l'Asaret comme un bon purgatif, propre au traitement du farcin et à l'expulsion des vers chez les jeunes poulains. Dose : 15 à 30 grammes de la racine en poudre, mêlée avec du son mouillé.

EUPHORBIACÉES

Les Euphorbes peuvent se caractériser ainsi au point de vue botanique : — Plantes lactescentes ; fleurs jaunâtres, en ombelles, à rayons rameux, munis à leur base de bractées opposées et verticellées en collerettes.

Toutes sont purgatives, à des degrés plus ou moins violents.

*
* *

L'*Epurge* (Euphorbia lathyris) est l'espèce la plus active et peut être regardée comme le type du genre ; c'est aussi le plus beau spécimen parmi celles d'Europe. On la rencontre fréquemment dans les terrains sablonneux et boisés. Hippocrate rapporte deux cas d'empoisonnement par l'Epurge ; Pline et Dioscoride la signalent comme un purgatif violent. A haute dose, elle détermine l'inflammation de l'estomac, une irritation sympathique du système nerveux et la mort. Orfila la classe parmi les poisons végétaux irritants.

Les symptômes de cet empoisonnement peuvent se résumer ainsi : douleur intolérable à l'estomac,

vomissements; douleurs abdominales, superpurgation, selles sanguinolentes, mouvements couvulsifs
dans le bas-ventre, pouls petit, serré, abattement;
mort par épuisement ou par excès d'inflammation.

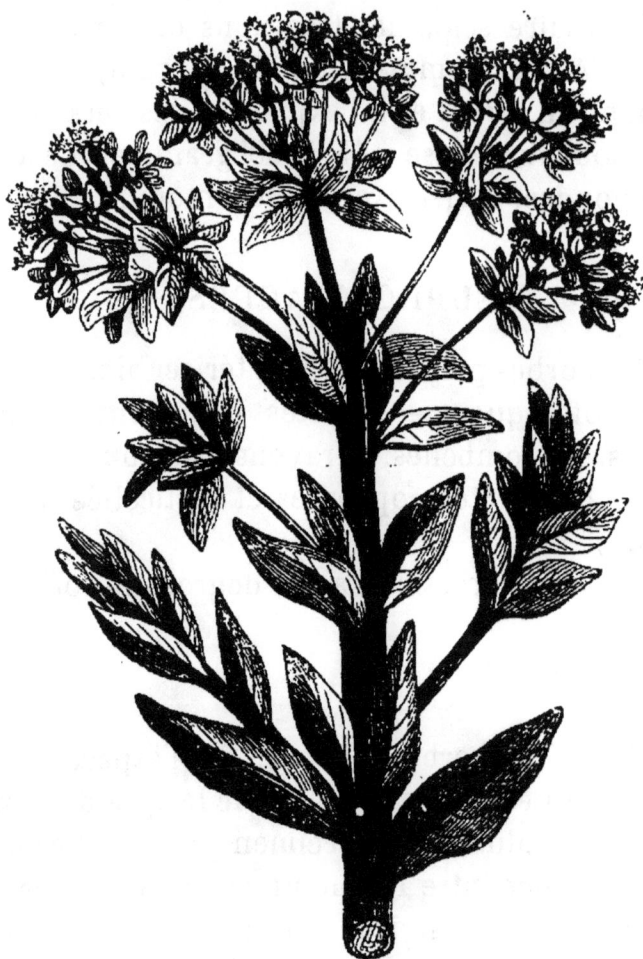

Euphorbe.

Contre-poisons. (Même traitement que pour la
ryone.)

A la campagne, les paysans se purgent avec six à
ouze graines d'Épurge.

Les Euphorbes occasionnent peu d'accidents ; les animaux les respectent ; les hommes les ont toujours eues en suspicion à cause de leur suc âcre, gommo-résineux, dont l'aspect ne dit rien qui vaille.

Extérieurement, on emploie à la campagne le suc épaissi pour faire disparaître les verrues.

Nos champs et nos buissons sont gratifiés d'une quinzaine d'espèces d'Euphorbes, ayant toutes un air de famille qui les fait reconnaître à première vue. Elles ne diffèrent guère que par la taille et les dimensions des feuilles et des fleurs.

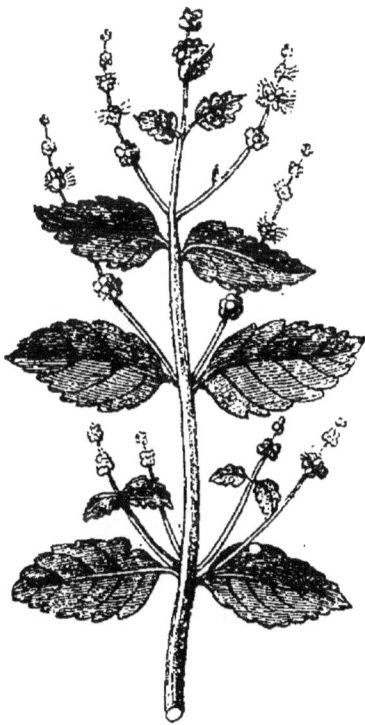

Mercuriale.

* *

La *Mercuriale* (Mercurialis annua), vulg. *foiroude, caquenlit*, qui pousse avec tant d'entrain dans nos jardins, est considérée comme laxative, mais incertaine dans ses effets. On emploie quelquefois ses feuilles cuites en cataplasmes laxatifs, et l'eau de coction en lavements ; on y ajoute le miel. — On sait quel effet désastreux les feuilles de Mercuriale opèrent sur les lapins qui en broutent avec d'autres herbes qu'on leur jette en pâture. C'est la superpurgation et la mort.

*
* *

Le *Buis* (Buxus sempervirens), que tout le monde connaît, est un excitant sudorifique préconisé jadis contre la goutte, les affections rhumatismales, les affections cutanées chroniques. Les feuilles ont été employées comme purgatif, et les racines comme fébrifuge, à cause probablement de leur amertume.

Le Buis renferme un alcaloïde, la *buxine*, qui n'a pas reçu d'emploi en médecine.

URTICÉES

Arbres ou arbustes à feuilles plus ou moins hérissées. Vertus thérapeutiques très diverses, sans caractères généraux.

Figuier.

Le *Figuier* appartient à l'histoire de l'humanité. C'était un des hôtes du paradis terrestre. Le premier homme, Adam, mangea des figues et couvrit sa nudité des feuilles du Figuier.

Ce même arbre (*Ficus sativa*) était en grand honneur chez les Egyptiens, qui considéraient son fruit comme le but de tous les désirs, et l'idéal de la félicité. D'après eux, la figue aurait été la première nourriture de l'homme, après le gland.

Les Hébreux et les Grecs ont cultivé le Figuier dès le berceau de leur nationalité.

On sait qu'Esope, chargé par son maître de porter un panier de figues à un ami, se vit accusé, par l'esclave qui l'accompagnait de les avoir mangées. Pour

17

prouver son innocence, Esope se mit le doigt dans la gorge et ne provoqua aucune expulsion ; l'esclave, sommé d'en faire autant, rendit les figues.

C'est sous un Figuier que Romulus et Rémus, les futurs fondateurs de Rome, nus et abandonnés, furent rencontrés par la louve qui les allaita.

Caton, qui poussait le Sénat à la destruction de Carthage, imagine de vaincre la résistance des opposants. Il fait un voyage en Afrique, revient avec de superbes figues, les dépose dans le pan de sa robe et court à l'assemblée où il les fait admirer à ses collègues. « Sachez, leur dit-il, que ces fruits sont cueillis depuis trois jours seulement, et qu'il n'y a que cet intervalle entre Rome et sa rivale. » La troisième guerre Punique fut résolue.

Les Lacédémoniens défendirent l'exportation de la figue, tant ils en appréciaient la valeur. L'espoir de s'emparer d'une terre qui produisait des fruits si délicieux détermina Xerxès à diriger contre Athènes sa fameuse expédition.

Pline rapporte que les figues furent la cause de la prise et du sac de Rome par les Gaulois. Un Helvétien, nommé Hélicon, qui habitait la campagne romaine, voulant retourner dans son pays, s'avisa d'emporter avec lui du vin, des raisins et des figues qu'il vendit à son passage à travers la Gaule. Les habitants, pleins d'admiration pour une contrée qui produisait de si bonnes choses, prirent les armes aussitôt et se dirigèrent sur Rome.

De tout temps, on a reconnu des propriétés thérapeutiques aux figues. Nous pouvons résumer l'opinion des modernes d'après celle de M. Fonssagrives, qui s'exprime ainsi : « Fraîches et bien mûres, elles sont un peu froides, mais se digèrent bien. Dans les pays marécageux, on les regarde comme fiévreuses, et non sans raison. »

Les figues sèches se digèrent moins bien. Cuites dans du lait, elles constituent une boisson excellente fort appréciée des personnes sujettes à la constipation.

Mûrier.

Les fruits du *Mûrier* (Morus nigra) ou mûres sont rafraîchissantes et acidulées. On en prépare des boissons qui conviennent dans les fièvres intermittentes, les inflammations internes. Le sirop de mûres est un remède vulgaire contre les inflammations de la gorge et de la bouche ; en gargarismes.

La racine du Mûrier, d'une saveur amère et âcre, est légèrement purgative.

Ortie.

La *grande Ortie* (Urtica dioïca) et l'*Ortie grièche*, ou *petite Ortie* (U. minor), sont astringentes. On les a recommandées dans l'hémoptysie, la métrorrhagie, etc. D'après Lieutaud, le suc de l'Ortie ou de sa racine, introduit dans les fosses nasales, arrête l'hémorrhagie.

La cuisson, la douleur que fait éprouver le contact des Orties sont causées par une substance âcre, irritante, caustique, contenue dans une petite outre ou vésicule située à la base des poils raides, minces, aigus, dont les feuilles et les tiges sont hérissées de toutes parts. Lorsque la pointe de ces aiguilles pénètre dans la peau, la vésicule qui lui sert de base est comprimée, le fluide qu'elle contient s'écoule par les aiguilles qui l'introduisent ainsi dans le tissu cutané. On n'est pas très fixé sur le principe qui produit l'*urtication*. L'analyse de la base des aiguillons, faite par

Saladin, a dénoncé la présence d'un carbonate acide d'ammoniaque.

L'Ortie qui pousse avec vigueur dès les premiers jours du printemps, pourvu qu'elle rencontre un sol léger, frais et chargé de potasse, rend les plus grands services à la ferme. En Suède, on cultive la grande Ortie, de temps immémorial, pour la nourriture des bestiaux. Les jeunes pousses peuvent se manger cuites, en guise d'épinards. En cet état, elles sont laxatives.

Pariétaire.

Cette plante qui nous oblige à lui consacrer un paragraphe, à cause de son titre (*Parietaria officinalis*), passait jadis pour émolliente, diurétique, rafraîchissante. Aujourd'hui ces propriétés lui sont contestées, et les médecins l'ont définitivement rayée de la thérapeutique.

La Pariétaire végète dans les fentes des vieux murs, dans les décombres ; on la trouve dans toute l'Europe.

Houblon.

Le *Houblon* (Humulus lupulus) se rencontre fréquemment dans nos haies, où il vient spontanément. On sait que sa culture est établie en grand, dans le Nord, pour la fabrication de la bière.

Les cônes du Houblon répandent une odeur forte et vireuse ; leur saveur est amère et persistante. Les bractées de ces cônes sont chargées, à leur base, d'une multitude de petites glandes, sous la forme de points jaunes, d'odeur alliacée, qui contiennent la *lupuline*, substance à laquelle le houblon doit une partie de son activité.

A dose convenable, le premier effet du houblon est
d'exciter l'appétit et de favoriser la digestion. L'usage
prolongé augmente la vigueur des organes affaiblis,

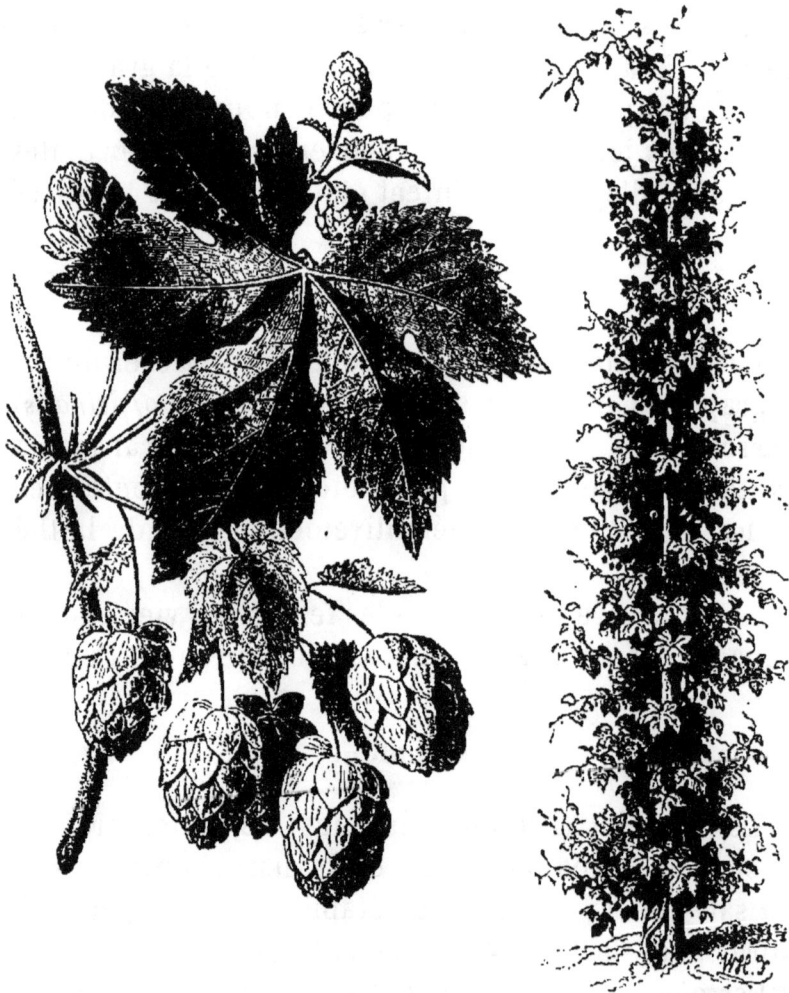

Houblon.

les sécrétions et la circulation s'activent, indices d'un
retour à la santé.

Si le houblon exerce sur l'économie une action tonique et stimulante par ses principes amers et aromatiques, il agit aussi sur le système nerveux par un

autre principe qui paraît résider dans le *lupulin*. C'est ainsi que des individus sont tombés dans un sommeil mortel, pour être restés longtemps dans un magasin rempli de Houblon. Dans plusieurs pays du Nord, on emploie l'extrait aqueux du Houblon au lieu d'opium. Cet extrait, de même que la teinture alcoolique, est narcotique à la dose de 1 gramme.

Le Houblon exerce surtout son influence salutaire dans les affections lymphatiques, mais il faut continuer son usage jusqu'au rétablissement de la santé.

Chanvre.

Le Chanvre est originaire de l'Inde, bien qu'on le trouve à l'état sauvage dans les vallées du Borysthène, du Volga et jusque sur les bords de la-Newa. Les divers climats où il végète, depuis les régions glacées de la Suède jusque dans les plaines humides et chaudes de la Perse et de l'Indoustan, ont développé diverses variétés, mais certainement issues d'un type commun. De sorte que le Chanvre qui croît dans nos champs (Cannabis sativa) et le Chanvre d'où l'on a coutume de retenir ce résinoïde fameux connu sous le nom de *haschisch* (Cannabis indica) ne forment bien qu'une seule espèce, contenant le même principe toxique, mais en quantités variables selon les latitudes.

La culture du Chanvre est trop répandue pour que nous nous attardions à décrire la plante; l'emploi de sa fibre textile est d'une solidité connue. On sait que sa graine ou chènevis est le régal des oiseaux, et qu'elle contient de 20 à 25 p. 100 d'une huile qui peut être substituée à celle des amandes douces.

L'usage thérapeutique des feuilles de Chanvre est à peu près nul aujourd'hui. Le médecin Gilibert a voulu

étudier leur action sur lui-même. Il en a fait infuser
30 grammes dans un litre d'eau. Cette potion, d'une
odeur et d'un goût nauséeux, souleva l'estomac,
produisit la céphalalgie et détermina une sueur fétide.
Le même médecin a vu réussir une infusion dans
le rhumatisme chronique et les dartres.

Dioscoride recommandait le suc du Chanvre, introduit dans le tube auditif, contre les otalgies.

Du reste, l'étude que nous allons faire des principes
actifs de cette plante déterminera suffisamment l'u-
sage que le médecin pourrait en tirer. Disons cependant qu'à dose médicale le Chanvre pourrait remplacer
l'opium quand celui-ci n'agit plus ; il est calmant,
hypnotique, antispasmodique (25 grammes de feuilles
dans 1 litre d'eau en infusion), sans avoir les effets secondaires et désastreux du suc de pavot.

O'Sanghnessy regarde la *cannabine*, dont nous allons parler tout à l'heure, comme l'antidote de la
strychnine.

Le Chanvre, analysé par Personne, renfermerait,
d'après ce chimiste, deux principes actifs : l'un, une
huile essentielle, volatile, la *cannabène :* l'autre, une
matière résinoïde, la *cannabine* ou *haschischine*, d'une
couleur vert brunâtre, à odeur nauséeuse et saveur
âcre persistante, soluble à froid dans l'éther, l'alcool
concentré, les huiles fixes et volatiles, les corps gras,
insoluble dans l'alcool affaibli et dans l'eau.

Le Chanvre doit ses propriétés énergiques à la cannabène et à la cannabine. Ces substances sont d'autant
plus développées que la plante pousse sous un climat
plus chaud. Dans le centre de la France, l'odeur vireuse qui s'exhale d'un champ où le chanvre pousse
en pleine vigueur est bien connue ; elle communique à ceux qui dorment auprès, des vertiges, des

éblouissements, une sorte d'ivresse. Plus au nord, ces accidents ne se font pas sentir. La cannabène et la cannabine sont répandues dans toute la plante, mais en plus grande quantité dans les sommités et leurs feuilles, à l'époque de la floraison.

La cannabène a une action très marquée sur l'économie, moins énergique et plus fugitive que la cannabine. C'est à ce principe volatil que sont dus les phénomènes enivrants produits par les fumigations et le voisinage des chènevières. La vapeur respirée ou introduite dans l'estomac, produit un besoin étonnant de locomotion, puis de l'affaissement, quelquefois suivi de syncope. L'impression produite sur le cerveau est pénible; il y a plutôt stupeur qu'hallucination agréable ou extraordinaire.

Une pilule de cannabine, extraite de notre Chanvre *indigène*, dosée à 5 centigrammes, agit avec autant d'énergie que 2 grammes d'extrait pur du chanvre *indien*. Son absorption détermine la série des phénomènes bizarres que les Arabes appellent *kief*, constituant une véritable ivresse, avec disposition d'esprit portée d'abord à la gaîté, suivie d'hallucinations plus ou moins agréables et de sommeil. A dose plus élevée, le délire survient, puis un état cataleptique, des phénomènes convulsifs et la perte de la raison. D'après Clot-Bey, ceux qui font un usage continuel et abusif du haschisch deviennent chagrins, rêveurs, recourent incessamment à l'objet de leur stupide passion pour dissiper cette tristesse et tombent bientôt dans un état d'abrutissement qui se termine par la folie. Un fait remarquable : après que les effets de la cannabine ont cessé, le sujet conserve le souvenir des divagations qu'elle avait fait naître.

Il ne faudrait pas croire cependant que cette résine

du Chanvre plonge invariablement ceux qui l'ont absorbée dans une mer de félicités. Le bonheur, même en songe, est fugitif et récalcitrant. Tel qui croit l'atteindre, n'a souvent évoqué du fond de son tchibouck qu'un affreux cauchemar, qui l'abandonne, brisé de fatigue, hébété, ahuri, après quelques heures d'étranglement.

JUGLANDÉES

Famille représentée, sous notre climat, par un seul spécimen, le noyer.

Noyer.

Grand et bel arbre, originaire de la Perse, cultivé par toute la France, pour la récolte de ses fruits. Les diverses parties du noyer sont toniques, astringentes, sudorifiques, détersives. On les utilise contre la débilité lymphatique, les scrofules, les affections herpétiques, l'ictère, les ulcères atoniques, scorbutiques, scrofuleux. L'extrait de brou de noix est, en outre, anthelminthique. L'huile de noix est calmante, adoucissante. La seconde écorce de la racine est vésicante.

En général, l'action du traitement par le Noyer est lente, mais sûre, contre les scrofules et les débilités lymphatiques. Les sujets guéris conservent presque tous la santé qu'ils ont obtenue sous l'influence du traitement. Ce n'est guère qu'au bout de un à deux mois, selon la nature des symptômes et la constitution du sujet, qu'une amélioration se fait sentir.

Les feuilles de Noyer développent une odeur très forte, aromatique, surtout quand on les froisse entre les doigts; leur saveur est amère, résineuse, piquante.

Le brou de noix contient, outre des principes acides et salins, du tannin et une matière âcre et amère. C'est à ces deux dernières substances qu'il faut rapporter ses principales propriétés. Le suc de brou de noix, à peine coloré après filtration, se fonce au contact de l'air et perd son amertume; en même temps une pellicule noire se forme à la surface et se renouvelle à mesure qu'elle se précipite. Cette matière noire, insipide, inodore, résidu du principe amer nommé *juglandine*, ressemble pour l'aspect au baume de Judée, brûle sans flamme et se dissout dans la potasse.

Le brou de noix frais laisse sur l'épiderme une tache brune qui offre de la ressemblance avec le contact de l'iode sur la peau. L'analogie des propriétés thérapeutiques ferait supposer la présence d'un composé iodé dans l'enveloppe de la noix. C'est à voir.

L'épiderme jaunâtre, très mince, qui recouvre la noix, possède une saveur astringente et amère. L'amertume disparaît par la dessiccation; l'astringence est due au tannin qui persiste.

Les fruits verts ou cerneaux, à moitié formés et acidulés avec le verjus, constituent un mets de dessert très recherché, mais difficile à digérer pour les estomacs irritables et délicats. Les noix confites avant maturité offrent un aliment tonique, agréable; le ratafia de brou de noix présente les mêmes avantages.

L'huile de noix exprimée à froid et récente est très douce et peut être employée aux usages culinaires. Toutefois, il est bon de remarquer qu'elle est siccative, et que les personnes atteintes d'irritation de la gorge et de la poitrine doivent s'abstenir de son usage.

La sève du Noyer, abondante et limpide, fournit une certaine quantité de sucre.

Préparations et doses : à l'intérieur, infusion de

feuilles fraîches ou sèches, 15 à 20 grammes par litre d'eau ; deux à cinq tasses par jour. Décoction de brou sec, 30 à 60 grammes par litre d'eau. Teinture de brou (1 sur 6 d'eau-de-vie), de 20 à 30 grammes.

A l'extérieur, feuilles sèches ou fraîches, en décoctions, bains, lotions, injections, fumigations, cataplasmes.

AMENTACÉES

Les Amentacées renferment la plus grande partie des arbres de nos forêts ; leurs bois sont employés aux constructions, à l'ébénisterie, et servent au chauffage. Leur écorce renferme un principe amer regardé comme fébrifuge, un autre propre au tannage des cuirs. Les

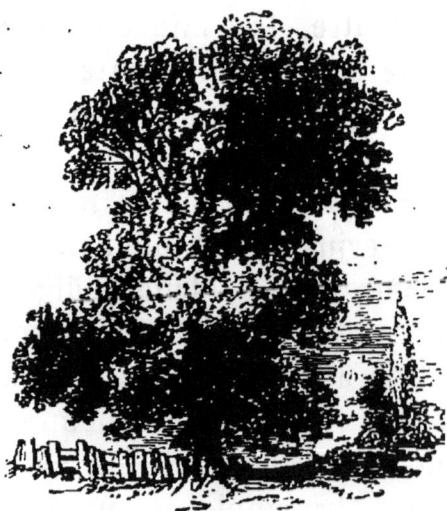

Orme.

fruits de quelques espèces recèlent de l'huile et une fécule abondante qui peuvent devenir comestibles. Enfin on a tiré, par distillation des parties ligneuses, une foule de produits tels que l'acide acétique, l'alcool

méthylique, la créosote, l'acétone, des phénols, des
goudrons utilisés par la médecine, l'hygiène et l'industrie.

Orme.

Cet arbre robuste, le rival en majesté du chêne, du
hêtre, du châtaignier, exige l'isolement pour se développer et jeter au loin dans le voisinage l'ombre et la
protection de ses branches robustes.

La seconde écorce de l'Orme pyramidal (*Ulmus cam-
pestris*) a été employée par les anciens dans les affections cutanées. Aujourd'hui, son usage est délaissé
pour d'autres moyens curatifs plus sûrs et plus énergiques.

Châtaignier.

Nous écrivions au mois d'octobre dernier, dans le
journal *le Figaro*, un article sur les châtaignes et les
marrons, qui trouve sa place ici. Nous n'y changerons
rien.

C'est bien fini avec la Saint-Martin. Adieu Meudon,
Viroflay et tant de promenades ensoleillées. Vos jardins n'ont plus de fleurs, mais des oripeaux sur des
tiges brisées, tristes épaves de l'été secouées par les
vents du nord; vos bois n'ont plus de chants, rien que
le bruit métallique de la feuille morte courant sur le
sable des chemins. Paris, heureux et froid, a rallié ses
habitants, dévoré ses premières truffes, et le mar-
ron qui grille dans la poêle de l'enfant de l'Auvergne
enfume les coins de la rue.

Oh! les premiers marrons, que de souvenirs ils
évoquent! Parisien malgré nous, rivé à la galère de
l'asphalte pour le combat de la vie, notre pensée se
reporte vers les grands Châtaigniers qui couvrent de

leurs bras robustes le coteau du pays natal. Nous rê-
vons des plaisirs de notre enfance, de l'âtre abandonné

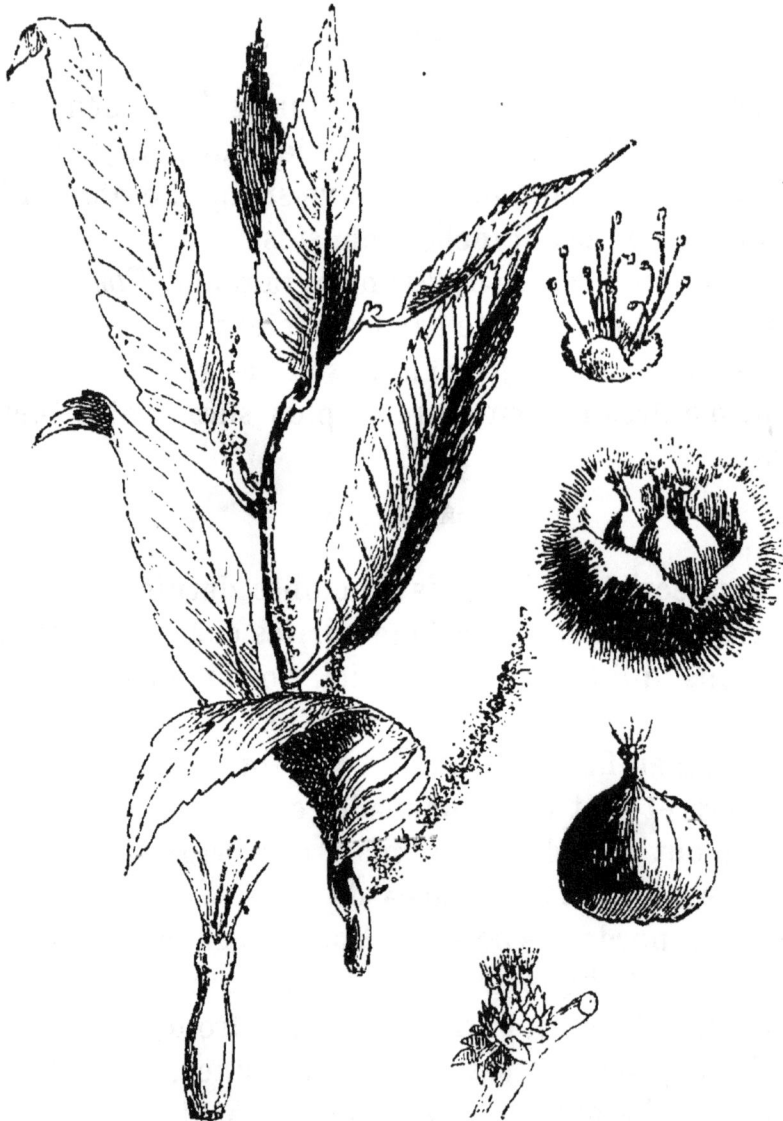

Famille des Amentacées. — Châtaignier.

où dort la bûche éteinte. Jadis sa flamme pétillante
attirait les voisins, les amis pendant la veillée. Tout le
monde chantait, on dansait quelquefois, on riait tou-

jours; et quand l'horloge carillonnait l'heure de minuit, toute la bande joyeuse, les jeunes et les vieux, prenait d'assaut la table couverte de la grillée de marrons qu'on arrosait d'un petit vin nouveau.

Les marrons, que de services ils nous ont rendus, alors que nous étions enfant, et qu'il fallait gagner l'école par les rudes matinées d'hiver ! Deux poignées prises sous la cendre, englouties dans les profondeurs des poches, tenaient chaudes nos pauvres mains endolories et faisaient office de poêle ambulant.

Oh ! mes Châtaigniers, quand vous reverrai-je ? Êtes-vous toujours debout ? Ils étaient bien cassés, mais la race a la vie dure, et quatre ou cinq générations d'hommes n'avancent guère la vieillesse de ces témoins de l'histoire.

N'ont-ils pas pour me rassurer d'illustres contemporains ? On donne quatre mille ans au Châtaignier de l'Etna. Son tronc mesure 63 mètres de circonférence. Un jour la reine Jeanne d'Aragon, surprise par un orage, s'abrite avec toute sa suite, cent chevaux, sous son épais feuillage. Près de Sancerre, un autre Châtaignier, célèbre par ses dimensions, mais relativement jeune, a vu Charlemagne: mille ans! Dans le comté de Glocester, le Châtaignier de Tortoworth, qu'une vieille charte datant de 1150 qualifiait déjà de *majestueux*, sert de limite depuis une longue série de siècles.

Enfin, tous les Parisiens connaissent le Châtaignier de Robinson; un escalier tournant autour du tronc, et un plancher établi sur deux maîtresses branches, improvisent une salle à manger spacieuse tenue par un restaurateur.

Le *Châtaignier* (Fagus castanea) est originaire des contrées méridionales et tempérées de l'Europe. Sa culture remonte à la plus haute antiquité. C'est dans la région de la Vigne et des pâturages qu'il prospère. Plus on s'avance dans le Midi, plus il exige une station élevée et l'exposition nord. Dans les plaines où croît l'Olivier, ses fruits ne se conservent que sur les rameaux abrités du soleil par la masse de son feuillage. Au nord de la zone de la Vigne, on trouve encore des Châtaigniers, mais ils sont souvent détruits par les rigueurs des hivers et la maturation des fruits est très rare.

On croit généralement que les charpentes de nos vieilles églises de la région parisienne et normande ont été faites avec le bois du châtaigner, erreur qui laisserait supposer que ces arbres étaient très communs dans les contrées où l'on ne rencontre aujourd'hui que quelques rares sujets mal venus. Un double intérêt s'attachait à cette constatation, car seule elle permettait de vérifier ce que la tradition rapporte de la conservation du bois de châtaignier, et de décider si la culture de cet arbre devait être recommandée pour certaines applications.

Un savant chimiste, M. Payen, a étudié soigneusement cet intéressant problème. Il a conclu de l'ensemble de ses observations qu'aucun des échantillons de bois de charpente qu'il a pu se procurer, venant du vieux Paris et de nos églises, n'était en bois de Châtaignier.

Il est utile de connaître les réactifs dont il s'est servi.

Si l'on trace des lettres sur des madriers en chêne et en Châtaignier, au moyen du sulfate de fer incolore dissous dans l'eau distillée, les caractères apparaissent aussitôt en *noir* sur les premiers, et en *violet intense* sur les seconds.

L'ammoniaque produit une coloration rouge, éphé-

mère sur le Châtaignier, plus pâle, moins distincte
sur le Chêne.

Un autre caractère matériel, très tranché, distingue
le Châtaignier de toutes les variétés françaises et
américaines du Chêne. Celles-ci laissent voir très
distinctement, sur leurs coupes transversales, des
rayons médullaires partant du centre et se dirigeant
vers la circonférence, à travers les fibres du bois. Le
Châtaignier ne fait apercevoir que des couches con-
centriques.

Mais le Châtaignier est surtout intéressant par son
fruit. C'est la providence des contrées déshéritées du
centre de la France, de la Corse, de la Sardaigne, du
midi de l'Allemagne et du Piémont. On y mange la
châtaigne décortiquée, cuite à l'eau ou avec une
addition de lait. Les gens s'en trouvent bien, s'en
engraissent, s'en nourrissent..... et les bêtes aussi.

D'ailleurs, il y a longtemps que ce fruit est entré
dans les habitudes culinaires. Tityre, un pâtre de
Virgile, voulant fêter son ami Mélibée, trouvait excellent de lui offrir des pommes, des châtaignes et du
fromage :

> ...... Sunt nobis mitia poma
> *Castaneæ* molles, et pressi copia lactis.

A Paris, les marrons et les châtaignes sont admis
à l'honneur des meilleures tables; on les sert grillés,
ou sous forme de compote, de purée, de litière; on
en bourre, faute de truffes, l'intérieur des chapons et
des dindes rôtis; enfin il y a le sac de marrons glacés,
friandise très appréciée, et que chacun connaît.

Les variétés de Châtaigniers sont nombreuses. Les
fruits sont divisés en deux grandes catégories: les
châtaignes et les marrons. Les premières sont consi-

dérées comme le type de l'espèce; les marrons, plus gros, plus arrondis, sont généralement préférés; à l'exception, toutefois, de la *nouzillarde*, une châtaigne de moyenne grosseur, à peau mince, non cloisonnée, se décortiquant avec facilité, délicatement parfumée.

Le Châtaignier, qui commence à produire vers la cinquième année de sa greffe, n'atteint son maximum de produit que soixante-dix ans plus tard. La récolte se fait dès que les fruits se détachent d'eux-mêmes. Ils sont recueillis, débarrassés de leur enveloppe, répandus sur une surface bien sèche, abritée, aérée; on les remue souvent pour leur faire perdre une partie de l'eau de végétation.

Les fruits frais ayant une valeur plus élevée, on a cherché à leur conserver cette qualité le plus longtemps possible. A cet effet, on devance le moment de la chute naturelle par l'abatage, à coups de gaule, des hérissons qu'on emmagasine dans des bâtiments secs et aérés; les fruits achèvent lentement leur maturation et se conservent frais jusqu'à l'été.

Quant aux châtaignes destinées à la conservation sur place, on les dessèche au four pour les conserver toute l'année.

La partie esculente de la châtaigne est essentiellement composée de fécule amylacée, d'une quantité notable de matière sucrée et d'un peu de gluten. Si l'alimentation tire bon parti des marrons, surtout lorsqu'ils sont grillés, la médecine n'a pas grand chose à y voir. Cependant la purée de marrons constitue l'un des meilleurs remèdes pour arrêter la diarrhée des enfants.

Lieutaud conseille aux convalescents et aux gens affaiblis par une maladie longue et grave, la polenta

suivante qu'il décore du nom de *chocolat des Châtaigniers.*

Les marrons sont d'abord cuits dans l'eau-de-vie,
afin d'enlever l'écorce et la pellicule; puis repris par
quantité suffisante de lait, avec assaisonnement de
sucre et de cannelle en poudre; on écrase la pulpe;
on mélange le tout; on fait bouillir pour terminer la
cuisson. Lieutaud agitait la liqueur dans un choco-
latier pour faire mousser.

Ajoutez un tantinet de vanille, lecteur, et veuillez
essayer du brouet. Pas désagréable du tout, je vous
jure, même pour ceux qui se portent bien.

Hêtre.

Le *Hêtre* (Fagus sylvatica), un des plus beaux arbres
de nos forêts, atteint presque l'élévation et la majesté
du chêne. Cependant sa vie est plus courte, ses branches moins robustes, le tronc moins volumineux. Son
bois, qui manque de résistance, n'est pas employé
pour la charpente; il est d'une grande utilité pour la
boissellerie; on en fabrique des ustensiles de toutes
sortes, des cuillères, des sébiles, des sabots, des boîtes
d'emballage minces et légères, des meubles de cuisine.

Le Hêtre est surtout recherché comme excellent
combustible, brûlant bien dans l'âtre, avec une
flamme claire, et dégageant beaucoup de chaleur.
On le trouve dans toutes les forêts des pays tempérés
où le sol est d'argile mélangée de parties graveleuses;
il est également propre aux futaies et aux taillis.

C'est à l'Amérique du Nord que nous devons le *Hêtre
rouge* (Fagus ferruginea), une variété à tige moins
élevée, mais offrant un bois de qualité supérieure,

moins d'aubier, plus fort, plus dur, plus compacte. Toutefois, cette espèce a l'inconvénient d'exiger un sol riche, profond, fertile, tandis que notre vieux Hêtre trouve sa vie et prend des proportions de géant dans des terres ingrates, réfractaires à toute autre culture. Tous deux, l'américain et l'indigène, se trouvent bien d'un climat brumeux et froid, et de la pente nord des collines et des montagnes.

La sève du Hêtre, obtenue par des incisions pratiquées sur

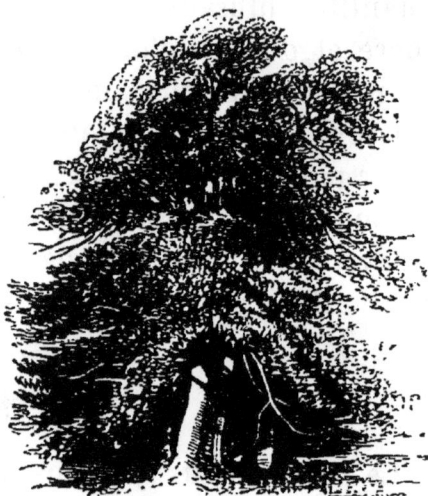

Hêtre.

les branches, donne, entre autres produits, de l'acide gallique et une quantité considérable d'acétate d'alumine, ce qui explique la prédilection de l'arbre pour les terrains argileux.

Les fruits ou faînes présentent, après l'enlèvement de leur épiderme, un parenchyme blanc, consistant, d'une saveur douce, analogue à celle des noisettes. Dans les Alpes, le Jura, les Vosges, on les récolte en octobre pour l'extraction d'une huile ayant toutes les qualités des huiles grasses, pouvant être employée aux mêmes usages économiques et médicaux. Cette huile ne se coagule pas par le froid, elle est moins agréable au goût que l'huile d'olive; mais elle ne rancit pas et s'améliore avec le temps.

Cependant la faîne contient un principe délétère, peut-être un alcaloïde, d'ailleurs mal défini, la *fagine*,

dont les effets toxiques ont été bien constatés. Le
fruit frais, mangé en trop grande quantité, agit sur
le cerveau à la manière de l'ivraie, accident qui ne
s'est jamais produit par l'absorption de son principe
gras. Des vétérinaires allemands ont constaté que des
chevaux ont été empoisonnés par les faînes; des praticiens français ont observé des cas de mort et des
accidents graves chez des enfants qui avaient mangé
une grande quantité de ces fruits.

L'écorce du Hêtre est astringente; récoltée sur des
individus âgés d'un ou deux ans au plus, on l'a pla-
cée parmi les fébrifuges indigènes les plus heureux.
On l'administre sous forme de décoction préparée
avec 30 grammes d'écorce fraîche, pour 180 grammes
d'eau commune, réduite des deux tiers par l'ébullition.
Le decoctum passé avec soin, édulcoré à volonté, est
administré tiède, en une seule fois, une heure avant
l'invasion présumée de l'accès.

C'est sur l'écorce du Hêtre, du Charme et du Châtaignier que croît un Lichen, la *Variolaire amère* (Lichen
fagineus), contenant, d'après Filhol et Bouchardat,
un principe amer, cristallisable, qu'ils ont nommé
cétrarine, propre à remplacer le quinquina. Le docteur Dassier a publié dans le *Journal de médecine de
Toulouse* les résultats avantageux qu'il en avait obtenus contre les fièvres intermittentes. « Plus d'une
fois, dit-il, j'ai pu constater ses heureux effets dans
toutes les saisons, sur des malades de tout âge, de
tout sexe, de tout rang; il m'a paru un remède sûr
contre la fièvre quotidienne, avantageux dans la fièvre
tierce, fort incertain dans la fièvre quarte. » Ce médecin administrait la Variolaire à la dose de 50 centigrammes à 1 gramme, jusqu'à cessation des accès.

Sans doute tous ces fébrifuges ont perdu de leur

importance depuis l'apparition de l'écorce du Pérou ;
mais il serait imprudent de les oublier, car ils réussissent souvent dans les cas où la quinine échoue.

Il y a un demi-siècle, Reichenbach découvrait dans
le bois de Hêtre une substance, la *créosote*, qui n'a
pas tardé d'être employée dans la médecine et dans
l'industrie. Depuis cette époque, on a extrait la créosote, en quantités notables, d'un grand nombre d'essences de bois d'où l'on tire l'acide acétique et autres
produits. Enfin, on l'a trouvée dans la houille. La
créosote, mélange empyreumatique de divers produits, est dominée surtout dans sa composition et dans
ses effets par la présence de l'*acide phénique*.

Bouleau.

Le *Bouleau* (Betula alba) aux rameaux flexibles,
onduleux comme un Saule pleureur, dont le tronc
blanc se détache en mince colonne sur le vert assombri de nos forêts, fantôme des landes brumeuses, s'est
fait la providence des rudes climats du Nord.

Percy fait son éloge en ces termes : « Dans tout
le nord de l'Europe, à commencer par nos départements du Rhin, jusqu'aux confins de la Russie les plus
septentrionaux, l'eau de Bouleau est l'espoir, le bonheur et la panacée universelle des habitants riches et
pauvres, grands et petits, seigneurs et serfs.

« Les maladies de la peau, les boutons, dartres,
couperoses, etc., lui résistent rarement. C'est un remède précieux dans les maladies rhumatismales, dans
les reliquats de goutte, dans les embarras de la
vessie, et dans une foule de maux chroniques, contre lesquels la science médicale est si sujette à
échouer... »

Passons à d'autres remèdes de bonne femme. Bergius affirme que l'épiderme du Bouleau, porté dans les souliers, détermine une transpiration qui peut devenir salutaire dans plusieurs maladies chroniques.

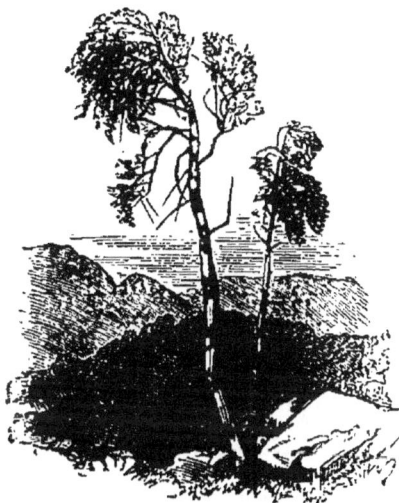

Bouleau.

Nous avons vu ce même traitement et le suivant employés en Normandie. Les paysans affectés de douleurs rhumatismales, ou atteints d'engorgements séreux, œdémateux, se couchent dans un lit bien bassiné, et rempli de feuilles de Bouleau ; deux ou trois couvertures ajoutées par-dessus provoquent une transpiration abondante qui soulage le malade.

L'emploi des bourgeons de Bouleau recueillis au printemps, mis en macération avec de l'huile d'olive, est populaire en Russie contre les engorgements scrofuleux.

La sève de Bouleau s'administre aux enfants par doses de 100 grammes. Cette quantité peut être doublée pour les adultes.

Aulne.

L'Aulne se plaît dans les terrains humides, aux bords des ruisseaux, dans les marais. Il croît avec tant de rapidité qu'on peut en opérer une coupe tous les ans. Les anciens connaissaient ses usages économiques. Pline dit que les pilotis d'Aulne ont une éternelle durée et qu'ils peuvent supporter d'énormes poids. Le fait est que l'Aulne submergé ne s'altère pas.

L'écorce d'Aulne est astringente et fébrifuge. C'est un des meilleurs succédanés indigènes du quinquina, un dépuratif dans certains cas à déterminer, témoin l'histoire que nous allons raconter.

L'Aulne est très commun dans certaines vallées humides et froides qui creusent leurs sillons étroits sur les pentes des collines du département de l'Orne. On sait que ce pays plantureux est aussi la patrie des maquignons à tous les étages sociaux de cette industrie. Nous connaissons un rusé compère ayant pour spécialité l'achat des vieux chevaux pelés, perclus, galeux, morveux, et il les rétablit souvent. Qu'il me pardonne de divulguer sa recette, mais entre chrétiens il faut bien pratiquer le *sursum corda*, et faire échange de bons conseils.

L'homme a coutume d'attacher ses rossards dans un pré où le vent sème tant de graines d'Aulne, que c'est comme une bénédiction. Elles lèvent, ces graines, si dru, et poussent avec tant d'entrain, qu'on jurerait d'une pépinière. En cet état, les pauvres hères attachés de court n'ont que de rares touffes d'herbes à lécher ; en contemplation, à cœur de jour, devant des tiges et des feuilles amères, le ventre creux, ils finissent par les attaquer. Il est juste de dire que le soir on leur présente une bonne ration d'avoine et de foin. La boisson, c'est là le *hic* du traitement, m'a confié tout bas à l'oreille le vieux maquignon. O Bansard, si tu me lis un jour, tu trouveras que j'abuse de tes confidences. L'unique boisson consiste en un baquet rempli d'eau où macère la racine d'Aulne.

Le breuvage, ajoutait le rusé Normand, est amer aux

lèvres, mais doux au cœur; à preuve, c'est que tous mes pensionnaires retrouvent du jarret, une robe luisante, de l'œil, de la tournure et que je les vends à bon prix.

Chêne.

Le *Chêne* (Quercus robur), roi de la forêt, élève majestueusement ses bras noueux et robustes à cent pieds de hauteur. Son bois est le plus dur et le plus inaltérable des végétaux de nos contrées. Son écorce est un des astringents les plus énergiques. On s'en sert peu à l'intérieur.

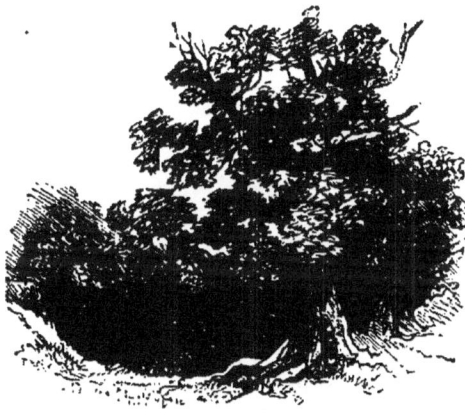

Chêne.

« Ses principes, dit Barbier, déterminent sur les surfaces organiques avec lesquelles on le met en contact, un resserrement fibrillaire très prononcé, qui se fait sentir dans les tissus situés au-dessus. Cette agression est si vive, qu'elle détermine sur les parties très sensibles, comme l'estomac, une sorte de crispation pénible et douloureuse; qu'elle donne lieu à des anxiétés épigastriques, à des spasmes, etc. Aussi n'administre-t-on l'écorce de Chêne qu'avec une certaine retenue, ou bien il faut la mêler à des substances qui modèrent l'action qu'elle exerce sur la surface interne du canal alimentaire. »

A l'extérieur, l'usage de l'écorce de Chêne est très étendu et très varié. On emploie la décoction en lavements, lotions, cataplasmes, etc,

On sait que le principe actif du Chêne est le tannin, ou acide tannique.

On considère le tannin comme le meilleur antidote
des empoisonnements par le vert-de-gris et les autres
préparations cuivreuses, le plomb et ses composés,
les préparations antimoniales, les Cantharides, l'opium,
la Ciguë, la Jusquiame, la Stramoine, les alcalis organiques, les Champignons.

L'alumine qui précipite le tannin est le contre-poison de cette dernière substance.

Peuplier.

Les bourgeons des *Peupliers* sont essentiellement
balsamiques, ceux du *Peuplier baumier* donnent jusqu'à 7 pour 100 d'une matière résineuse possédant,
d'après Gilibert, toutes les vertus que l'expérience a
démontrées dans les baumes les plus recherchés.

Les feuilles de *Peuplier blanc* (Populus alba), du
Peuplier tremble (P. tremula), contiennent de la *salicine*, qui les rend amères.

On obtient le *charbon végétal* en calcinant dans des
vases clos, en fonte, des pousses de Peuplier de trois
ou quatre ans, qu'on fait bouillir ensuite dans l'eau
chargée de 1/32ᵉ d'acide chlorhydrique. On lave, on
sèche, puis on calcine fortement. Ce corps ainsi préparé est un désinfectant énergique. C'est le charbon
de Belloc qu'on emploie dans les affections nerveuses
et chroniques de l'estomac.

Saule.

Avant l'introduction du quinquina, un grand nombre de végétaux avaient la réputation de guérir de

la fièvre ; la plupart n'étaient que des vomitifs ou des drastiques violents, d'autres appartenaient aux toniques amers purs. Il arrive encore qu'on a recours à quelques-uns d'entre eux, lorsque, par hasard, le quinquina échoue.

Parmi les amers et les excitants généraux, on peut citer en première ligne, comme fébrifuges, le *Saule blanc* (Salix alba), regardé comme le meilleur succédané de l'écorce exotique. Puis viennent après, par ordre alphabétique : Absinthe, Amandes amères, Benoîte, Camomille, petite Centaurée, Chêne, Frêne commun, Gentiane, Houx, Lycopode, Mahonia, Marronnier d'Inde, Ménianthe ou Trèfle d'eau, Olivier, Persil, Prunellier, Mérisier à grappes, Tulipier, etc.

L'écorce du Saule blanc, légèrement astringente, peut être considérée comme l'un des toniques indigènes les plus énergiques. Son action est due en grande partie à la présence de la *salicine*, principe cristallisé qui existe aussi,

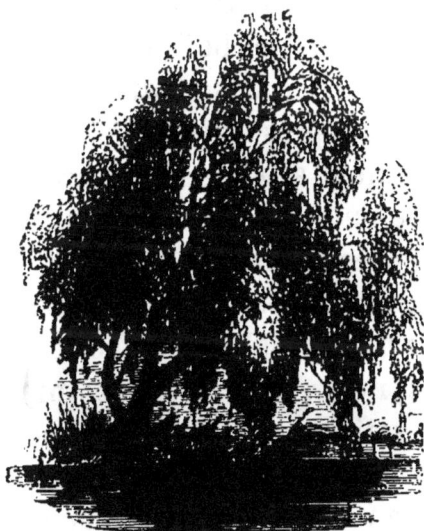

Saule pleureur.

nous l'avons remarqué, dans plusieurs espèces de Peupliers.

La salicine est peu soluble dans l'eau froide, très soluble dans l'eau bouillante et dans l'alcool. Sa saveur est très amère. On l'emploie dans les fièvres intermittentes, à la dose de 1 à 3 grammes donnés dans l'intervalle des accès. Cette prise doit être répétée trois fois.

Faute de salicine, on a recours à l'écorce de Saule en poudre, ou en teinture. Doses : poudre, de 8 à 30 grammes en pilules, ou dans du vin, de la bière. Teinture (1 sur 4 d'alcool), de 10 à 30 grammes en potion.

Le Saule cassant, le Saule Marceau, les Osiers blanc et rouge renferment aussi beaucoup de Salicine.

CONIFÈRES

Pins et Sapins.

Nous n'entreprendrons ni la description ni le dénombrement des diverses espèces de Pins et Sapins indigènes ou acclimatés qui ornent nos bois, nos jardins. La plupart jouissent, d'ailleurs, à des degrés divers, des mêmes propriétés hygiéniques et thérapeutiques. Nous bornerons nos indications aux plus vulgaires.

Il est facile, à première vue, de distinguer les Pins des Sapins. Les premiers présentent une tête touffue ; leurs cônes sont boiseux, à écailles prismatiques ; les seconds affectent la forme pyramidale ; leurs cônes ont des écailles plates, minces, non renflées à leur sommet.

Le *Pin à pignon* (Pinus sativa) met souvent plusieurs années à mûrir ses cônes. Les pignons doux, comestibles en Italie et en Provence, peuvent remplacer les amandes douces.

Pin sauvage, ou *Pin de Genève, de Russie* (P. sylvestris) fournit d'énormes masses de bois de construction, et des résines. Prospère dans tous les climats, il forme en France, en Russie, en Suède, d'immenses forêts. Les Lapons se nourrissent de l'écorce intérieure, dont ils font du pain. L'extérieure épaisse, rugueuse, remplace le liège pour les filets de pêche.

Pin maritime ou *de Bordeaux* (P. maritima) laisse

écouler d'incisions pratiquées sur le tronc, des quan-

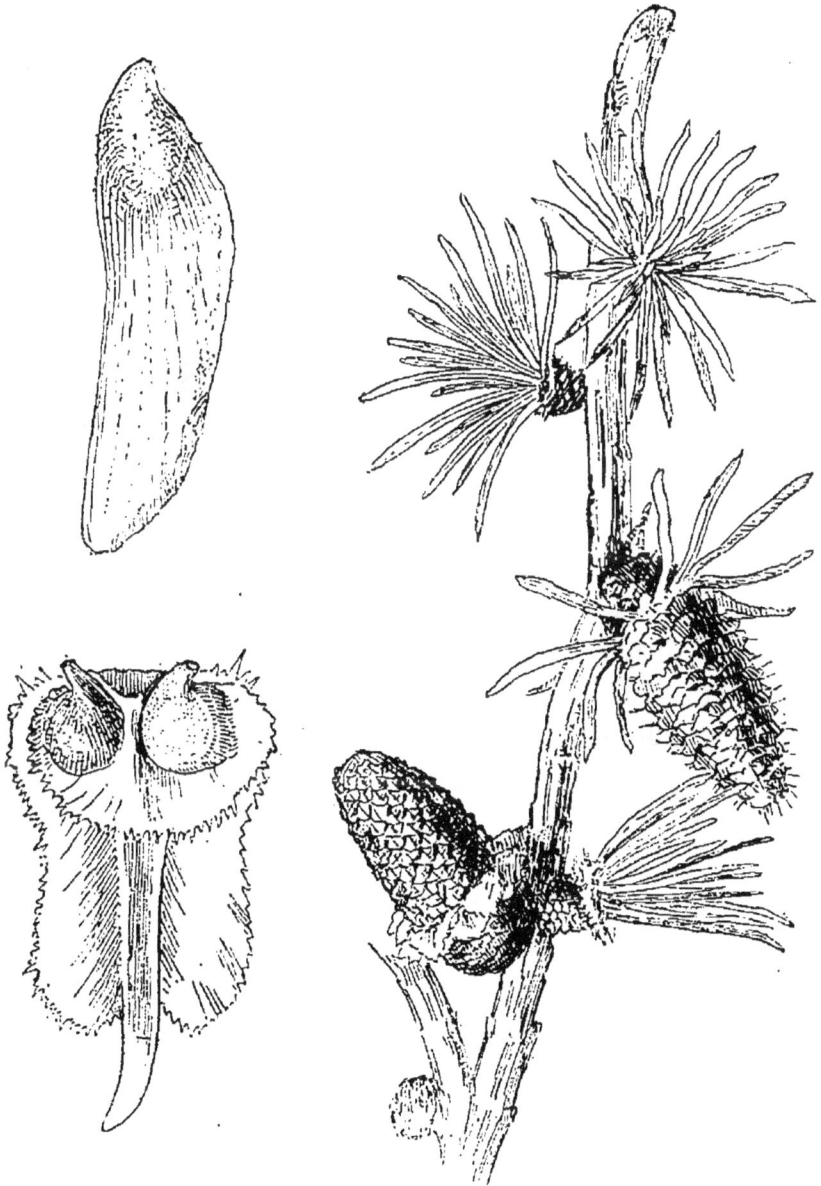

Famille des Conifères. — Pin mélèze.

tités considérables de résine. Son bois poreux n'est pas estimé.

Pin mélèze (Larix europæa) croît sur les pentes les plus élevées des Alpes ; perd ses feuilles en hiver, nourrit sur son tronc un parasite, l'*Agaric blanc* (Boletus laricis), purgatif drastique très employé. Sa résine est connue sous le nom de térébenthine de Venise. La manne de Briançon est le suc mielleux exsudé par les feuilles du mélèze.

Sapin commun, Sapin argenté. Produit la térébenthine de Strasbourg. Ses bourgeons, usités en médecine, approvisionnent les officines des droguistes. On peut leur substituer sans inconvénient les bourgeons de ses congénères.

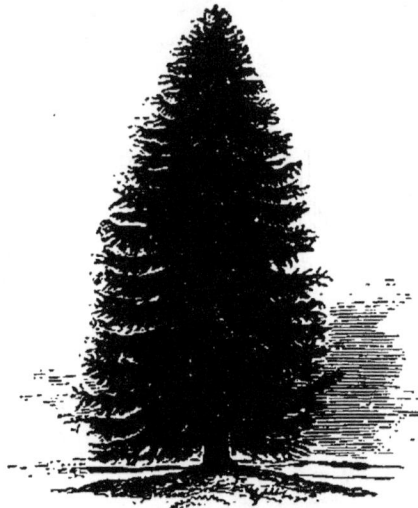

Sapin.

Sapin epicea (Abies picea) fournit la poix blanche dite de Bourgogne.

* *
*

Les *bourgeons* ou *turions* de Pin et de Sapin sont stimulants, diurétiques, antiscorbutiques. On les emploie à l'intérieur (20 à 30 grammes en infusion, pour 1 litre d'eau, par tasse) dans les affections catarrhales des bronches, les scrofules, les maladies cutanées chroniques ; à l'extérieur, comme détersifs et antiscorbutiques pour le lavage des ulcères sordides, scrofuleux, atoniques ou gangréneux. Les bains de vapeur de résine sont d'un usage depuis longtemps populaire contre le rhumatisme.

Les *Térébenthines* exercent une action excitante sur nos organes, et spécialement sur les muqueuses bronchiques et urinaires, et sur le système nerveux.

A fortes doses, elles provoquent le vomissement, la purgation, des douleurs plus ou moins vives dans la vessie et les voies urinaires.

A l'extérieur, la térébenthine entre dans les onguents employés dans le pansement des plaies et des ulcères.

L'essence de Térébenthine s'obtient par la distillation de la térébenthine, principalement de celle de Bordeaux. Prise à l'intérieur, même respirée, cette essence augmente la sécrétion des urines et lui communique une senteur caractéristique de violette. Y a-t-il production d'un composé d'acide cyanhydrique? Ce qui le ferait supposer, c'est que les personnes mortes par suite d'inhalation de cet acide répandant une odeur de violette.

Administrée à la dose de 2 ou 3 gouttes, l'essence de térébenthine agit comme stimulant diffusible et produit dans l'estomac une douleur sourde et fugitive. A plus forte dose, 4 à 8 grammes, elle détermine à la gorge et dans l'estomac de l'âcreté, de la chaleur, des nausées, un peu d'anxiété, quelquefois des coliques, rarement des vomissements, une excitation générale plus marquée sur les voies urinaires; l'urine devient rouge, irritante. A plus forte dose, 20 à 60 grammes, son action se manifeste plus énergique seulement sur l'appareil digestif; elle provoque la purgation, le vomissement; l'effet secondaire atteint le système nerveux et détermine une sorte d'ivresse, ou de la céphalalgie. Pas d'empoisonnement.

L'essence de térébenthine est le contre-poison du phosphore.

A l'extérieur, l'essence de térébenthine devient un

excellent révulsif. On l'emploie en frictions sur la peau
pour rubéfier la surface de la poitrine dans la coqueluche, la bronchite chronique, la phthisie, la péritonite
chronique. Répandue sur un cataplasme, elle détermine un effet prompt et énergique.

Sève de Pin maritime. — Préconisée contre la phthisie tuberculeuse et le catarrhe pulmonaire. Doses :
1 à 6 verres par jour. Ce liquide s'obtient en forçant
une certaine quantité d'eau à traverser des troncs de
Pin, de haut en bas, et sous une forte pression.

Le *Goudron de Pin et de Sapin* est fabriqué par la
distillation de ces bois, après épuisement, par incision de la térébenthine. Le goudron est un stimulant
général ; il excite les organes de la digestion, de la respiration et de la sécrétion. On indique son usage dans
les affections des bronches, de la poitrine et dans certaines maladies cutanées, prurigo, dartres rebelles,
etc. Dose à l'intérieur : Eau de goudron : 500 grammes
sur 2 litres d'eau, par verrées, le matin à jeun, dans du
lait sucré, dans une infusion aromatique de labiées,
dans la bière, le vin.

Poix blanche ou de *Bourgogne.* C'est la térébenthine
rendue plus solide par évaporation d'une partie de son
essence. On l'employait jadis en cataplasmes sur la
peau, où elle adhère fortement, dans les rhumatismes
chroniques, les douleurs névralgiques, le catarrhe.
On la remplace aujourd'hui par le papier ou la toile
agglutinés, dits toile ou papier du pauvre homme.

Genévrier.

Le Genévrier (*Juniperus communis*) se rencontre dans
tous les mauvais terrains. Sur les flancs arides et desséchés des montagnes, il reste à l'état de buisson ra-

bougri ; mais s'élève ailleurs, jusqu'à 6 ou 7 mètres, quand il trouve à sa disposition un peu de bonne terre et suffisamment d'humidité.

Toutes les parties du Genévrier répandent, quand on les chauffe ou si on les brûle, une odeur plus ou moins suave, provenant d'huiles volatiles et de résines balsamiques, le tout en dissolution dans une essence isomère de la térébenthine.

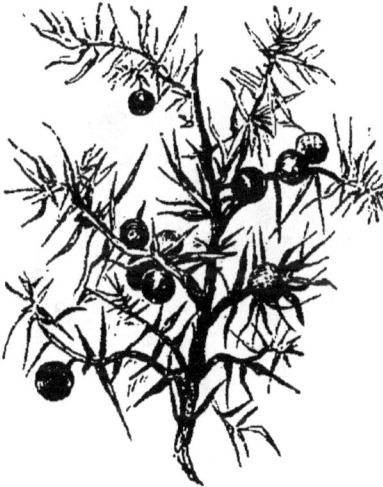

Genévrier.

Les propriétés médicinales du Genévrier sont effectivement celles des Sapins et les applications thérapeutiques diffèrent peu. On emploie surtout les cônes ou baies, dont la senteur parfumée est franche, agréable, et dépourvue de l'âcreté qui l'accompagne dans les autres parties du végétal.

Les fruits infusés dans l'eau où ils fermentent, à cause du sucre qu'ils contiennent en assez grande abondance, ou mis en macération dans l'eau-de-vie, soumis ensuite à la distillation, forment une boisson et une liqueur alcooliques très prisées dans le nord de l'Europe. Ces liquides participent aux avantages du Genévrier, ils sont, à dose modérée, stimulants, toniques, stomachiques, diurétiques et antiscorbutiques.

If.

L'*If*, au feuillage triste, que tout le monde connaît, est assez complaisant pour subir la taille fantaisiste du jardinier et prendre sans trop de protestation les formes les plus variées : celles d'une pyramide, d'un vase de Médicis, d'un calvaire. L'If qui fait des baies rouges et succulentes pour les oiseaux, qui vivra des milliers d'années, recouvert de sa capote sombre, pour indiquer aux âges futurs une limite, un tombeau confiés à sa vigilance ; l'If, sous ses dehors placides et son air de bon enfant, cache un toxique des plus violents.

Ce poison est surtout dangereux pour les chevaux. En liberté, l'animal ne toucherait pas à l'If (Taxus baccata). Tous les accidents sont arrivés, et on en signale un certain nombre, parce que le maître a commis l'imprudence d'attacher sa bête dans le voisinage de cet arbre. Le cheval, que l'oisiveté et le repos impatientent, mâchonne et dévore nerveusement tout ce qui l'entoure, attaque tout feuillage à sa portée, l'If comme les autres, et s'empoisonne.

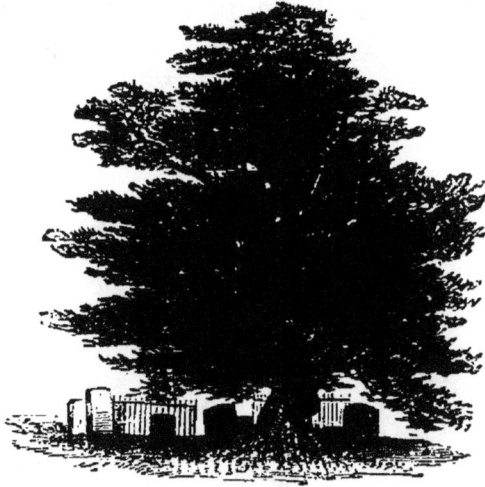

If.

Les symptômes de cette intoxication, chez les solipèdes, peuvent se résumer ainsi : tristesse, difficulté des mouvements de locomotion ; insensibilité générale, à ce point que l'implantation d'épingles dans la peau ne produit pas de douleur ; tremblements musculaires.

Bientôt la peau devient froide, le poil se pique, le ventre se ballonne, l'anus reste béant et laisse échapper des masses de gaz et de matières fécales putrides.

La respiration est difficile, lente, et la chute sur le sol ne tarde pas à survenir. Plaintes incessantes, écoulement des urines fréquent. Teinte des muqueuses, des conjonctives en particulier, d'un jaune safrané, pouls et battements du cœur insensibles, mort rapide.

Des expériences faites sur les animaux ont indiqué les doses capables de produire les fâcheux résultats que nous venons de signaler : 240 grammes chez les solipèdes ; 20 à 30 chez le mouton et la chèvre ; 60 à 90 chez le porc ; 30 à 60 chez le chien et le chat, ont constamment amené la mort.

A l'égard de l'homme, les phénomènes d'intoxication se divisent en deux périodes : action irritante, battements du pouls et mouvements respiratoires très augmentés ; irritation violente de l'estomac et du tube digestif, vomissements quelquefois, évacuations alvines toujours.

La seconde période est caractérisée par des effets narcotiques et stupéfiants, dès que l'absorption du poison a commencé ; inquiétude vague, troubles de la vision, éblouissements, diminution de la circulation, respiration plus rare et plus profonde, coma ; enfin mort subite, foudroyante.

Contre-poisons. — Pour le traitement des accidents de la première période, solliciter les vomissements par les doigts, la titillation de la luette, les boissons tièdes, mais éviter les agents irritants, comme l'émétique ; puis employer les adoucissants, le lait, les tisanes émollientes.

Combattre l'action narcotique qui apparaît à la deuxième période par tous les excitants généraux : thé, café noir, camphre, strychnine.

On sait que la constitution anatomique du cheval lui interdit le vomissement. On en est réduit à combattre l'irritation intestinale par les lavements appropriés, et les accidents nerveux de la seconde période par les boissons camphrées et ammoniacales, le café.

Sabine.

Arbrisseau cultivé dans beaucoup de jardins pour la médecine bovine; croît spontanément dans les terrains secs et pierreux de nos départements du Midi. Saveur âcre, amère, odeur forte et désagréable.

La *Sabine* (Juniperus sabina) est un excitant énergique dans le genre du Genévrier, mais développant en outre, surtout par les feuilles, une action irritante qui se traduit, à hautes doses, par des vomissements, des coliques, des déjections sanguinolentes, le hoquet, l'inflammation de l'estomac, de l'intestin et de tout le système circulatoire.

On a fait à la Sabine une triste réputation. Son emploi, dans ce cas spécial, amène presque constamment un dénouement fatal : hémorrhagie intense et mort dans d'atroces souffrances.

La Sabine offre deux variétés désignées improprement sous le nom de S. mâle et S. femelle.

Contre-poisons. — Voyez le traitement de l'intoxication par l'Anémone (Renonculacées).

*
* *

Le Cyprès pyramidal (*Cyperus pyramidalis*) s'élève vers le ciel, rigide, mince et sombre, c'est l'image de la tristesse; on l'a associé aux tombeaux.

Dicto sacra, ideoque funebri signa ad domis posita.

Hippocrate employait le bois comme diurétique, sudorifique et astringent.

Galien a prescrit le fruit dans la diarrhée. La thérapeutique a conservé cet usage.

ALISMACÉES

Deux plantes seulement, dont il faut tenir mémoire, parmi une quinzaine d'espèces qui vivent autour de nous.

Jonc Fleuri.

Le *Jonc Fleuri* (Butomus umbellatus) est une de nos jolies plantes aquatiques; il fait l'ornement de nos pièces d'eau, des fleuves et des étangs. On dit que les feuilles sont apéritives et digestives; leur saveur âcre empêche les bestiaux d'y toucher. La racine est alimentaire. En Sibérie, on la mange cuite seule ou pour assaisonner la viande.

Plantain d'eau.

Le *Plantain d'eau* (Alisma plantago) végétait depuis le commencement des siècles, sans faire parler de lui. Hippocrate ne s'en était pas occupé; Galien, Dioscoride, Matiole, ne lui avaient accordé aucune attention. Il barbotait, ce Plantain, sur les bords humides de nos étangs et de nos mares boueuses, tranquille et sans ambition, respecté des canards, ignoré des hommes et des bêtes, lorsque, en l'an de grâce 1817, un monsieur, un savant, du nom de Leswin, s'avisa d'annoncer au monde qu'un ancien soldat (rien du zouave Jacob) guérissait l'hydrophobie déclarée, par la vertu du Plantain d'eau.

Grande rumeur au camp des académiciens de tous les pays.

Mais les praticiens français ont affirmé, d'après expériences nombreuses, qu'ils n'avaient obtenu aucun résultat positif. L'affaire en est restée là, jusqu'à nouvelle information.

ORCHIDÉES

Les Orchis émaillent, en mai-juin, nos prairies et nos bois de leurs beaux épis floraux pourprés, violet foncé, blancs ou bariolés. Elles ont des racines qui doivent appeler l'attention, et qui font partout reconnaître les espèces appartenant à la famille. Ces racines, enterrées profondément dans le sol, se composent de quelques fibres ténues et de deux tubercules plus ou moins rameux, espèces de mains à quatre ou cinq doigts, dont l'une, à l'époque de la floraison, est pleinement gorgée de sucs, tandis que l'autre commence à se flétrir. L'axe floral, greffé entre ces deux appendices, s'élève solitaire à 25 ou 30 centimètres, chez nos espèces indigènes. La main déjà flétrie se desséchera complètement et mourra à la fin de la saison, après avoir dépensé son contenu pour la nourriture de la fleur et du fruit. Mais un autre tubercule, un nouveau garde-manger, se formera à l'automne à l'opposé de celui qui a vidé ses provisions. L'année suivante, le tubercule plein, le plus âgé, se videra, à son tour, tandis que le nouveau emmagasinera ; ainsi d'années en années, pendant chacune desquelles la plante fera un tubercule nouveau et en perdra un. Cette existence bisannuelle de la racine et son renouvellement indéfini amènent une double conséquence : 1° l'immortalité de la plante, à l'instar de ce couteau dont le propriétaire renouvelait alternativement le manche et la lame; 2° le déplacement de la plante, qui opère un voyage de deux centimètres, environ, par année.

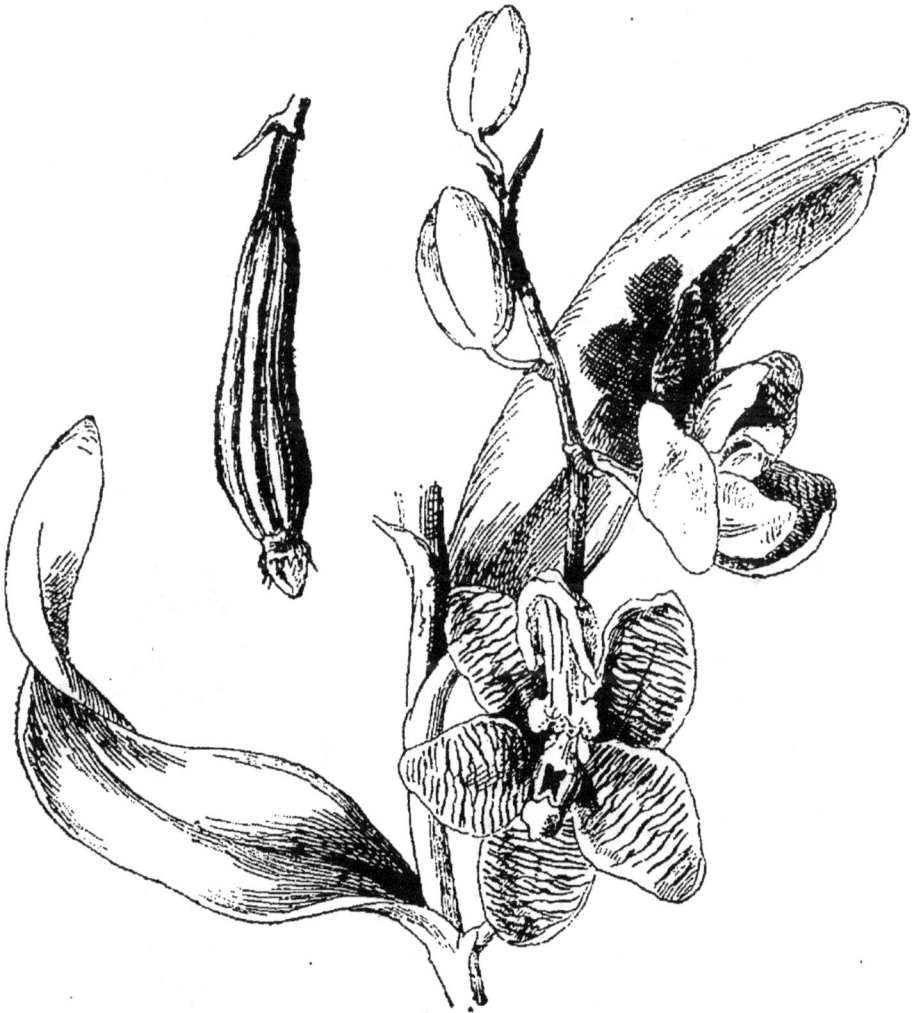

Type de la famille des Orchidées.

Les tubercules des Orchis d'Europe, tout autant que ceux de la Perse, renferment une substance gommo-féculente connue sous le nom de salep. On peut l'obtenir par le procédé suivant : les racines charnues de nos Orchis indigènes lavées, essuyées, sont étendues sur des claies et introduites dans un four modérément chaud, puis retirées lorsqu'elles ont acquis une transparence convenable. En cet état, on les pulvérise facilement, et le produit obtenu est aussi blanc, aussi pur que celui qui vient à grands frais des pays lointains.

Le salep ne constitue pas une nourriture très riche en principes alibiles; c'est un brouet de convalescent, qu'on édulcore au gré du malade, avec du sucre, du chocolat, des aromates, auquel on donne pour véhicule l'eau ou le lait.

IRIDÉES

Les racines de l'*Iris de Florence* (Iris florentina), qui se reconnaît à ses fleurs blanches, sont purgatives et émétiques. Celles que l'on a récoltées en France, dans le département de l'Ain, renferment une quantité beaucoup plus considérable d'un principe âcre, blond, vésicant qui les caractérise.

Les racines tournées en petites sphères connues sous le nom de *pois à cautères* servent à entretenir ces sortes d'exutoires. Elles agissent en vertu de leurs principes actifs qui déterminent la suppuration, et de leur gonflement, qui va jusqu'à doubler le volume de ces petites boules.

Iris.

L'*Iris à fleurs violettes* (I. Germanica) jouit des

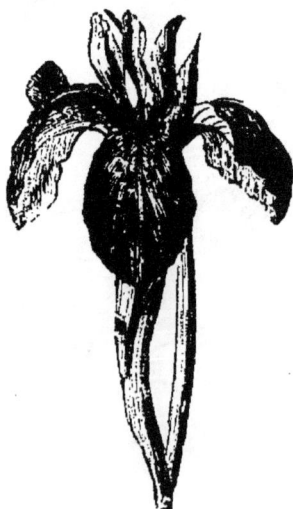

mêmes propriétés. Ces deux espèces ont des rhizomes qui, desséchés et réduits en poudre, ne tardent pas à développer une senteur fort agréable de violette.

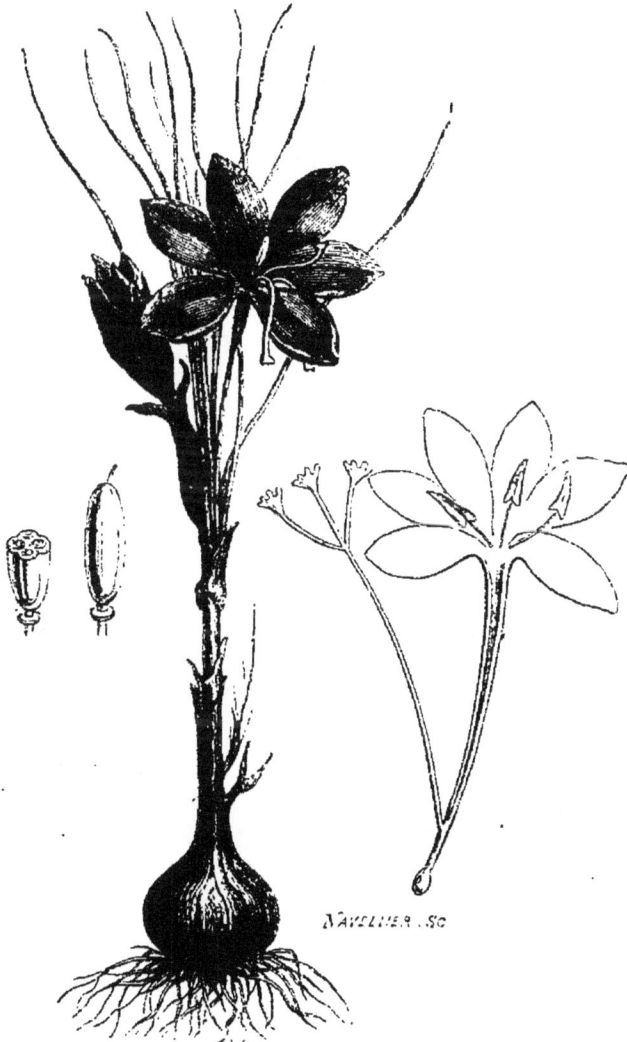

Safran.

Les rhizomes de l'*Iris des marais*, à fleurs jaunes (I. pseudo-acorus) sont au moins aussi actives que les précédentes ; mais elles ne développent en aucun temps le parfum de la violette.

D'après W. Skrimshire les graines de cette plante pourraient remplacer le café. La torréfaction développe, paraît-il, un arome qui a beaucoup d'analogie avec la fève de Moka.

Safran.

Les stigmates de *Safran* (Crocus sativus), seule partie de la plante qu'on emploie, sont en même temps des substances tinctoriales, des condiments et des médicaments. On les regarde comme toniques, stimulantes, à la dose de 50 centigrammes à 2 grammes. Mais elles renferment aussi un poison.

L'action toxique se fait sentir violemment chez le cheval, beaucoup moins énergiquement chez l'homme ; elle serait nulle sur le chien, d'après Orfila.

Le traitement de l'empoisonnement par le Safran est le même que celui par l'opium.

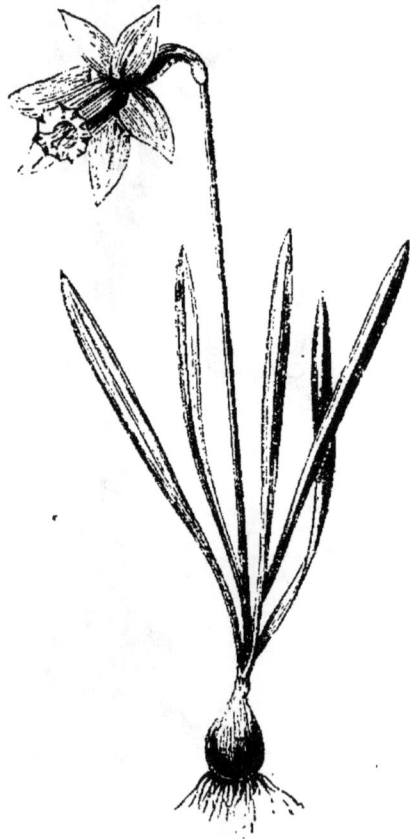

NARCISSÉES

De belles fleurs, des noms poétiques, qui cachent des poisons.

Les bulbes du *Narcisse* des prés (Narcissus pseudonarcissus), celles du *Narcisse des jardins* (N. poeticus),

Narcisse.

celles de la *Perce-Neige* (Galanthus nivalis) sont caractérisées par des propriétés vomitives. Leur action sédative, en même temps, semblerait indiquer que la *narcissine*, principe particulier qu'on extrait de leurs racines, aurait quelque analogie avec celui des plantes vireuses. L'extrait de Narcisse est mortei à la dose de 8 à 12 grammes. Suivant Orfila, le poison agit spécialement sur le système nerveux et sur la membrane interne de l'estomac, dont il détermine l'inflammation, lors même qu'il est appliqué sur des plaies ou sur le tissu cellulaire d'un membre.

Contre-poisons. — Même traitement que pour la *Chélidoine.*

LILIACÉES

Les bulbes des Liliacées, souvent comestibles, à cause de la fécule qu'elles contiennent, possèdent un principe âcre, excitant, qui a valu à quelques-unes la double fonction de condiment et de rubéfiant. D'autres ont quelques propriétés diurétiques et émétiques, qui deviennent toxiques à hautes doses.

Scille.

La *Scille maritime* (Scilla maritima), plante vivace, croît sur les bords de la Méditerranée et de l'Océan.

La Scille est un des diurétiques les plus sûrs et les plus précieux dans les diverses hydropisies. Elle est encore très utile dans les affections de poitrine où une matière visqueuse englue les ramifications bronchiques. Lorsqu'on l'emploie comme diurétique, on l'associe le plus souvent à la Digitale, autre controstimulant, qui jouit des mêmes propriétés. Dose 20 à 30 centigrammes de poudre, en pilule ou dans un liquide approprié.

A haute dose, la Scille est un poison violent, même pour l'homme ; elle agit à la manière des substances narcotico-âcres : nausées, vomissements, cardialgie, colique, super-purgation, inflammation, gangrène de l'estomac et de l'intestin, mouvements convulsifs, mort.

Il faut d'assez fortes quantités pour amener des désordres graves chez les chevaux, les ruminants et les chiens. C'est le poison spécial des rats qui, alléchés par la senteur aromatique de ce bulbe, oubliant leur circonspection habituelle, attaquent la racine à belles dents et meurent sur place.

Un peu de poudre de Scille, mélangée à du beurre frais, à de la graisse ou de la farine, le tout agrémenté de quelques gouttes d'essence de Fenouil, constitue un appât infaillible pour la destruction des Rongeurs. Les autres animaux, chiens, chats, chevaux, n'y touchent pas.

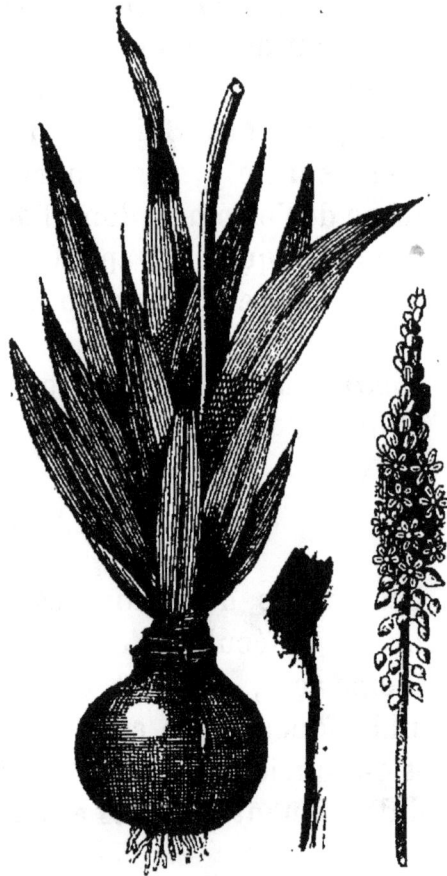

Scille.

Ail et Oignon.

L'Ail est le chef de file d'une nombreuse tribu qui compte au potager : l'Oignon, les Rocamboles, l'Écha-lote, la Ciboule, la Ciboulette, le Poireau et tant d'autres.

L'Ail, n'en déplaise à ceux qui le détestent, est une des plantes les plus précieuses de la botanique con-

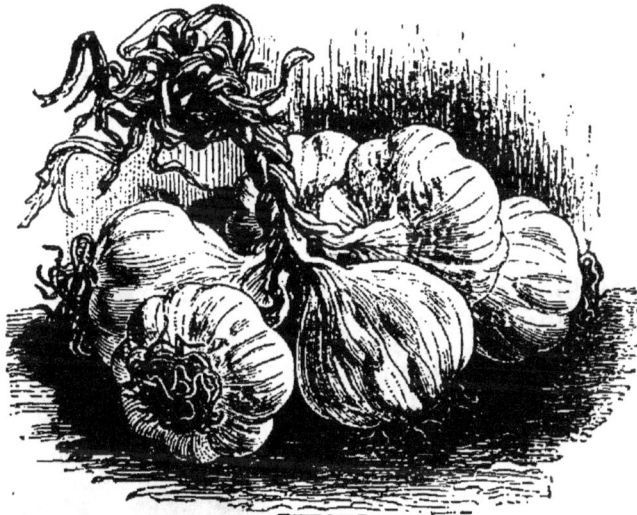

Ail blanc.

dimentaire. Malheureusement, la nature l'a gratifié d'une senteur forte, pénétrante, et la mode frivole a déclaré cette odeur écœurante et nauséabonde. La sentence est inique, impie, contraire à l'hygiène, à une excellente digestion. Mais qu'importe ! il est bon genre d'esquisser une grimace, et de se boucher le nez à la vue seule du pauvre diable de bulbe.

L'Oignon cru a été enveloppé dans cette disgrâce ; tout au plus supporte-t-on une Échalote ou quelques feuilles de Ciboule, finement hachées. Seul le Poireau a le droit d'entrée au pot-au-feu parisien, à condition qu'il ne franchira jamais le seuil de la cuisine, car la table lui est interdite.

Affaire de goût et d'habitude ; si tout le monde mangeait de l'Ail, personne n'en serait incommodé. On sait que le plus robuste fumeur ne peut supporter la tabagie, en champ clos, qu'à la condition de fumer lui-même.

Je me suis souvent demandé ce qui a valu à l'Ail cette exécution souveraine. J'ai cherché des méfaits et je n'ai découvert que des services rendus.

Veuillez, monsieur le citadin, examiner ce rustre qui passe ; il a bon pied, bon œil, de belles dents bien à lui et de la vigueur ; le teint est frais, l'estomac digère des cailloux ; c'est qu'il a gardé l'Ail, et il s'en nourrit.

Madame, vous avez pris votre clef chez la concierge, et vous avez respiré, une seule fois, par le vasistas, l'air de sa loge ; vous voilà saisie à la gorge par des émanations d'hydrogène sulfuré, de cuir, de moisi et de tabac. Vous vous demandez comment ces gens-là peuvent vivre dans une atmosphère empestée, où certainement votre frêle constitution succomberait. Eh bien, c'est à cause d'une autre odeur, — celle de l'Ail, — qui neutralise l'effet toxique des autres.

Oignon.

Vous riez, et la pensée vous vient que vous abhorrez l'Ail et l'Oignon crus, en bonne compagnie, avec les

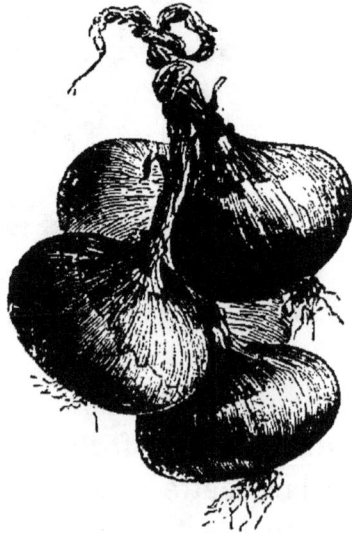

grands du jour, ceux de la Rome impériale, et Vespa-
sien. Il me serait facile de vous répondre que la ville
d'Athènes, la maîtresse des beaux-arts, de la saine lit-
térature et du goût, adorait l'Ail; que Périclès, Socrate, Démosthène, le divin Platon ont savouré son
parfum, et qu'Hippocrate, — il s'y connaissait là, —
a fait son éloge. Enfin, je pourrais vous faire un petit
discours sur l'état fâcheux de votre estomac, de votre
appareil masticateur, sur le peu de prospérité de votre
embonpoint. Mais j'y perdrais ma peine et mes cita-
tions, parce qu'il y a entre votre opinion et la mienne
toute la profondeur d'un proverbe, et que ces maxi-
mes vulgaires ont toujours raison, à tort et à travers,
bien entendu.

L'odeur de l'Ail, forte, pénétrante, qui imprègne les
appartements, passe dans nos humeurs et se communique à nos sécrétions, vient d'une huile essentielle, très volatile, très diffusible, la même que dans
l'assa fœtida. Cette huile constitue le principe actif de
la plante ; elle est anti-spasmodique, stimulante, vermifuge et carminative.

L'Oignon cru est un aliment fort sain ; mais qui ne
convient pas à tous les tempéraments, et beaucoup
d'estomacs ne peuvent le digérer. Il est nuisible aux
sujets maigres, sanguins et bilieux, aux personnes irritables, sujettes aux hémorrhagies. Comme médicament, il possède toutes les vertus de l'Ail, mais à un
moindre degré. Il est excitant, vermifuge, surtout
diurétique. — Vous tous qui êtes gros et gras et
lymphatiques, avec l'estomac paresseux, mangez de
l'Oignon cru, c'est pour vous que le bon Dieu l'a
fait.

L'Oignon cuit est d'une digestion plus facile, mais
ses qualités, par suite de l'absence de l'huile essen-

tielle, sont tout à fait opposées. Il est devenu adoucissant, émollient, et pectoral, si l'on veut.

*
* *

Un remède d'empereur pour se débarrasser d'un
rhume. Néron, qui soignait sa voix, mangeait du Poireau à l'huile, à certains jours ; et quand il se sentait
pris d'enrouement, s'abstenait de toute autre nourriture, même de pain.

Un remède de commère pour atteindre le même
but : — envelopper un oignon dans une feuille de
chou, et le faire cuire sous la cendre ; puis l'écraser,
le réduire en pulpe, le mêler dans une tasse de lait,
ou une décoction chaude de réglisse ; se coucher, et
se tenir chaudement. Au besoin, récidiver matin et
soir.

COLCHICACÉES

La famille est représentée chez nous par une seule
espèce, un poison, le *Colchique d'automne* (Colchicum
autumnale), qui pousse dans les prairies basses et humides, où il devient un véritable fléau pour les culti-
vateurs.

Le *Colchique d'automne*, qui a été très étudié, renferme dans toutes ses parties, mais plus concentrés
dans la graine, deux principes immédiats, la *colchicine*
et la *sabadiline*. C'est surtout à la présence du premier que la plante doit son énergie.

Bien que les animaux éprouvent de la répugnance
pour le Colchique, ils le mangent quelquefois, cependant, lorsqu'il est mêlé à d'autres plantes vertes présen-

tées à l'étable. Les annales vétérinaires agricoles enregistrent souvent des cas d'intoxication par ce végétal.

Les symptômes de l'empoisonnement peuvent se traduire ainsi : irritation très forte du canal intestinal et des voies urinaires, accidents qui se traduisent à l'extérieur par la cohorte des signes caractérisant les coliques ; chez les herbivores, diarrhées sanguinolentes ; vomissements chez les carnivores. Bientôt survient le tremblement des membres ; une respiration laborieuse ; le pouls s'efface, la chaleur s'abaisse, la bouche est écumeuse, l'écoulement des urines fréquent ; enfin arrivent les convulsions, une agitation extrême, et, le plus souvent pour terminaison, la mort.

Contre-poisons. — Les soins à apporter en pareil cas, d'après Alexandre Landrin, consistent dans l'administration de tisanes émollientes et mucilagineuses, d'excitants diffusibles, et l'application à l'extérieur de dérivatifs puissants : sinapismes et frictions irritantes.

Giacomini, un docteur de l'école italienne, pense que l'action irritante locale, déterminée par le poison, n'est rien en comparaison de l'action dynamique, en opposition avec elle, et que la mort est due exclusivement à cette action. Au lieu des mucilagineux, des huiles, des antiphlogistiques et en particulier de la saignée que prescrivent la plupart des médecins, Giacomini administre, au contraire, le vin, l'alcool, l'éther, etc.

On a employé le Colchique, avec quelque succès, contre le rhumatisme aigu et contre les accès de goutte. Mais la tolérance s'établit à l'égard de ce médicament, comme à l'égard de l'opium, de telle sorte qu'il faut élever progressivement la dose pour obtenir les mêmes effets thérapeutiques. Alors, gare à l'intoxication colchique.

On reproche encore à cette plante d'affaiblir le système nerveux, de produire une sorte de prostration, de langueur inconnue jusque-là au malade.

En définitive, le Colchique est un modificateur utile et puissant, qu'il faut ménager pour les cas douloureux, mais qui, comme toute arme dangereuse, doit être manié par une main exercée.

ASPARAGINÉES

Famille fort intéressante ; négligée de la thérapeutique, depuis fort longtemps ; oubli contre lequel l'opinion et la science sont en train de réagir. Des apéritifs, des digestifs, des diurétiques, des fébrifuges, sans l'ombre d'un danger dans leur administration ; à l'exception peut-être des agents cardiaques, comme la Parisette, inusitée en médecine, et le Muguet, — notre Muguet qui sent si bon, qu'il est si gentil d'aller cueillir au bois, — et qu'on nous assure être un poison du cœur !

Asperge.

Un excellent légume, auquel on ne peut reprocher la moindre peccadille, qui n'a jamais commis une indigestion. Vieux et robuste serviteur que le contact de la civilisation n'a pas corrompu. Rien que des vertus discrètes et des saveurs exquises.

L'*Asperge* (Asparagus officinalis) est née gauloise, et vit encore, à l'état sauvage, dans les clairières de nos bois sablonneux. Argenteuil se livre depuis des siècles à son éducation, et ses produits ont acquis une grande renommée. Il suffit de trois générations pour faire prendre à l'Asperge les dimensions mons-

trueuses qu'on obtient dans les meilleures cultures.
Mais l'inverse est parfaitement exact : les belles productions ne se soutiennent que par des soins continus
et appropriés.

Les jeunes pousses d'Asperges, qui communiquent
à l'urine une odeur caractéristique très désagréable,
et plus encore les racines, passent pour diurétiques,
exerçant sur les voies urinaires une influence salutaire. L'action de la plante paraît due à l'alcaloïde
qu'elle contient, l'*asparagine*, qu'on retrouve encore
dans la Réglisse, les ra-
cines de Guimauve, les
pousses de Pomme de
terre.

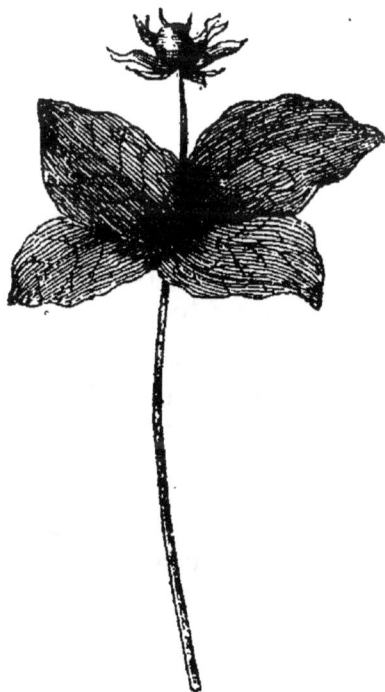

Parisette.

La *Parisette* (Paris qua-
drifolia), vulg. *herbe à
quatre feuilles*, *étrangle-
loup*, plante vivace, croît
sous le couvert des bois
touffus et montueux. Son
nom lui vient, dit-on, du
mot latin: *par*, *paris*, égal;
à cause de la disposition
régulière de ses feuilles,
groupées par quatre.

Parisette.

La Parisette est une plante vénéneuse, qui n'a pas
été étudiée. Son nom vulgaire de *tue-loup* dit assez
son énergie. Elle paraît agir comme un poison car-
diaque et un narcotique. Les battements du cœur,
d'abord accélérés, diminuent bientôt en nombre et en
intensité ; les pulsations, par suite de la paralysie de

l'organe central, finissent par ne plus être perçues.

D'autres phénomènes observés, après l'administration de la Parisette à l'intérieur, peuvent se traduire ainsi : tendance au sommeil, vertiges, tintements d'oreilles, céphalalgie, nausées, sentiment de faiblesse et engourdissement général.

Contre-poisons. — Les symptômes dominants devront être combattus par les réactifs ordinaires : la paralysie du cœur par les excitants (voyez Digitaline), le narcotisme par les contre-poisons de la belladone.

Muguet.

Le *Muguet* (Convallaria maïalis), cette modeste fleur au délicieux parfum de l'oranger, n'était pas usité en médecine. On lui donnait la vertu banale des antispasmodiques ; on citait l'infusion de toute la plante comme un éméto-cathartique, sans emploi, lorsqu'une communication récente de M. G. Sée, faite à l'Académie, le 14 juillet 1872, est venue ajouter une célébrité de plus à ce frais bouquet de nos bois. Sur dix-sept observations, l'intervention thérapeutique de Muguet a été très concluante. L'analyse des effets physiologiques obtenus a permis de constater que l'action a été nulle sur le tube digestif. Mais le cœur présenté des particularités remarquables. D'où il résulterait que la convallarine constituerait un médicament plus puissant que la digitaline.

*
* *

La racine du *Sceau de Salomon*, ou *Grand-Muguet* (C. polygonatum), est un astringent léger agissant à peu près comme la grande Consoude.

Petit-Houx.

Le *Petit-Houx* (Ruscus aculeatus), vulg. *fragon, myrte*

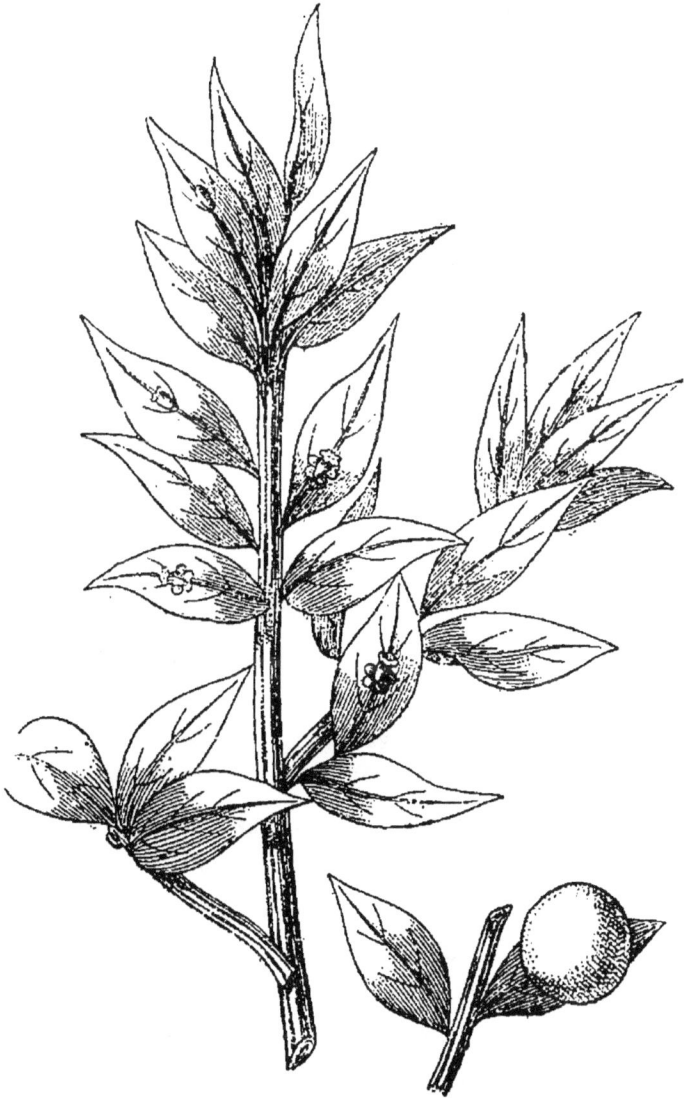

Petit-Houx.

sauvage, croît sous les grands bois montueux et couverts ; ses tiges rameuses vers la partie supérieure attei-

gnent jusqu'à 60 centimètres. On reconnaît le Petit-Houx à ses expansions foliacées, pointues, piquantes, nerveuses, dures ; à ses baies, mûres en septembre-octobre, d'un beau rouge, renfermant trois graines qui possèdent l'alcaloïde du café, la *caféine*, et développent, par la torréfaction, les aromes de la fève de Moka, mais non le principe amer, qu'il est d'ailleurs facile d'ajouter.

Les baies du Petit-Houx sont peu nombreuses. Peut-être adviendra-t-il un jour qu'un amateur, livré à sa culture, trouvera dans une variété prolifère un concurrent au mauvais café qui nous vient d'Amérique. Nous exploitons déjà le sucre dans la betterave, la vanille dans l'avoine et le chiendent ; pourquoi le Petit-Houx ne donnerait-il pas le Moka indigène ? Un rapprochement : le Caféier et le Petit-Houx veulent l'ombre des grands arbres pour prospérer.

La racine du Petit-Houx, d'une saveur âcre et amère, est diurétique.

Les jeunes pousses peuvent se manger en guise d'asperges.

Sceau de Notre-Dame.

La racine et les jeunes pousses du *Sceau de Notre-Dame* (Termus communis), vulg. *tam ; tamisier, vigne sauvage, vigne noire, herbe aux femmes battues*, sont purgatives et considérées comme diurétiques à faibles doses.

Les tiges, longues de 25 à 30 centimètres, grêles, sarmenteuses, poussent au milieu des haies et des buissons. Les fruits sont des baies rouges, ovoïdes, de la grosseur d'une petite cerise, à trois loges polyspermes,

A la campagne, on emploie le Sceau de Notre-Dame cuit en cataplasmes sur les contusions.

AROIDÉES

Cette famille compte un grand nombre d'espèces qui croissent presque toutes entre les tropiques. Leurs racines, grosses, charnues, tuberculeuses, fournissent une sorte de fécule très abondante et très substantielle. Les peuplades qui font usage de cette substance la rendent alimentaire en la dégageant, par torréfaction ou par lavages répétés, du principe âcre, délétère, heureusement fort volatil qu'elle contient.

On trouve aussi dans la même famille cette bizarrerie assez fréquente parmi les plantes aromatiques, d'un parfum suave à côté d'une odeur repoussante, presque cadavéreuse. Témoin notre violette.

Arum.

Le *Gouet* ou *Pied-de-veau* (Arum maculatum) doit son nom vulgaire à la forme de ses feuilles, et son adjectif latin aux taches dont elles sont couvertes. La fécule très blanche, très nourrissante, obtenue de notre Arum indigène, peut fournir, dit-on, un excellent pain. Il y a évidemment une grande analogie entre l'Arum qui végète dans nos buissons, et le manioc des Antilles, l'arrow-root de Portland et le sagou des Anglais. Dans l'un et dans les autres, la substance nutritive se trouve mêlée au poison qu'on élimine facilement et par les mêmes moyens.

L'amidon extrait de la racine d'Arum a joui d'une grande réputation à cause de sa blancheur et de sa finesse. On en a fait un blanc de fard très estimé.

Le poison qu'on élimine est d'une grande violence.
La racine mâchée paraît d'abord à peu près insipide ;
bientôt survient une saveur âcre, brûlante ; des douleurs vives et lancinantes se développent dans l'intérieur de la bouche. Si le poison a été absorbé, l'estomac devient le siège de violentes douleurs auxquelles
succèdent rapidement des vomissements, des coliques,
des crampes, des évacuations alvines, le refroidissement des extrémités, la petitesse du pouls, la contrac-
tion des membres. Le gonflement excessif de la langue,
des parois de la bouche et du pharynx peuvent s'op-
poser à l'administration de remèdes, même au passage
de la sonde œsophagienne. Le malade meurt par le
tétanos ou par l'asphyxie.

Contre-poisons. — Pour faire cesser les violentes
douleurs de la bouche, lorsque le poison n'a pas été
plus avant, il convient d'employer le lavage fréquent à
l'eau acidulée. L'empoisonnement complet réclame
les vomitifs les plus prompts : l'eau tiède et l'intervention énergique des doigts dans la gorge, les titillations de la luette ; employer secondairement les stimulants généraux et les révulsifs à l'extérieur pour
ramener la chaleur.

Roseau aromatique.

Plante vivace (Acorus calamus), croît dans les fossés
marécageux du nord de la France : remarquable par
sa racine aromatique. On la considère comme stomachique, diaphorétique, expectorante, suivant l'état
d'atonie de tel ou tel organe. Dose : 10 à 25 grammes,
en infusion, dans un litre d'eau.

Les Tartares considèrent cette racine de l'Acore

comme antiseptique, et ne boivent que l'eau où elle a macéré.

Le *Roseau à grenouille* (Arundo donax) ou *canne de Provence* pousse vigoureusement dans le Midi. On le trouve sur les bords des rivières, autour des jardins potagers; dans le Roussillon, on en fait des haies, protectrices des champs et des vignes.

La décoction de canne de Provence (30 à 60 grammes par litre d'eau) est légèrement diurétique et diaphorétique. Elle jouit d'une réputation populaire comme antilaiteuse; mais les médecins révoquent en doute cette propriété.

CYPÉRACÉES

Les Cypéracées sont un démembrement de la famille des Graminées. Les anciens botanistes les nommaient *Graminées bâtardes*, par opposition aux *Graminées légitimes*. Les modernes, tout en distinguant ces deux familles, les ont réunies dans une même classe, celle des *Glumacées*.

La famille nombreuse des Cypéracées présente peu d'intérêt sous le rapport des services qu'elle rend à l'homme.

*
* *

D'après Marey, Sainte-Marie et autres praticiens, les rhizomes du *Carex des sables* ou *Laiche* (Carex arenaria) auraient absolument les mêmes vertus que les racines de Salsepareille, qui nous viennent du Portugal. La chose mérite examen.

*
* *

Parmi les *Souchets*, ainsi nommés à cause de leurs

racines en forme de souche, nous mentionnerons les espèces suivantes :

Souchet rond (Cyperus rotundus), originaire d'Égypte et de Syrie, naturalisé dans le midi de la France. Propriétés médicales : stomachique et sudorifique.

Souchet long (C. longus) à rhizome très odorant. Indigène ; habitat : le bord des ruisseaux, les marécages. Mêmes propriétés médicales, mais plus affaiblies, que celles du Souchet rond.

Fallope prétend que sa semence est enivrante ; propriété qui ferait supposer la présence d'un agent toxique à déterminer.

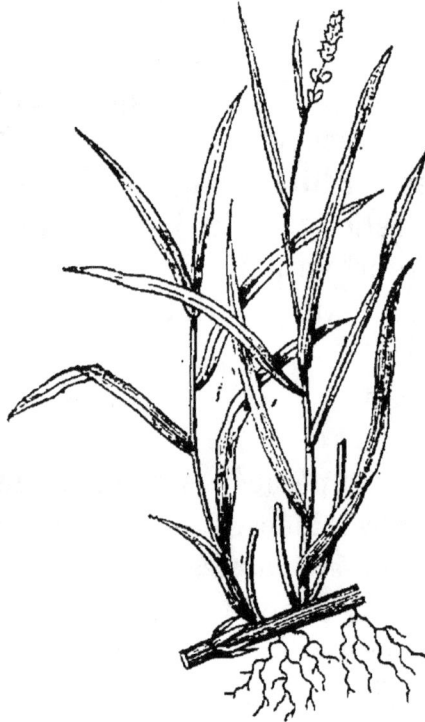

Laiche des sables.

Enfin il y a le *Souchet comestible* (C. esculentus) et le *Souchet à papier* (C. papyrus).

Le premier, qui pousse en Languedoc, a des tubercules farineux, d'une saveur agréable et très nourrissants. Le second possède des tiges triangulaires dégarnies de feuilles, et des épis disposés en ombelles ; il croît dans les marais de l'Égypte et de la Sicile ; c'est avec les fibres parallèles, composant ses tiges, que les anciens fabriquaient leur papier. Ils coupaient le chaume en tranches longitudinales. Soumises à la pression, ces lanières s'aplatissaient, formant ainsi des feuillets que l'ouvrier polissait avec un instrument d'ivoire.

GRAMINÉES

Les Graminées qui ne brillent pas par l'habit, ni par la forme, dont la physionomie est modeste, qui vivent de peu, partout, en famille, dont les tiges servent de pâture aux herbivores, qui fournissent les céréales à l'homme et représentent la tourbe même de la nation des végétaux, ont été ainsi caractérisés par Linné : « Les Gramens, plébéiens, campagnards, pauvres, gens de chaume, communs et vulgaires, simples, vivaces, constituent la force et la puissance du royaume végétal, et se multiplient d'autant plus qu'on les maltraite et qu'on les foule aux pieds. » Il est inutile de faire remarquer que chaque mot de cette description du grand botaniste porte comme une fine allusion.

En général, les graminées présentent dans toutes leurs parties des substances nutritives et adoucissantes. Les racines, qui renferment plus spécialement des principes mucilagineux, sont employées en médecine. Les tiges et les feuilles constituent les meilleurs fourrages. Les graines de quelques espèces améliorées sont la base de la nourriture de l'homme ; elles donnent aussi, par fermentation, des boissons estimées.

Ivraie.

On sait que l'*Ivraie* (Lolium temulentum) pousse au milieu de nos moissons et que ses semences noirâtres, mais enveloppées par la valve extérieure de la corolle qui dissimule cette couleur, se mélange avec le froment et peut communiquer au pain des qualités délétères.

Le pain qui contient de la farine d'ivraie est âcre et sans amertume ; sa couleur est bise ; un dixième de cette farine empêche la pâte de lever, un vingtième la rend vénéneuse.

De temps immémorial, on a fait des pâtés de farine d'ivraie pour engraisser les volailles. D'après Clabaud et Gaspard, de Lyon, la graine de cette plante ne serait pas nuisible aux cochons et aux vaches, tandis qu'elle empoisonne l'homme, le mouton, le cheval, le chien et les poissons.

On a remarqué que l'action nocive de l'Ivraie est à double effet : convulsions, vomissements et raideur tétanique. Une analyse sérieuse de la plante est à faire.

Chez l'homme, on n'a eu l'occasion d'observer, jusqu'à présent, que les accidents causés par l'absorption du pain où entre l'Ivraie. Bien que fort inquiétants, ces accidents compromettent rarement la vie ; on les fait disparaître, avec plus ou moins de promptitude, par un traitement qui consiste à éliminer le poison par les vomissements obtenus par les titillations de la luette, par des boissons tièdes, abondantes et l'infusion de camomille. Ensuite on combat les effets de l'absorption par les boissons acidulées, le café, les liqueurs vineuses. Gallet indique le sucre comme l'antidote de l'Ivraie.

Roseau à balais.

Le *Roseau à balais* (Arundo phragmites) vient dans le Midi, où on le cultive, dans les terrains frais, pour ses panicules qui, récoltées avant maturité, font des balais qu'on exporte dans les contrées du nord.

Les rhizomes inodores, sucrés et succulents, sont considérés comme diurétiques et sudorifiques. C'est un remède populaire contre les rhumatismes et la goutte. Les rhizomes sont la base, dit-on, du fameux Rob dépuratif de Boyveau-Laffecteur.

Chiendent.

On confond dans les officines deux espèces de *Chiendent* qui paraissent jouir des mêmes propriétés : le « Triticum repens » et le *Pied-de-poule* « ou Panicum dactylon ».

Tout le monde connaît les vertus du Chiendent. Sa tisane est émolliente, diurétique, rafraîchissante. Mais ce que l'on ignore généralement et ce qui a valu à cette graminée, sans que l'on s'en soit rendu compte, une préférence marquée sur tous les autres émollients, c'est que sa racine, ses jeunes tiges et ses feuilles, contiennent, en outre des principes stimulants, ceux du parfum de la vanille et de la rose, solubles dans l'eau bouillante, et dont l'intervention modifie heureusement l'action débilitante du mucus en décoction. Les formules médicales dressées par la nature resteront toujours des sujets de méditation et des exemples pour le praticien.

Orge.

Plante annuelle, originaire de Russie, cultivée depuis la plus haute antiquité pour l'usage alimentaire et médical.

L'*Orge* (Hordeum vulgare) sert à faire de mauvais pain, une bonne boisson, la bière, et d'excellentes tisanes nutritives.

Le gluten du grain d'orge, qui porte le nom spécial de *glutine*, ou *gélatine végétale*, diffère de celui du fro-

ment, en ce qu'il ne renferme ni fibrine, ni caséine
végétales. Cette glutine est tellement adhérente à la
fécule, que la malaxation sous un filet d'eau ne peut
l'en séparer.

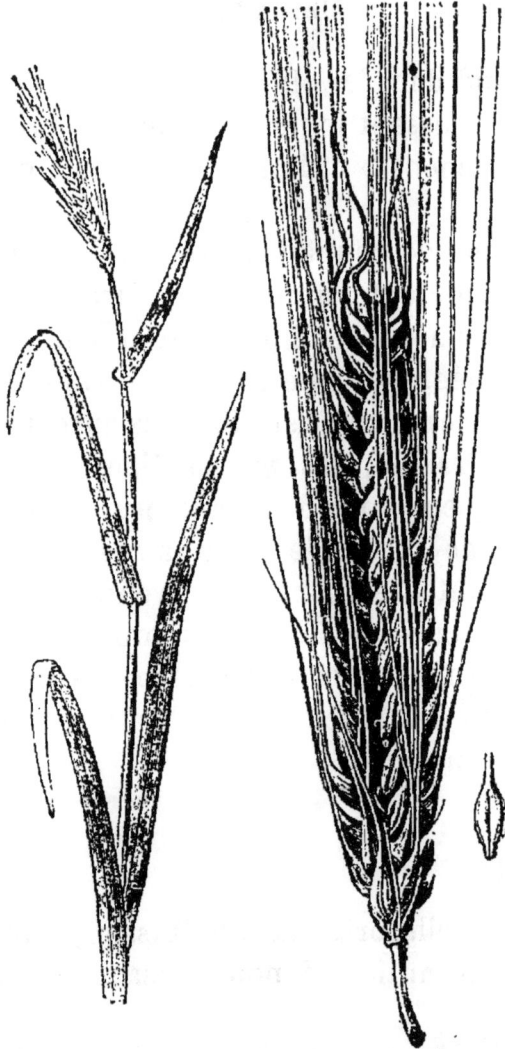

Orge.

La germination de l'Orge développe un principe
particulier, nommé *diastase*, dont les applications sont
nombreuses dans l'industrie et dans l'alimentation.
C'est la base de la fabrication de la bière.

La diastase jouit de la propriété de transformer l'amidon et toutes les fécules, en dextrine et en sucre. La salive de l'homme possède une matière analogue, nommée *diastase animale*. C'est un ferment digestif ayant pour but de pénétrer le bol alimentaire à la faveur de la mastication et d'opérer la saccharification de sa fécule. La *pepsine*, qu'on introduit dans les estomacs qui digèrent mal la viande, doit donc être additionnée de diastase, lorsque l'aliment végétal est réfractaire aux efforts digestifs de l'estomac.

« Grossier comme du pain d'orge, » — dit le proverbe. C'est, en effet, la plus mauvaise nourriture que l'homme puisse se procurer. Malheur au pays où l'habitant est réduit à manger du pain uniquement fait de farine d'orge. Ce pain, le mieux fabriqué, et la besogne est difficile, reste rougeâtre, sec, dur et cassant; sa mie n'est ni flexible, ni spongieuse; à peine est-il sorti du four qu'il a déjà perdu cette qualité de rester tendre et humide, inhérente à toute espèce de pain frais.

Orgeat. — Au bon vieux temps, on préparait l'orgeat avec de l'orge d'après la recette suivante :

« Prenez de l'orge séparée de son écorce, trois onces.

« Faites-la bouillir, à petit feu, dans de l'eau bien claire, et, *après avoir jeté cette première eau*, versez-en d'autre dans laquelle l'orge bouillira pendant quatre à cinq heures.

« Coulez ensuite la liqueur, et y faites fondre ce qu'il faudra de sucre blanc pour lui donner un goût agréable; après cela, donnez encore quelques bouillons à la décoction, et l'orgeat sera fait. »

Aujourd'hui nous avons changé tout cela, et la boisson appelée orgeat se fabrique..... avec des amandes.

Ce sirop d'orgeat, sans orge, n'était pas inconnu des anciens médecins ; ils avaient seulement le bon esprit de le désigner par un nom plus conforme à son origine et l'appelaient *amandé*.

Quels que soient son nom et sa composition, l'orgeat étendu d'eau constitue une boisson agréable pour les gens bien portants, bienfaisante pour les malades. C'est un liquide pectoral, rafraîchissant et alimentaire accepté par tout le monde. Les gens qui toussent s'en trouvent bien ; les fiévreux le boivent pour étancher leur soif ; les personnes atteintes d'affections des voies urinaires le préfèrent à tous les autres rafraîchissants.

L'orgeat fait avec le grain d'orge, l'orgeat vrai, présente cet avantage de mettre à la disposition du malade une boisson agréable, digestive, et dont la force nutritive est graduée selon la consistance, acquise par une ébullition plus ou moins prolongée. On peut aller jusqu'à la bouillie. En cet état l'orge est devenue un aliment réparateur, précieux pour les convalescents.

Avoine.

L'*Avoine* (Avena sativa), originaire d'Asie, sert principalement, en France, à la nourriture des chevaux et de la volaille. Cette énergie singulière, que sa graine communique au cheval, vient de l'écorce ou péricarpe qui renferme un principe stimulant, isolé pour la première fois, il y a quelques années, par M. E. Sérullas, et avec lequel ce chimiste a reproduit synthé-

tiquement le givre de Vanille, principe odorant et savoureux de la gousse exotique.

L'Avoine présenterait à peu près autant de matières
alibiles que le froment, et une plus grande quantité de
substances grasses; mais le pain fait avec sa farine
est visqueux, foncé en couleur, amer et indigeste.

Si ce pain est impossible et peut produire des accidents, tels que les obstructions intestinales, le gruau
d'avoine se présente comme la base d'une alimentation
saine, émolliente et réparatrice. On l'emploie en décoction dans les maladies de poitrine, le catarrhe, les
toux sèches, les irritations gastriques et intestinales.

En Angleterre, on fait un grand usage alimentaire
de la bouillie de gruau d'avoine; on y ajoute des
amandes douces et du sucre, quelquefois un peu de
vanille; c'est un excellent mets, restaurant, d'une digestion facile. On le donne aux enfants, aux convalescents, aux jeunes et aux vieux, à tout le monde, et
l'on s'en trouve bien. En France, l'usage de cet alimentation friande commence à se répandre.

Maïs.

Le *Maïs* ou *blé de Turquie,* qui nous est venu de
l'Inde, d'autres affirment d'Amérique (Zea maïs), est
surtout une plante alimentaire. Ses tiges vertes, sucrées, sont un excellent fourrage pour les bestiaux.
Si ses graines font de mauvais pain, à cause de l'absence du gluten, remplacé par une substance nommée
zéïne, mais qui ne possède pas l'avantage de faire
lever la pâte, sa farine d'un jaune doré fait d'excellente bouillie et entre dans la confection de gâteaux
estimés.

Les graines de Maïs concassées servent à la nourriture des chevaux, à l'engraissement des bestiaux et des volailles.

On a employé, contre la goutte et la gravelle, l'infusion des stigmates longs et dorés du Maïs (20 gr.

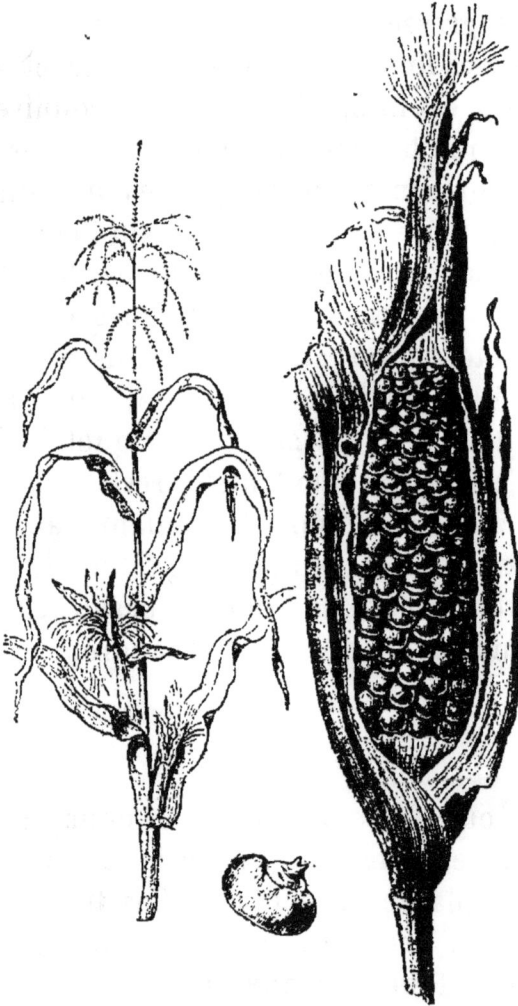

Maïs.

pour 1 litre d'eau). M. E. Sérullas a même découvert dans cette partie de la plante un alcaloïde spécial qu'il a nommé *Maïsine*, mais dont il n'a pas publié la formule constitutive.

On a reproché au Maïs de déterminer, chez les personnes qui le consomment journellement, une maladie terrible connue sous le nom de *Pellagre*, et d'autres accidents moins graves tels que la diarrhée, les dysenteries, les engorgements abdominaux. Il résulte d'un rapport remarquable fait à l'Académie des sciences, par Roger, en 1864, que les graines de Maïs saines sont indemnes de ces accusations, et que la Pellagre n'est inoculée que par le Maïs avarié, où végète un champignon microcospique connu sous le nom de *Verdet;* le sporisorium, suivant certains auteurs.

Les quantités considérables d'amidon contenues dans le Maïs, et son prix peu élevé, indiquent son emploi avantageux pour la fabrication de l'alcool.

Seigle.

Le Seigle (*Secale cereale*) est la providence des terrains maigres, secs, crayeux ou de sable pur, dont la pauvreté ne peut produire le Blé. C'est, après cette céréale, le meilleur agent de panification. Sa farine produit du pain un peu bis, gras, savoureux, d'une odeur agréable, se conservant frais pendant une semaine, sans rien perdre de ses avantages. Son mélange avec du froment constitue le pain de *méteil.*

Le Seigle est plutôt un aliment qu'un médicament. Sa farine, émolliente, rafraîchissante et légèrement laxative, forme la base du pain d'épice, délayée avec le miel.

*
* *

Sous l'influence de causes diverses, dont la plus commune est l'humidité, le grain de seigle prend une couleur violacée et s'allonge en une excroissance, semblable à un ergot de coq, de grosseur variable, triplant ou quadruplant celle du grain à l'état sain.

On a longtemps discuté sur la matière de l'ergot.

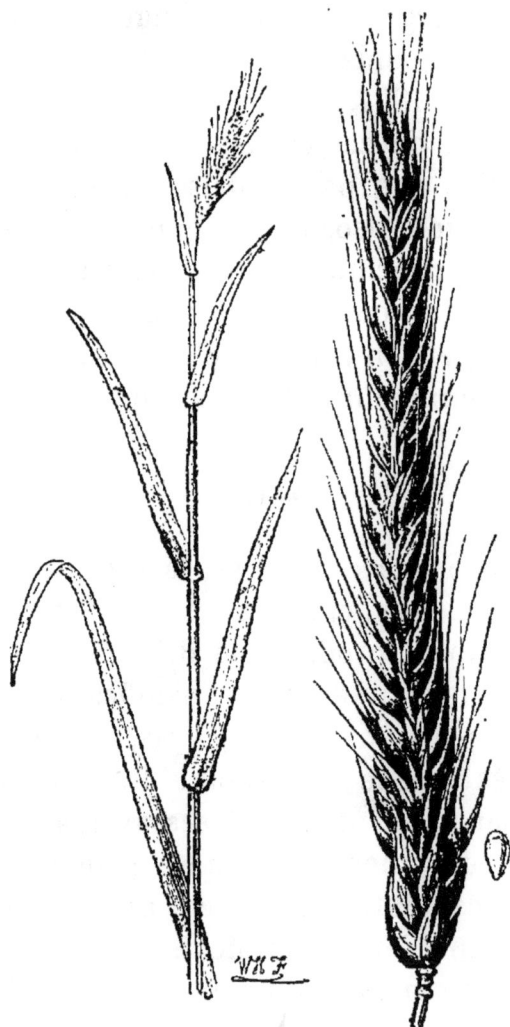

Seigle.

Depuis plusieurs années, tout le monde reconnaît, avec de Candole, que l'ergot est un champignon vénéneux. On sait qu'il produit les accidents les plus redoutables.

L'*ergotisme*, ou maladie causée par l'usage du Seigle ergoté, constitue une affection spéciale qui se manifeste sous deux formes bien distinctes : la forme convulsive et la forme gangréneuse.

Dans l'un et l'autre cas, le symptôme du début se traduit par un enivrement qui n'est pas sans charme pour ceux qui l'éprouvent. La gaieté qu'il provoque n'est jamais suivie de malaise ni de dégoût. Malheureusement cette sorte d'immunité ne dure pas, et les personnes, qui font usage pendant longtemps de pain ergoté, tombent dans un état analogue à l'abrutissement des ivrognes et des mangeurs d'opium.

Indépendamment de ces effets, qu'on pourrait appeler moraux, il s'en produit d'autres de nature franchement physique.

Dans la forme convulsive de l'ergotisme, dit Grisolle, il y a d'abord des fourmillements et des crampes dans les extrémités inférieures, avec de violents maux de têtes ; puis des convulsions se déclarent, semblables à l'épilepsie, au tétanos, ou à la danse de Saint-Guy. Les malades se plaignent alors d'éprouver dans les membres des élancements douloureux ou une chaleur brûlante, cuisante, qui leur arrache des plaintes et même des cris. Les accès convulsifs sont intermittents ; pendant leurs intervalles, on constate l'abattement allant jusqu'au coma, ou l'excitation portée jusqu'au délire. La maladie peut se compliquer de paralysies avec déjections fétides, et se terminer par la mort en deux ou trois semaines. D'autres fois, les accès diminuent d'intensité et disparaissent, mais les malades conservent un léger tremblement et un affaiblissement notable de la vue pendant plusieurs années.

Dans la forme gangréneuse de l'ergotisme, le tableau

des symptômes, tracé par le docteur Français, peut se résumer ainsi :

« La maladie débute par une douleur très vive, et une chaleur intolérable aux orteils ; la douleur monte, s'empare du pied gauche et gagne la jambe ; le pied devient bientôt froid, pâle, puis livide. Le froid s'empare de la jambe, qui est très douloureuse, et le pied est devenu insensible.

« Les douleurs sont plus vives la nuit ; il y a de la soif, mais l'appétit se soutient, et le malade fait régulièrement ses fonctions. Il ne peut se mouvoir, ni se soutenir sur ses pieds. Bientôt apparaissent des taches violettes, des ampoules ; la gangrène se montre avec toute son horreur et monte jusqu'au genou. La jambe se détache de son articulation, et laisse voir une plaie vermeille qui se ferme avec facilité, à moins que le malade, mal nourri, habitant un lieu froid et humide, couché dans un lit infecté de matières gangréneuses, ne pompe de nouveau les miasmes putrides. »

Contre-poisons. — Le traitement de l'ergotisme ne saurait être formulé d'une façon précise, dit le docteur Brémond ; il doit répondre à deux indications principales : combattre l'empoisonnement général, pallier les accidents locaux. Contre l'intoxication, on a recommandé l'eau vinaigrée, le citron, l'ipécacuanha, l'émétique, l'ammoniaque. Aux phénomènes convulsifs, on a opposé les préparations opiacées et les antispasmodiques. La mortification gangréneuse est combattue par le quinquina et les lavages antiseptiques (eau thymolée ou phéniquée). Bien souvent, le fer du chirurgien a dû intervenir pour limiter le champ de la décomposition morbide, mais cette intervention n'a pas toujours été heureuse.

L'ergot de Seigle administré convenablement peut rendre de très grands services en thérapeutique. Au médecin seul appartient de décider de son intervention et de prescrire les doses convenables.

Froment.

Parmi tant de substances diverses que l'homme a su préparer pour satisfaire aux conditions de son existence matérielle, repaître sa faim, la plus importante est le pain de Blé froment.

Sur une étendue notable du globe, le langage populaire a choisi le pain comme symbole de ses besoins, et c'est sous ce nom que le peuple a demandé à ses maîtres, le pauvre au riche, l'homme à Dieu, la provision quotidienne.

La culture du Blé peut prendre toute l'extension possible ; les quantités offertes seront toujours inférieures à la demande. Les contrées qui ne peuvent mûrir cette céréale, à cause des conditions climatériques défavorables, la reçoivent avec empressement. Son usage s'étend partout où va la civilisation. Ce n'est pas entraînement de la mode, mais affaire de réflexion et d'hygiène publique mieux entendue ; parce que le pain contient, dans de justes proportions, tous les éléments d'une alimentation complète. Sa constitution chimique le rend éminemment propre à l'entretien de la vie.

Les peuples qui se nourrissent de Blé forment, à peu près, la moitié de la population du globe, bien que les surfaces qu'ils occupent ne totalisent que le quart environ des terres habitées.

Ne nous attardons pas à rechercher l'origine du Blé. Les preuves matérielles de son usage dans l'ali-

mentation nous conduiraient jusqu'à la nuit des temps.
On a constaté sa présence dans les vieilles sépultures
égyptiennes ; et ce Blé a présenté les mêmes carac-

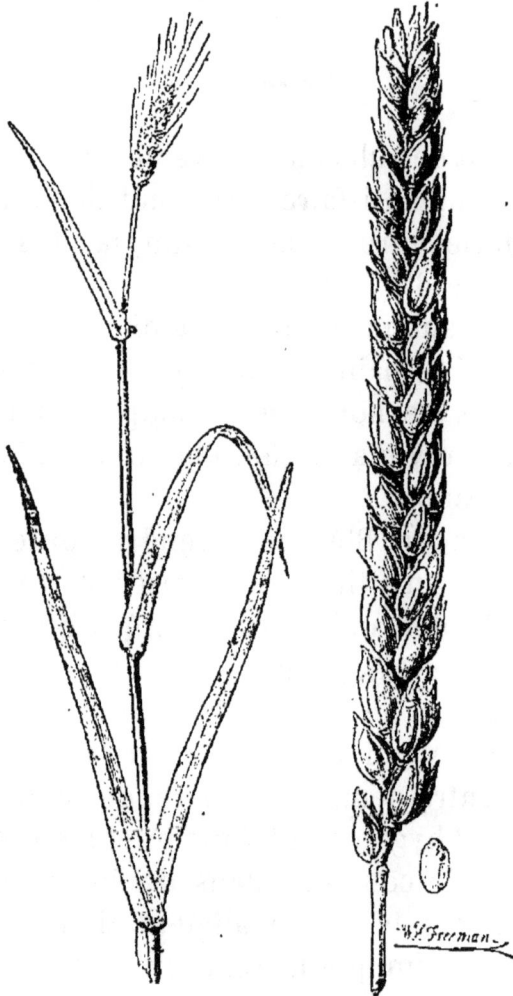

Froment.

tères que celui qui croît de nos jours aux environs des
antiques nécropoles de cette contrée.

Inconnue aussi, la patrie du Blé. Les anciens ne
nous offrent que des fables mythologiques pour nous
éclairer. Les modernes n'ont apporté que des suppo-

sitions. Ils ont indiqué des contrées de l'Asie centrale,
où l'on a trouvé quelques épis poussant à l'aventure.
Mais cette circonstance se rencontre depuis la Palestine et la Perse jusque dans la Sibérie méridionale. Ce
sont des échappés de nos cultures.

Ainsi le Blé, principal aliment végétal de l'homme,
et tous les êtres indispensables à notre existence : le
chien qui supplée à l'insuffisance de nos sens, le mouton qui nous couvre de sa laine, la vache qui nous
nourrit de son lait et de sa chair, le cheval dont nous
empruntons la force et les jambes, ne se rencontrent
pas à l'état sauvage.

Il est probable que l'homme des temps anciens,
partant de types qui nous sont inconnus, a fait de la
sélection continuée à travers les siècles, et fabriqué
des races nouvelles plus aptes à le servir, ou répondant
mieux à ses besoins. Aujourd'hui, ces races factices
vivraient difficilement en dehors de sa protection.

Quelle que soit son origine, le Blé s'est répandu sur
tous les points du globe où sa culture est possible ;
c'est-à-dire où l'on peut conduire son grain jusqu'à
maturité. Il réussit mieux dans les régions tempérées,
et redoute autant les ardeurs du soleil tropical que le
froid des contrées qui se rapprochent des glaciers
polaires. On a pu ainsi établir des lignes de démarcation entre lesquelles se trouve comprises ce que
l'on nomme les *zones de culture du Blé*.

Cette zone comprend toute l'Europe, moins le nord
de la Russie, et de la presqu'île scandinave, jusqu'au
64e degré. Ailleurs, en Asie et en Amérique, la zone
descend beaucoup plus au midi. La cause de cette
heureuse déviation, pour notre continent, est due à
l'adoucissement de température, apportée par les
eaux chaudes du Gulf-Stream, dont l'influence se fait

senlir sur toutes les côtes atlantiques du nord de l'Europe. C'est à l'existence de ce grand courant océanique qu'il faut attribuer un relèvement analogue,

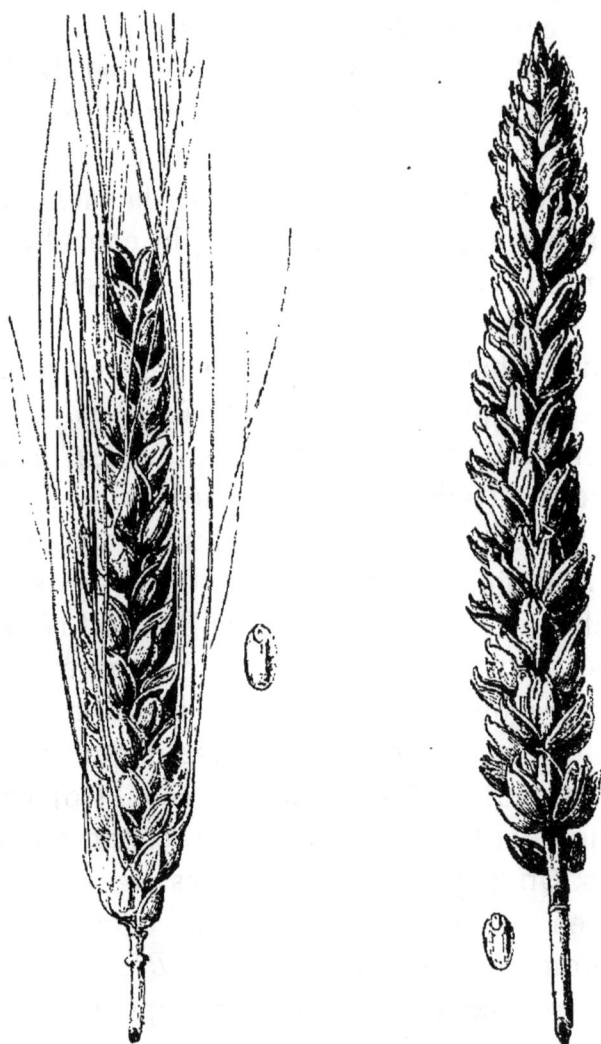

Froment gros blé barbu. Froment rouge.

variant entre 5 à 10 degrés, des lignes isothermes qui avoisinent notre limite. On remarque encore la même influence sur les lignes qui terminent au nord les zones de culture du seigle et de l'orge. Cette dernière céréale, la plus rustique de toutes, s'avance jusqu'aux mornes régions qui avoisinent le cap Nord.

Par contre, le Blé ne peut mûrir dans certains climats, non plus par défaut, mais par excès de chaleur. Dans ces pays, l'altitude vient quelquefois diminuer l'influence défavorable qui résulte du voisinage de l'équateur.

Dans l'Abyssinie et l'Arabie la culture s'étend jusqu'au 12ᵉ degré de latitude nord, tandis qu'ailleurs elle ne dépasse pas le 25ᵉ degré. Le sol de ces contrées est constitué par une succession de hauts plateaux qui permettent, même sous l'équateur, la culture des régions tempérées. Au Mexique, dans la partie méridionale, le Blé, dans les conditions ordinaires, n'arrive pas à maturité, la chaleur brûle ses tiges ; cependant l'herbe qu'il donne est très abondante et les animaux la recherchent avec avidité. Mais lorsqu'on s'élève à une certaine hauteur, alors le Blé fournit du grain. C'est ainsi qu'entre Vera-Cruz, sur le golfe du Mexique (lat. nord, 19°9) et Acapulco, sur l'océan Pacifique (lat. nord, 17°), de Humboldt a rencontré des épis mûrs sur le versant des Andes, au-dessus de 1200 à 1300 mètres d'altitude.

Enfin le point le plus rapproché de l'équateur serait en Colombie, dans la province de la Nouvelle-Grenade, où les Andes se partagent en trois branches qui embrassent une certaine étendue de pays. Là, sous le 5ᵉ degré de latitude nord, le blé donne de bons produits à des hauteurs de 2,000 à 3,000 mètres, et l'on trouve, à peu de distance l'une de l'autre, des cultures de blé, de café, de maïs, de cacao, de cannes à sucre et de palmiers.

Dans notre contrée, nous comprenons facilement que les sommets des Alpes, couverts de neige, ne puissent se couvrir de moissons, bien que les blés mûrissent à leur base et tout autour.

Au point que nous habitons, en France, si nous mesurons 220 kilomètres vers le nord, ou si nous gravissons 180 mètres d'une colline, le résultat climatérique sera le même, soit 1 degré calorique en moins.

Ainsi on a constaté que le Blé cesse de mûrir :

Dans les Alpes (Suisse) à............ 1,130 mètres.
Dans la Sierra-Nevada (Espagne) à... 2,507   —
Dans les Andes à.................... 3,300   —

On a cherché, par le calcul, une règle précise pour indiquer les pays où la culture du Blé est possible, et la date de la maturité du grain.

La méthode, fort ingénieuse, ne pouvait apporter qu'une probabilité, un à peu près, parce qu'elle a pris pour base unique la chaleur moyenne développée pendant la croissance de la plante, et négligé l'élément lumière.

Malgré ses résultats peu rigoureux, le procédé présente de l'intérêt et va nous arrêter un instant.

Les semences du Blé sont confiées à la terre le plus souvent en automne. Bientôt la végétation subit un temps d'arrêt, à cause des rigueurs de l'hiver. Mais dès les premiers jours du printemps, la plante reverdit, donne des rejetons, des talles, et sa vigueur, un instant suspendue, continuera jusqu'à la moisson.

Ce retour à une végétation active se manifeste quand la température dépasse 6 degrés. Réaumur, le premier, puis Boussingault, de Gasparin, ont eu l'idée d'additionner les chiffres des températures moyennes de chaque jour, indiquées par le thermomètre, à partir de la reprise de la végétation jusqu'à maturité. Ces savants sont arrivés à un total d'environ 2,100 degrés.

En appliquant cette méthode aux autres végétaux, on trouve une somme de chaleur variable pour chacun d'eux. Ainsi l'orge exige 1,600 degrés; le maïs 2,600; la vigne 2,900; l'olivier 4,500. Mais il est nécessaire, pour ce dernier, que 2,000 degrés soient produits pendant les jours où le soleil frappe l'arbre de ses rayons directs.

*
* *

Il est intéressant, en raison de son usage, de connaître la composition chimique du grain de Blé et de sa farine. Le grain renferme, d'après MM. Payen, Boussingault, Milon, Péligot :

1° Des substances organiques : *albumine*, *fibrine*, *caséine*, comparables, quant à leur composition, aux tissus des animaux ; *céréaline*, semblable à la diastase.

2° Des substances organiques non azotées : *amidon*, *dextrine*, *glucose*, *cellulose*.

3° Des substances très hydrogénées et très carbonées : *huile grasse fluide*, *graisse plus consistante*, *huile essentielle odorante*.

4° Des matières minérales, parmi lesquelles il faut compter l'*acide phosphorique*, la *potasse*, le *cuivre*.

Nous avons réuni dans le tableau suivant les céréales qui entrent le plus habituellement dans la nourriture de l'homme. La comparaison des matières alibiles, contenues dans chacune d'elles présentera de l'intérêt.

Les quantitées indiqués sont celles contenues dans 1,000 kilogrammes de chaque graine.

Ainsi le Blé est le plus riche en substances azotées qui font la chair et les tendons ; c'est aussi le plus

DÉSIGNATION.	AMIDON.	MATIÈRES AZOTÉES.	DEXTRINE ET SUCRES.	MATIÈRES GRASSES.	CELLULOSE.	MATIÈRES MINÉRALES.	EAU.	ACIDE PHOSPHORIQUE.	POTASSE.
	kil.	kil.	kil.	kil.	kil.	kil.	kil.	kil.	kil.
Blé, en moyenne.	59.7	14.60	7.2	1.2	1.7	1.6	14.0	8.2	5.5
Seigle, —	57.5	9.00	10.0	2.0	3.0	1.9	16.6	8.2	5.4
Orge d'hiver, —	51.9	13.40	8.8	2.8	2.6	4.5	13 0	7.2	4.8
Avoine, —	53.6	11.90	7.8	5.5	4.1	3.0	14 0	5.5	4.2
Maïs, —	58.4	12.80	1.5	7.0	1.5	1.1	17.7	5.5	3.3
Riz, —	77.5	6.44	»	0.46	0.6	0.7	14.4	1.7	0.8
Millet, —	»	11.07	»	2.98	»	3.1	15.80	6.6	2.3
Sarrasin, —	»	6.85	»	1.51	»	1.8	18.06	4.4	2.1

riche en phosphate de chaux qui procure la solidité à notre charpente osseuse.

Nous avons dit que le pain d'orge est indigeste, et nous en avons donné les raisons.

Le maïs et l'avoine abondent en matières grasses ; leur emploi dans l'alimentation du cheval est donc indiqué, puisque les poumons de l'animal qui court consomment énormément de matériaux comburants.

Le riz et le sarrasin sont pauvres en principes azotés, en matières grasses, pauvres en acide phosphorique. Ce sont évidemment les graines les moins nutritives. Elles ne peuvent faire partie d'une bonne alimentation qu'en les associant à d'autres éléments plus riches. Consommées seules, il serait nécessaire d'en absorber un énorme volume, peu en rapport avec la capacité médiocre de notre poche stomacale.

Le riz et le sarrasin se rapprochent des tubercules de la pomme de terre qui ne sont également pourvues en abondance que de principes non azotés et non phosphorés. Dans nos campagnes, on associe la pomme de terre et le sarrasin au fromage, plus nutritif par lui-même que la viande ; le tout forme une alimentation saine, complète, riche en tous les principes alibiles.

Mais ce qui a surtout décidé la consommation en faveur du Blé, c'est l'extrême digestibilité de son pain. Cet avantage est dû à la nature de son gluten qui communique à la pâte la faculté de *lever*, c'est-à-dire de produire un pain léger, savoureux, facilement attaquable, dans toutes ses parties, par les ferments et autres agents de la décomposition et de l'assimilation.

Les Égyptiens connaissaient le *levain* qui rend la pâte légère, et cuisaient le pain dans des fours. Les

Gaulois, nos pères, ont utilisé la levûre de bière. Rome avait des boulangers 200 ans avant l'ère chrétienne. Depuis ces temps anciens, sauf des questions de détail, la façon de faire le pain n'a pas changé. On a

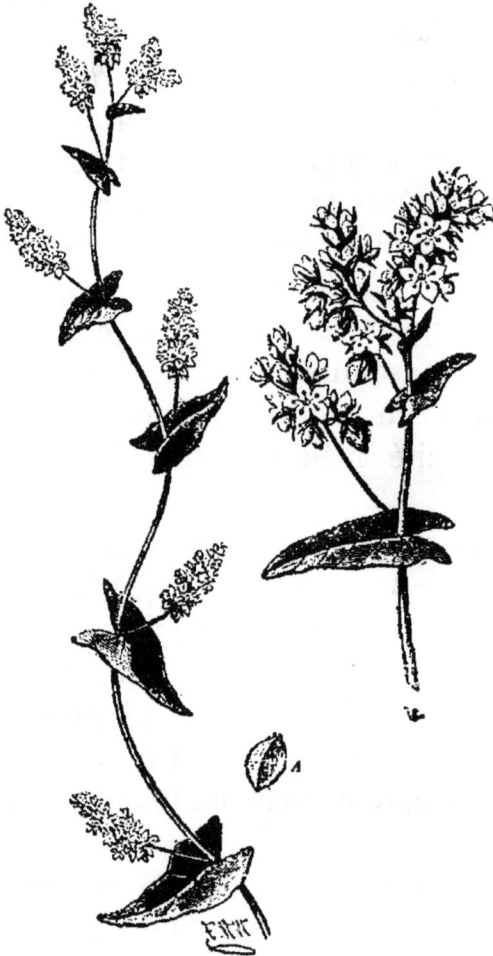

Sarrasin.

bien essayé des innovations, par exemple les fours perfectionnés, les pétrisseuses mécaniques. Il a fallu en revenir aux errements primitifs ; les fours cuisaient irrégulièrement.

Quant aux pétrisseuses mécaniques, tout semblait

d'abord pour le mieux dans les meilleures des machines. Les opérations se faisaient avec régularité ; les mélanges des différentes substances, sel, eau, farine, levûre, s'unifiaient en un tout homogène ; mécaniquement, c'était parfait.

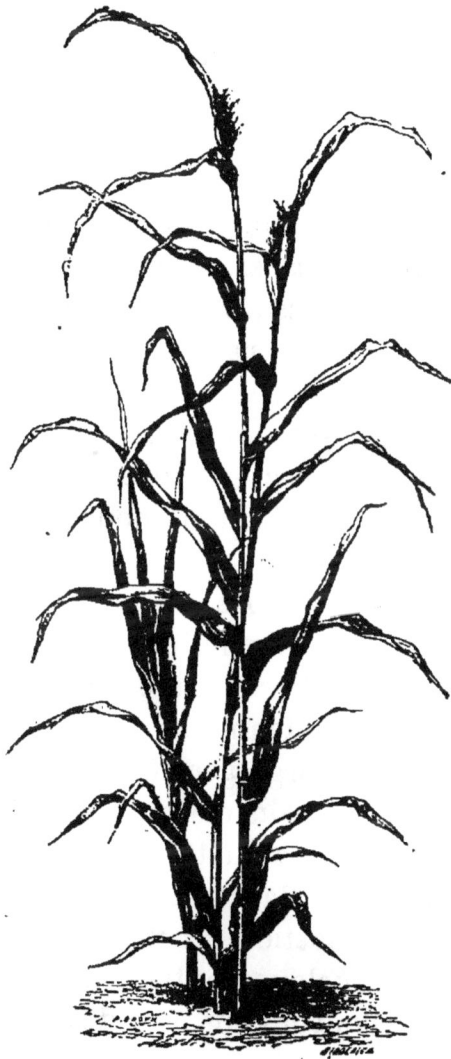

Mais..... car il y en a un gros, la pâte levait mal et le pain était de mauvaise qualité.

Pourquoi? — C'est que l'espèce humaine, il y a quelques milliers d'années, paraît-il, a subi une sentence à perpétuité : « Tu mangeras ton pain à la sueur de ton front. »

Or, la sueur du *geindre* est, en l'état, indispensable pour faire de bon pain. Arrière les mécaniques. Il faut que l'homme peine, s'essouffle, sue de tout son corps, et mélange les ferments humides de sa poitrine, de ses bras, de son front, à la pâte pour la faire lever.

Sorgho sucré.

C'est triste à dire, la chose n'est pas même d'une propreté exquise ; cependant il faut se résigner : c'est la loi.

Nous cherchons en vain d'autres raisons pour expliquer l'insuccès des pétrisseuses.

*
* *

Les altérations les plus fréquentes du pain sont dues à l'emploi de farines avariées, au défaut de cuisson, à la présence des moisissures, à l'introduction du sulfate de cuivre dans la pâte de qualité médiocre.

Si le pain a été préparé avec des farines échauffées, dont le gluten est avarié, le nez est un expert excellent ; flairer un morceau de mie suffit pour indiquer la nature et le degré d'altération.

L'avarie du gluten peut encore se constater par l'isolement. On triture 100 grammes de pain suspect avec de l'eau, dans un mortier ; puis on ajoute une solution brute de diastase obtenue par le traitement aqueux de 500 grammes d'orge germée, pulvérisée. Le mélange est chauffé au bain-marie, et maintenu entre 60 et 70 degrés, pendant quatre à cinq heures ; on filtre. Toute la partie amylacée du pain est devenue soluble par saccharification. Il ne reste sur le filtre que le gluten et quelques autres substances, telles que le son. On lave sous un filet d'eau, et le résidu est passé à l'examen.

Les champignons ou moisissures qui naissent et végètent dans le pain forment de nombreuses variétés. Les circonstances les plus favorables à leur développement sont : 1° l'humidité du pain et celle de l'atmosphère ; 2° une température de 30 à 40 degrés ;

3° une grande quantité de remoulage adhérente à la croûte inférieure ; 4° l'accès de la lumière.

La plus dangereuse de ces végétations se distingue par sa couleur rouge ; c'est un champignon microscopique nommé *oïdium aurantiacum*. Sous son influence, le pain acquiert bientôt une saveur repoussante, une odeur nauséabonde.

Les sporules de cette moisissure, répandues en poussières invisibles, végètent avec une extrême rapidité, et ne perdent leur faculté germinative qu'à la température de 140 degrés. Or, dans la cuisson du pain, la croûte seule atteint cette chaleur élevée. La graine enfermée dans la pâte lèvera plus tard, si elle rencontre les conditions favorables à son développement.

L'oïdium rouge du pain, qui a d'abord végété sur le Blé, apparaît à la façon des épidémies, envahissant rapidement des contrées étendues, où depuis longtemps on n'avait pas constaté sa présence. Il est facile d'éviter ou d'atténuer sa production en diminuant l'eau de panification et la grosseur des pains, soumettant la pâte à une cuisson plus lente et graduée, évitant d'entasser les pains dans des lieux humides et chauds après la cuisson.

Le *sulfate de cuivre* introduit dans le pain, une fraude quotidienne, n'occasionnerait pas d'accidents graves si la quantité employée par le boulanger ne dépassait pas la *limite normale*. Mais cette substance minérale peut être répartie sans uniformité ; enfin, elle est souvent augmentée en proportions nuisibles, dans le but de masquer la mauvaise qualité de la farine, et de rendre plus facile le travail et la panification de la pâte avariée.

Suivant Kuhlmann, la proportion usitée pour la

bonne farine ne devrait pas dépasser un gramme par 200 kilogrammes de pain. Cependant, pour améliorer les mauvaises farines, on a pris la coupable habitude d'en multiplier la dose jusqu'à effet.

Il y a plusieurs moyens de s'assurer de la plus petite quantité de sulfate de cuivre qui se trouve dans le pain, nous allons en indiquer un, à la portée de tous les consommateurs.

On fait une pâte avec 100 grammes de pain à essayer et suffisante quantité d'acide sulfurique pur, étendu de 6 fois son volume d'eau distillée. On plonge ensuite, au milieu de cette pâte, une lame ou une broche en fer bien unie, bien décapée. Au bout de 30 ou 40 heures, ce fer est retiré, puis examiné. Si le pain contient du cuivre, une couche de ce corps est venue se déposer à l'état métallique sur le fer ; elle est d'autant plus apparente que la quantité de cuivre dans le pain est plus considérable.

Toutefois, il y a lieu de remarquer que le cuivre existe dans le blé, à l'état normal, mais seulement dans le son. Comme le pain le plus blanc n'est jamais exempt de particules finement divisées de l'écorce, il est évident que nous absorbons du cuivre en mangeant. Cependant, ce n'est pas sans raison, en nourrice aveugle, que la nature a mis du cuivre dans le grain ; il y joue un rôle considérable. Une proportion de 1/30,000 de son sulfate suffit pour faire *pousser gros* et faire bien lever des farines dites *lâchantes* et humides.

On ignore à quelle époque lointaine l'idée est venue aux boulangers d'employer les sulfates de cuivre ou de zinc, ou l'alun, qui paraissent exercer une action analogue. Les fraudeurs de tous les temps ont retiré des avantages considérables par l'action incompréhensible que ces sels exercent sur le pain. Leur pré-

sence, en quantité anormale, permet l'usage des
farines de qualités médiocres et mélangées de pâtes
lourdes ; la main-d'œuvre est diminuée, la panification
est plus prompte, la mie et la croûte sont plus belles ;
on peut introduire une plus grande quantité d'eau.
Que de séductions dangereuses pour le marchand de
pain !

La farine de Blé et le pain sont, en outre, falsifiés
par l'introduction de substances étrangères, inertes
ou malfaisantes, dont la liste est assez longue. Leur
présence peut être décelée par des moyens pratiques,
des essais fort intéressants, mais que le cadre restreint
de ce livre ne nous permet pas d'aborder.

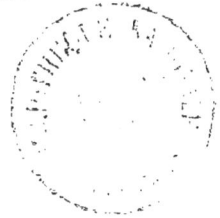

FIN.

INDEX ALPHABÉTIQUE

FIN DE L'INDEX ALPHABÉTIQUE.

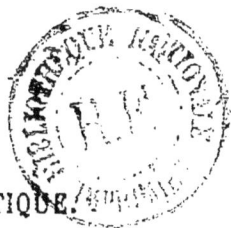

7683-63. — Corbeil. Typ. et stér. Crété.